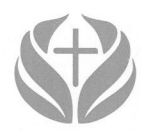

全国中等卫生职业教育护理专业"十三五"规划教材

供护理、助产等相关专业使用

病理学基础

主　编	肖少华　夏耀水
副主编	吴惠兰　孙彦龙　金　静
编　者	（以姓氏笔画排序）

王　景	仙桃职业学院
冯丽霞	阳泉市卫生学校
孙彦龙	枣庄科技职业学院
李　永	滕州市职教中心
肖少华	仙桃职业学院
吴　灏	咸宁职业教育（集团）学校
吴惠兰	西双版纳职业技术学院
金　静	武汉市东西湖职业技术学校
夏耀水	秦皇岛水运卫生学校

华中科技大学出版社
http://www.hustp.com
中国·武汉

内 容 简 介

本书是全国中等卫生职业教育护理专业"十三五"规划教材。

本书包括病理解剖学、病理生理学两方面内容,分总论、各论两大部分:第1~8章总论部分阐述的是各类疾病共同的病变基础及发生、发展规律,揭示各类疾病的共性;第9章各论部分,在疾病共性特点的基础上,进一步揭示各类常见病、多发病的个性特点。

本书供护理、助产等相关专业学生使用。

图书在版编目(CIP)数据

病理学基础/肖少华,夏耀水主编. —武汉:华中科技大学出版社,2017.8(2022.2重印)
全国中等卫生职业教育护理专业"十三五"规划教材
ISBN 978-7-5680-3138-7

Ⅰ.①病… Ⅱ.①肖… ②夏… Ⅲ.①病理学-中等专业学校-教材 Ⅳ.①R36

中国版本图书馆 CIP 数据核字(2017)第 170969 号

病理学基础　　　　　　　　　　　　　　　　　　　　　肖少华　　夏耀水　主编
Binglixue Jichu

策划编辑:周　琳
责任编辑:汪飒婷　余　琼
封面设计:原色设计
责任校对:张会军
责任监印:周治超
出版发行:华中科技大学出版社(中国·武汉)　　　电话:(027)81321913
　　　　　武汉市东湖新技术开发区华工科技园　　　邮编:430223
录　　排:华中科技大学惠友文印中心
印　　刷:湖北恒泰印务有限公司
开　　本:787mm×1092mm　1/16
印　　张:12
字　　数:313千字
版　　次:2022年2月第1版第6次印刷
定　　价:49.00元

全国中等卫生职业教育
护理专业"十三五"规划教材

编委会

委 员（按姓氏笔画排序）

随着我国经济的持续发展和教育体系、结构的重大调整,职业教育办学思想、培养目标随之发生了重大变化,人们对职业教育的认识也发生了本质性的转变。我国已将发展职业教育作为重要的国家战略之一,中等职业教育成为我国职业教育的重要组成部分。作为职业教育重要组成部分的中等卫生职业教育也取得了长足的发展,为国家输送了大批高素质技能型、应用型医疗卫生人才。

为了更好地顺应我国卫生职业教育教学与医疗卫生事业的新形势,贯彻落实《国家中长期教育改革和发展规划纲要(2010—2020年)》中"以服务为宗旨,以就业为导向"的思想精神,以及国家《职业教育与继续教育 2017 年工作要点》的要求,充分发挥教材建设在提高人才培养质量中的基础性作用,同时,也为了配合教育部"十三五"规划教材建设,进一步提高教材质量,在认真、细致调研的基础上,我们组织了全国 20 余所医药院校的近 150 位老师编写了这套以工作过程为导向的全国中等卫生职业教育护理专业"十三五"规划教材,并得到了参编院校的大力支持。

本套教材充分体现新一轮教学计划的特色,强调以就业为导向、以能力为本位、以岗位需求为标准的原则,按照技能型、服务型高素质劳动者的培养目标,坚持"五性"(思想性、科学性、先进性、启发性、适用性)和"三基"(基本理论、基本知识、基本技能)要求,着重突出以下编写特点:

(1)紧扣新专业目录、新教学计划和新教学大纲,科学、规范,具有鲜明的中等卫生职业教育特色。

(2)密切结合最新中等卫生职业教育护理专业课程标准,紧密围绕执业资格标准和工作岗位需要,与护士执业资格考试相衔接。

(3)突出体现"工学结合"的人才培养模式,以及课程建设与教学改革的最新成果。

(4)基础课教材以"必需、够用"为原则,专业课程重点强调"针对性"和"适用性"。

　　(5) 内容体系整体优化,注重相关教材内容的联系和衔接,避免遗漏和不必要的重复。

　　(6) 探索案例式教学方法,倡导主动学习。

　　这套新一轮规划教材得到了各院校的大力支持和高度关注,它将为新时期中等卫生职业教育的发展做出贡献。我们衷心希望这套教材能在相关课程的教学中发挥积极作用,并得到读者的青睐。我们也相信这套教材在使用过程中,通过教学实践的检验和实际问题的解决,能不断得到改进、完善和提高。

全国中等卫生职业教育护理专业"十三五"规划教材
编写委员会

在构建具有中国特色、世界水准的现代职业教育体系的国家战略框架下，华中科技大学出版社依据相关职业教育发展规划要求，在全国卫生职业教育教学指导委员会副主任委员文历阳教授的指导下，全体编写人员共同努力、顺利完成了该版中等卫生职业教育护理专业"十三五"规划教材《病理学基础》。

编写过程中，严格遵循三年制中等卫生职业教育护理专业培养目标，努力适应现代职业教育理念。认真贯彻"护理是解决人类健康问题，而不是解决疾病的诊疗问题"这一行业特点；牢记"职业教育是培养岗位技能"与"研究型教育是掌握学科体系理论"这一教育类型的区别。职业教育中进一步淡化了学科体系的完整性、系统性，做到知识够用就行。在理念上，中等职业教育是职业教育的基础，其教育对象是受过初级职业教育培训和一部分受过初中及以上普通学历教育的群体，毕业后可就业可升学。职业教育要与产业相融合，要与终身教育体系相联系，要与生产过程相对接。推行职业教育课程与职业资格证书课程相衔接，职业教育课程要将职业资格证书化。

本教材内容深入浅出、简明扼要，充分体现了职业教育的层次性；充分体现了护理的专业特点；充分体现了病理学在整个护理学科理论体系中的重要性。教材编排的形式上，语言简练，插图典型、逼真。本教材正文前有学习目标、情景导学、知识链接，后有课堂讨论与直通护考测试题，以满足全日制与非全日制两种教育形式的需求。

本教材在"十二五"中等卫生职业教育护理专业规划大纲及教材的基础上，参考本科病理学教材及相关文献进行了修订。本教材包括病理解剖学、病理生理学两方面内容，分总论、各论两大部分：第1～8章总论部分阐述的是各类疾病共同的病变基础及发生、发展规律，揭示各类疾病的共性；第9章各论部分，在疾病共性特点的基础上，进一步揭示各类常见病、多发病的个性特点。本课程的最终目的在于探讨疾病的本质，为疾病的防治提供理论依据。虽然编者们尽了很大的努力，但难免有不足之处。希望在使用本教材的过程中，能得到各卫生类院校教师和学生的宝贵意见。本书适合国内中等卫生职业教育医学相关专业学生使用。

最后，非常感谢文历阳教授的指导，非常感谢编者们为教材建设所付出的巨大努力，非常感谢华中科技大学出版社在人员组织、出版等诸多方面的大力支持。由于时间仓促，作者水平有限，错误在所难免，殷切期望读者提出批评和指正。

肖少华　夏耀水

目 录

Contents

第四章　肿瘤

第五章　发热

第六章　水、电解质代谢紊乱

第七章　缺氧

第八章 休克

第九章 临床常见疾病

绪　　论

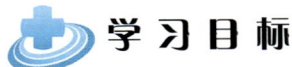 学习目标

1. 知识目标　掌握病理学、健康、亚健康、疾病、死亡的概念,熟悉疾病发生的机制和转归,了解病理学的组成、地位、研究方法及疾病发生的原因。
2. 能力目标　培养学生观察和识别疾病产生规律的能力.具备应对疾病护理的理论基础。培养学生关爱生命、呵护健康的科学理念和严谨的治学态度。

第一节　病理学概论

 情景导学

王某,因突发疾病入院治疗,但三天后病人意外死亡,病人家属不能接受这个事实,要求医院对此事负责。后来医疗事故鉴定委员会介入,病人遗体被送往某医学院病理实验室进行尸体剖检。

请思考:何为尸体剖检? 尸体剖检有何作用?

一、病理学概念

病理学是研究人体疾病的原因、发病机制、病理变化和转归的一门基础医学学科。它有两大分支:病理解剖学和病理生理学。病理解剖学侧重从形态学的角度探讨疾病的本质与内在规律,病理生理学侧重从功能、代谢的角度探讨疾病的本质与内在规律;但两者是同一事物的两个方面,只是研究角度的不同,并且随着新技术、新理论的创立,两者必将趋于统一。

二、病理学任务

病理学的根本任务是探讨疾病的内在规律,为临床医学提供理论依据。其具体有五个主要方面的任务:①研究疾病发生的原因(病因)和诱发因素(诱因)。病因具有特异性,它决定着疾病的发生、发展规律与特征,没有原因的疾病是不存在的,属病因学的范畴。随着科学技术

的进步,各类原因不明的疾病必将被揭示。②研究发病机制与起病环节。探讨病因对神经、体液等因素的影响机制,属发病学的范畴。③研究疾病过程中人体形态结构、代谢、机能三个方面的病理学变化。不同的疾病过程中,可以有相同的成套的病理变化;一种疾病过程中,又可以有多种成套的病理变化。④研究疾病的转归与结局。不同疾病的病因、发病机制、病理学变化、转归和临床表现等特点构成了每一种疾病的特殊规律。掌握疾病的个性规律,也就掌握了各类疾病的鉴别。⑤病理与临床联系。利用对疾病内在规律的认识,解释各种临床表现,并为疾病的诊断、治疗方案和预防措施的制订提供理论支撑。

三、病理学在医学中的地位

病理学虽属医学基础学科,但它建立在解剖学、组织学、生理学、生物化学、微生物学、免疫学等基础生命科学的基础之上,并且为内科学、外科学、妇产科学、儿科学、传染病学等临床医学提供理论基础,是联系基础医学与临床医学之间的桥梁与纽带。临床上虽有大量新的诊断技术,但是病理学诊断在临床很多疾病诊断中仍具权威性,尤其是对于肿瘤的诊断。在医学科学研究中,因病理学是探讨疾病内在发生、发展规律的一门科学,它的学科任务范畴就决定了人们在进行各种疾病研究时,必须涉及病理学的内容,它是各种应用医学的研究基础。

四、病理学的研究方法

(一)人体病理学的研究方法

1. 尸体剖检　尸体剖检是于人死亡后检查体表及内脏病理变化,以研究疾病性质和死因的一种病理学检查方法,简称尸检,主要有病理尸体剖检和法医尸体剖检两种。它是在解剖学的基础上,通过肉眼观察大体形态变化,查明死因,明确诊断,收集大体病理标本,服务于疾病的临床诊断与研究,服务于医学教学与法医鉴定。

2. 活体组织检查　采取活体组织进行形态学检查,简称活检,是目前病理学研究最常用的方法,也是目前病理学诊断最可行、最可靠的途径。获取活体组织标本的主要途径有:①外科手术切除:部分肿瘤切除时,为明确诊断,手术进行中做快速冰冻切片,病理科在 20 min 内做出病理诊断,确定病变性质,协助外科医生选择手术治疗方案。②内窥镜钳取。③经皮脏器穿刺针吸。

3. 细胞学检查　采取组织表面脱落或刮取下来的细胞进行形态学检查,是疾病筛选和诊断的一种方法,尤其在肿瘤的筛查中,具有很重要的意义。细胞学检查的标本来源:①直接采集组织表面细胞,如宫颈刮片、食管拉网等;②自然分泌物,如痰、前列腺液等;③体液,如胸腔积液、腹腔积液、心包积液等;④排泄物,如尿液等;⑤经皮脏器穿刺或内窥镜下获取。

(二)实验病理学研究方法

通过人为干预复制疾病模型进行的病理学研究,其方法主要有两种:

1. 动物实验　在动物身上复制人类疾病模型进行病理学研究。

2. 组织和细胞培养　体外培养某种组织或单细胞,研究在致病因子的作用下细胞、组织的病理学变化。

五、病理学基础的学习方法

病理学基础是一门理论性和实践性都很强的学科,在理论学习中要着重从相关概念、常见病因、典型发病机制、主要病理学变化与转归、病理与临床联系五个方面入手加强理论学习；实验课上要着重从大体标本肉眼观察、显微镜下典型组织细胞学特征和临床病理讨论三个方面入手提高分析问题、解决问题和实践操作的能力，要注重理论联系临床，运用理论知识正确认识和理解临床表现。

第二节　疾病概论

一、相关概念

（一）健康

1946 年世界卫生组织（WHO）成立时在它的宪章中指出："健康是一种在生理上、心理上和社会上的完好状态，而不仅仅是没有疾病和病痛的状态。"健康不仅仅是身体健康，还要求心理健康和较强的社会适应能力。随着社会的发展和进步，健康的内涵也会与时俱进，不断发展。

知识链接

健康判断十项标准

①生气勃勃，富有进取心。②性格开朗，充满活力。③睡眠良好，食欲旺盛。④大小便正常。⑤身高正常，体重得当，身材匀称，生命体征正常。⑥对流行病有足够的耐受力，不易得病。⑦眼睛明亮。⑧健康的牙龈和口腔黏膜及粉红色的舌头。⑨肤色健康，触之光滑而富有弹性，头发滑而有光泽。⑩指甲坚固而带微红色。

（二）亚健康

中华中医药学会发布的《亚健康中医临床指南》指出："亚健康是指人体处于健康和疾病之间的一种状态。"亚健康是生命活动的"第三状态"或叫"潜病状态"。常见的临床表现类型：①躯体亚健康：以疲劳、睡眠紊乱、疼痛为特征。②心理亚健康：特征为郁郁寡欢、焦躁不安、急躁易怒、恐惧胆怯、短期记忆力下降、注意力不集中等精神、心理表现。③社会交往亚健康：有人际交往频率减低、人际关系紧张等社会适应力下降的特征。上述三条中任何一条持续发作3 个月以上，并经系统检查，无器质性病变者为亚健康。

（三）疾病

疾病是指机体在一定条件下，受致病因素的作用，自稳调节紊乱而出现的异常生命活动。机体健康时，通过神经、体液调节，体内各系统、各器官间相互协调，体内、外环境相互协调；机体的形态、代谢、机能维持在正常范围内；保持内环境相对稳定，称之为自稳调节。自稳调节下的内环境相对稳定称之为自稳态。疾病时，自稳调节紊乱引发一系列的代谢、机能、形态的变化,表现出相应的症状、体征和社会异常行为。症状是指病人的主观异常感觉,体征是指疾病的客观表现。如阑尾炎患者,转移性右下腹痛是其典型的症状,右下腹麦氏点压痛、反跳痛是其典型的阳性体征。

(四)病理过程

不同疾病中,往往存在相同的成套的代谢、形态、机能的异常变化;一种疾病中,也会出现几种不同的成套的代谢、形态、机能的异常变化。这种存在于不同疾病中,共同的成套的代谢、形态、机能异常变化,称之为病理过程。如病毒性肝炎、风湿病、大叶性肺炎等均具有炎症这一共同病理过程;大叶性肺炎,又同时存在炎症、缺氧、发热、休克等几个不同的病理过程。

二、病因

疾病发生的原因称为病因,是引起疾病并决定疾病特异性的因素,没有原因的疾病是不存在的。促进疾病发展的内、外因素,称为诱因。同一致病因素,在不同的疾病中,或为病因,或为诱因,如肺炎双球菌,是大叶性肺炎的主要病因,在老年性慢性支气管炎继发肺源性心脏病时,它作为诱因,诱发心力衰竭。

病因种类繁多,一般概括为内部致病因素和外部致病因素。

(一)外部致病因素(外因)

1. 生物因素　最常见的致病因素,含各种病原微生物(细菌、病毒、衣原体等)和寄生虫。致病性取决于病原体的入侵数量、毒性、侵袭力和机体抗病能力的强弱。

2. 理化因素　物理因素主要有热力、电力、机械力、噪音、射线等,化学因素主要有毒品、化学品等。理化因素的致病性取决于作用的部位、时间和强度。

3. 机体必需物质的摄入过多或不足　糖、蛋白质、脂肪的摄入不足或不均衡可致营养不良,摄入过多可致肥胖或高脂血症等。维生素、矿物质、水的摄入紊乱也会导致相应的疾病,如电解质紊乱、腹水、夜盲症等。

4. 接触各种过敏原导致的特异性个体反应　如临床上常见的药物过敏反应、血制品过敏反应等。

5. 社会与环境因素　社会动荡,自然灾害,生存、工作、自然环境恶劣,瘟疫大流行所致的职业病、流行病。

(二)内部致病因素(内因)

1. 免疫因素　机体的免疫防御能力不足所致的各种免疫缺陷病。

2. 遗传因素　一种表现为遗传性疾病,如血友病、色盲等;另一种表现为遗传易感性人群所患疾病,如高血压、糖尿病等。

3. 心理、精神因素　心理过度紧张、忧虑可致应激性溃疡、植物神经功能紊乱、高血压等疾病,精神负担过重可导致神经衰弱、抑郁等,异常强烈刺激可致精神分裂症。

4. 神经内分泌系统因素　婴幼儿中枢神经发育不全所导致的高热惊厥及甲状腺功能亢进症(简称甲亢)、糖尿病等各种内分泌性疾病。

5. 其他　年龄、性别、职业、个体营养状况、抗病能力等因素均与疾病的发生、发展密切相关。

三、基本发病机制

发病机制是指机体受到内、外部致病因素的作用,导致机体自稳调节紊乱的原理。主要有

如下三个方面:

(一)神经机制

(1)神经功能调节紊乱,例如,收、舒血管调节中枢功能紊乱引起的高血压。

(2)神经递质合成、释放障碍,例如,假神经递质形成所致的肝性脑病。

(3)直接破坏神经组织、细胞,例如,流行性乙型脑炎。

(二)体液机制

通过改变体液因子的数量、活性,引起机体自稳调节紊乱。体液因子泛指生物体液中的活性因子,包括激素、神经递质、神经肽、细胞因子和局部化学介质。

(三)组织细胞机制

作用于组织、细胞,影响其代谢、形态和机能从而引起自稳调节紊乱。生物性致病因素往往直接作用于组织、细胞,但生物性致病因子往往具有嗜组织、嗜细胞性,如肝炎病毒主要累及肝细胞。

以上是疾病发生最常见的基本机制。疾病的发生,可以是由单一机制引起,但更多是多种机制并存,共同发挥作用。

四、疾病的转归

疾病从发生到结束,临床上一般分为四个阶段:潜伏期、前驱期、症状明显期、转归期。疾病的转归是指疾病经过一定时间或若干阶段发展变化以后的状态和结局。简单地讲,疾病的转归有康复和死亡两种形式。

(一)康复(或称治愈)

1. 完全性康复　①致病因素消失。②症状、体征完全消退。③劳动力完全恢复。④形态学损伤完全修复。⑤机能、代谢障碍完全消失。

2. 不完全性康复　①致病因素得到有效控制。②主要临床症状、体征消失。③劳动力得到部分恢复。④形态学损伤不完全恢复,往往留有后遗症。⑤通过代偿机制维持正常生命活动。不完全性康复的患者中,部分病例可出现病情时好时坏,迁延不愈,甚至复发的现象。

(二)死亡

死亡是指生命的永久性终止。传统的临床死亡标志是呼吸、心跳永久性消失。死亡是一个特殊的生物学过程,开始时,脑干以上功能丧失,脑干功能尚存,临床上表现为意识丧失、脑电波消失,有自主呼吸、心跳,机体处于植物状态;进一步发展包括脑干在内的全脑功能永久性丧失,临床上呼吸、心跳永久性消失。这一特殊过程分三个阶段:

1. 濒死期　此阶段大脑功能抑制甚至消失,脑干功能紊乱,生命垂危,属于临终阶段。临床表现为:①意识模糊甚至消失,各项神经反射迟钝;②呼吸紊乱,血压下降;③酸中毒。

2. 临床死亡期　此阶段脑干功能也出现抑制甚至消失,是死亡的可逆阶段,持续时间 6～8 min。临床表现为:①各项神经反射消失;②呼吸、心跳消失;③组织、细胞有微弱的代谢活动。临床上紧急抢救是心肺复苏的最佳阶段,切记脑耐缺氧的时间仅有 6～8 min,呼吸、心跳消失 8 min 以后再行心肺复苏术,心跳、呼吸恢复的可能性就很渺茫。

3. 生物学死亡期　全脑功能全部丧失,组织、细胞代谢基本消失,个别器官仍有微弱的代谢活动,是捐献器官的采集期。临床上表现为尸斑(机体的溶血现象)、尸僵(肌组织变硬)、尸冷(体温与环境温度相等)和尸体腐败现象。

（夏耀水）

直通护考

【A₁型题】

1. 最常见的病因是（　　　）。

A. 机体抵抗力下降　　　　　B. 神经内分泌紊乱　　　　　C. 环境污染

D. 生物因素　　　　　　　　E. 遗传因素

2. 传统的临床死亡标志是（　　　）。

A. 呼吸紊乱、血压下降　　　　　　　B. 呼吸、心跳消失

C. 呼吸、心跳永久性消失　　　　　　D. 意识模糊、代谢紊乱

E. 出现尸斑、尸冷现象

3. WHO 提出的健康标准中不包括（　　　）。

A. 心理健康、充满活力　　　　　　　B. 肥胖、易感冒、近视眼

C. 毛发光泽、皮肤弹性好　　　　　　D. 睡眠良好、大小便正常

E. 无异常社会行为

4. 人体病理学的研究方法不包括（　　　）。

A. 尸体剖检　　　　　　B. 活体组织检查　　　　　C. 细胞检查

D. 组织和细胞培养　　　E. 食管拉网脱落细胞学检查

5. 细胞学检查标本来源不包括（　　　）。

A. 体液　　　　　　　　B. 自然分泌物　　　　　　C. 排泄物

D. 经皮脏器穿刺标本　　E. 手术切除标本

第一章　细胞和组织的适应、损伤与修复

学习目标

1. 知识目标　掌握细胞、组织的适应主要表现形式，变性、坏死的常见类型、病理特点以及临床病理联系，各种组织的再生能力，肉芽组织的成分、形态特点和作用；熟悉萎缩、肥大、增生、化生对机体的影响，坏死的结局；了解细胞、组织损伤的原因以及影响组织损伤、再生、修复的因素。

2. 能力目标　培养学生观察和识别细胞和组织的适应、损伤与修复病变特点的能力，具备细胞和组织的适应、损伤与修复病变护理的理论基础。

机体细胞、组织的生命活动是在人体内、外环境的动态平衡中进行的。内、外环境的变化，一旦超出了机体的适应能力，则可造成细胞的损伤，引起细胞代谢、功能和结构的变化，表现为细胞和组织的适应、损伤与修复。

第一节　细胞和组织的适应

情景导学

高二学生小王左下肢胫骨骨折，以夹板固定一个月后发现左下肢较右下肢明显瘦小。
请思考：小王左下肢为何变瘦？

适应是指细胞、组织和器官对内、外刺激而产生的代谢、结构与功能上的非损伤性应答反应。适应在形态学上可表现为肥大、增生、萎缩和化生。

一、肥大与增生

（一）肥大

细胞、组织或器官体积的增大，称为肥大。实质细胞除体积增大以外，还可伴有细胞数目

增多,合成代谢旺盛,功能增强。

1. 原因及类型 肥大可分为生理性肥大和病理性肥大两种类型。

(1) 生理性肥大 生理性肥大是指在生理状态下,局部组织功能和代谢增强而发生的肥大,如妊娠期子宫的肥大、哺乳期乳腺的肥大、体力劳动者和运动员四肢肌肉的肥大等。

(2) 病理性肥大 病理性肥大由各种致病因素引起,常见的有两种:①代偿性肥大:由相应的器官功能负荷加重所致。例如,高血压时,由于长时间外周循环阻力增大,心脏负荷加重,左心室的心肌肥大。②内分泌性肥大:由于内分泌激素增多而使靶细胞肥大,如垂体腺瘤病变引起的肢端肥大等。

2. 病理变化及后果 生理性肥大可使细胞功能增强,代谢增加。病理性肥大,如果肥大的器官超过自身代偿的限度,就可发生失代偿。例如,高血压引起左心室的心肌肥大晚期可引起心功能不全。

(二) 增生

组织、器官内的实质细胞数目增多称为增生,增生也可导致组织、器官的体积增大。

1. 原因及类型 增生可分为生理性增生与病理性增生两种类型。

(1) 生理性增生 生理性增生是适应生理需要而发生的增生,青春期女性乳腺的发育、妊娠期子宫和乳腺的增生等均属生理性增生。

(2) 病理性增生 病理性增生常见于以下三种类型:①内分泌性增生:常见于过多的激素刺激引起的增生,如雌激素水平过高引起的乳腺增生和子宫内膜增生等。②再生性增生:组织损伤后的修复性增生,如肝细胞损伤后的肝细胞再生等。③代偿性增生:组织、器官的结构受损时,机体为代偿和补偿病变器官的功能而发生的原器官、组织或其他器官、组织细胞数量的增多,例如,心力衰竭时,心肌细胞的代偿性增生。

2. 病理变化及结局 实质细胞数量增多,常伴有组织、器官的功能增强;间质细胞的过度增生会引起相应组织、器官的硬化等不良后果。

二、萎缩

已发育正常的实质细胞、组织或器官体积缩小称为萎缩。实质细胞发生萎缩时除体积缩小外,常伴有数量的减少。

(一) 原因及分类

萎缩可分为生理性萎缩和病理性萎缩两类。

1. 生理性萎缩 生理性萎缩很常见,主要见于青春期后的胸腺萎缩,更年期后妇女的子宫、乳腺、卵巢的萎缩以及老年人各器官的萎缩等。

2. 病理性萎缩 病理性萎缩根据病因不同,有以下几种常见类型。

(1) 营养不良性萎缩 全身或局部都可发生营养不良性萎缩。全身营养不良性萎缩主要见于长期饥饿、慢性消耗性疾病,如结核病、糖尿病、恶性肿瘤晚期病人出现恶病质等。血液供应不足可引起局部营养不良性萎缩,例如,脑动脉粥样硬化引起的脑萎缩。

(2) 废用性萎缩 废用性萎缩是指由于运动器官长期工作负荷减少、不活动引起的组织、细胞、器官的萎缩,常导致组织细胞的功能代谢降低。如骨折后长期固定、久病卧床的患者下肢肌肉萎缩等。

(3) 压迫性萎缩 由于局部器官或组织长期受压而导致的萎缩。如尿路结石时,由于尿液排泄不畅,大量尿液蓄积在肾盂,引起肾盂积水导致肾实质萎缩等。

（4）去神经性萎缩　肌肉的正常功能和代谢需要神经的营养与刺激。去神经性萎缩常见于脑、脊髓或神经损伤导致的肌肉萎缩,例如,小儿麻痹症患者的周围神经受到损伤后可导致肢体肌肉、骨骼发生萎缩。

（5）内分泌性萎缩　机体内分泌器官功能低下,激素分泌减少均可引起相应靶器官萎缩。例如,垂体损伤,促激素分泌减少,导致患者甲状腺、肾上腺、性腺都可发生萎缩和功能下降。

（二）病理变化

肉眼观:萎缩的组织、器官体积缩小,重量减轻,颜色变深或褐色,质地变硬,包膜皱缩,表面血管迂曲,如心和肝的褐色萎缩等。

镜下观:萎缩的实质细胞体积缩小,数量减少,胞质内常可见脂褐素沉着。间质出现纤维组织增生或脂肪组织增生。脑动脉粥样硬化引起的脑萎缩(图1-1),可使脑沟变宽、脑回变窄。

萎缩是可逆性病变,只要消除了病因,轻度萎缩的组织、细胞和器官便可逐渐恢复;若病因不能消除,病变继续发展,萎缩的细胞通过凋亡,逐渐消失,导致器官体积变小,形成不可逆性改变,如脑萎缩时,思维能力减弱,记忆力减退等。

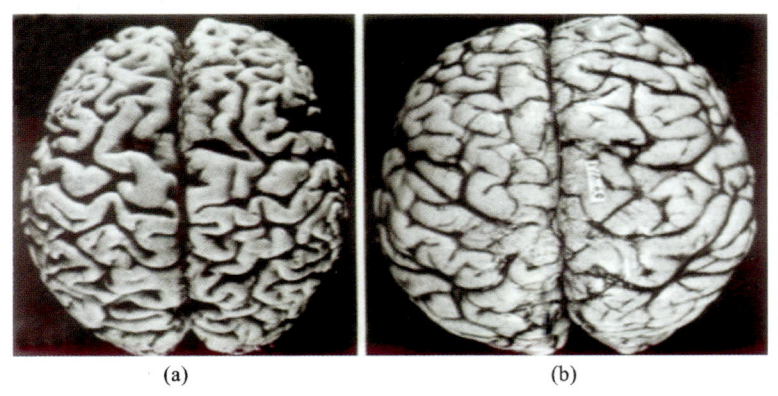

(a)　　　　　　　　(b)

图1-1　脑萎缩与正常脑

注:(a)为脑萎缩,(b)为正常脑。脑萎缩与正常脑相比,体积缩小,脑回变窄,脑沟加深。

三、化生

化生是指一种已分化成熟的细胞或组织被另一种分化成熟的细胞或组织所取代的过程。化生通常只出现在再生能力强的上皮组织和间叶组织,而且常发生在同源性细胞之间。

（一）上皮组织化生

1. 鳞状上皮化生　主要见于气管和支气管黏膜的纤毛柱状上皮,在长期吸烟或慢性炎症损害时,可转化为鳞状上皮。这是一种适应性反应,通常仍为可逆性的。但若其持续存在,则有可能成为支气管鳞状细胞癌的基础。此外,慢性胆囊炎、胆石症时的胆囊黏膜上皮及慢性宫颈炎时的宫颈黏膜腺上皮亦可出现鳞状上皮化生。鳞状上皮化生可增强局部的抵抗力,但同时也失去了原有上皮的功能。

2. 肠上皮化生　常见于慢性萎缩性胃炎时,胃黏膜化生为肠黏膜上皮(图1-2)。根据化生的形态及所产生的黏液可分为小肠型肠上皮化生和大肠型肠上皮化生。其中,大肠型肠上皮化生可成为肠型胃癌的发生基础。

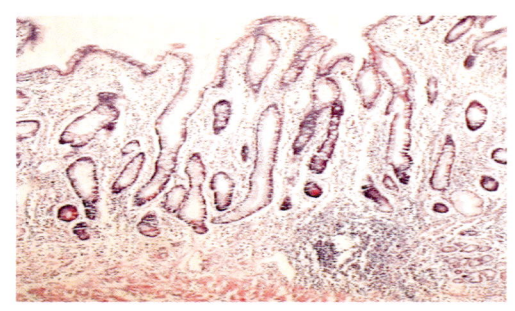

图 1-2   胃黏膜的肠上皮化生

(二)间叶组织化生

间叶组织化生多由纤维结缔组织化生为骨、软骨或脂肪组织。如骨化性肌炎时,由于外伤引起肢体近段皮下及肌肉内纤维组织增生,并发生骨化生,简称骨化。这是由于新生的结缔组织成纤维细胞转化为骨母细胞或软骨细胞的结果。老年人的喉及支气管软骨可化生为骨。

化生对机体的影响有利有弊,如慢性支气管炎时发生鳞状上皮化生,可以增强呼吸道黏膜的抵抗力,但同时也减弱了呼吸道黏膜的自净能力。而胃黏膜的大肠型肠上皮化生也可能成为肠型胃癌的发生基础。

第二节   细胞和组织的损伤

组织和细胞受到内、外有害因素的刺激作用,超过了代偿能力导致细胞及组织的形态、结构、机能、代谢发生异常变化,称为损伤。损伤的类型和结局不仅取决于引起损伤因素的种类、持续时间和强度,也取决于受损细胞的种类、所处状态、适应性和遗传性。细胞和组织发生损伤后,会产生一系列形态学变化和功能改变。根据损伤轻重程度不同,分为可逆性损伤和不可逆性损伤两大类。可逆性损伤多为组织变性,待原因消除后,可恢复正常;不可逆性损伤则为细胞死亡。细胞死亡有两种形式:坏死和凋亡。

一、变性

变性是指由于物质代谢障碍,细胞和细胞间质出现异常物质或原有物质增多并伴有不同程度的功能障碍。

常见的变性有以下几种类型。

(一)细胞水肿

细胞水肿又称水变性,是指细胞内水分增多,导致细胞肿胀和功能下降,常见于心、肝、肾等实质细胞。

1. 原因和发生机制   在正常情况下,细胞内、外的水可互相渗透,保持着机体内环境的稳定。当细胞受到感染、高热、缺氧、中毒等因素损伤了线粒体和内质网,使 ATP 产生减少,细胞膜上的钠泵功能降低,细胞膜对电解质的主动运输功能发生障碍,更多的钠、钙离子和水进入细胞内,而细胞内钾离子外逸,导致细胞内水分增多,形成细胞肿胀。

2. 病理变化 肉眼观:水变性的器官体积增大,包膜紧张,边缘外翻,颜色苍白,颜色变淡,如沸水烫过一样。镜下观:水变性的细胞体积增大,胞质内水分含量增多,变得透明、淡染,出现许多小空泡,可称为空泡变性;严重时整个细胞膨大如气球,故又称气球样变性。

细胞水肿是一种可逆性的损伤,若病因持续存在,严重的组织水肿也可发展为细胞死亡。

(二)脂肪变性

除脂肪细胞外的实质细胞内出现脂滴或脂滴明显增多称为脂肪变性,多见于心、肝、肾等实质细胞。细胞内的脂滴主要为中性脂肪,少见磷脂和胆固醇。冰冻切片用苏丹Ⅲ或锇酸进行脂肪染色来加以鉴别,前者将脂肪染成橘红色,后者将其染成黑色。

1. 原因及发生机制 脂肪变性常见的原因有严重感染、缺氧、中毒、贫血、酗酒、营养不良等。肝脏是脂肪代谢的重要场所,所以肝脂肪变性最为常见。

肝脂肪变性:与肝脏的脂肪代谢紊乱有关。

(1)脂蛋白的合成障碍 肝细胞内合成的甘油三酯需与载脂蛋白结合成脂蛋白运出肝细胞。当脂蛋白的合成障碍时,大量脂肪在肝细胞内的堆积形成肝脂肪变性。

(2)中性脂肪合成过多 饥饿状态或某些疾病(如糖尿病)患者的糖利用障碍时,机体从脂库中动用大量脂肪,它们以脂肪酸的形式进入肝脏,从而使肝细胞内合成脂肪过多,以至于超过了肝脏将其氧化利用和合成脂蛋白运输出去的能力,导致脂肪在肝细胞中的蓄积。

(3)脂肪酸氧化障碍 肝脏在淤血、缺氧、感染、中毒和过敏反应等情况下,均可使肝细胞受损,影响脂肪酸的氧化及脂蛋白的合成,致使肝细胞对脂肪的利用下降,造成肝细胞内脂肪量过多。

2. 病理变化 肉眼观:肝体积增大,色泽淡黄,质地柔软,包膜紧张,切面有油腻感(图1-3)。镜下观:肝细胞体积增大,胞质中出现大小不等的脂肪空泡,严重者脂滴融合成一个大泡将细胞核挤向一边,形态与脂肪细胞类似(图 1-4)。

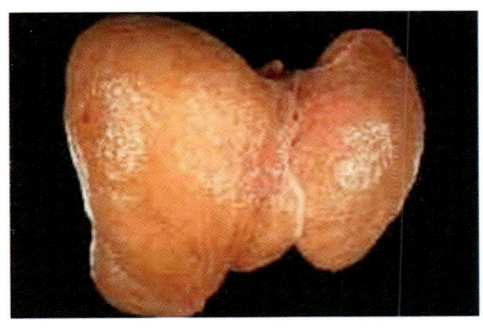

图 1-3 脂肪肝肉眼观

轻度、中度脂肪变性属可逆性病变,当原因消除后可自行恢复正常。严重的脂肪变性可导致器官功能障碍,如严重的肝脂肪变性,可使肝细胞出现坏死、纤维组织增生,进而可发展成为肝硬化。

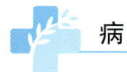

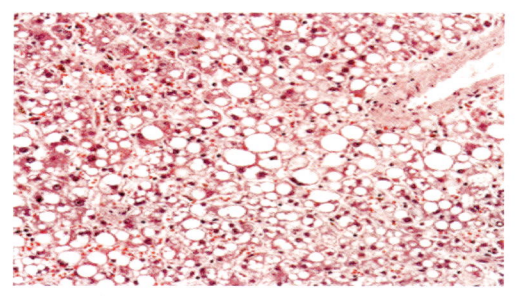

图 1-4　脂肪肝镜下观

　　"虎斑心"(图 1-5):常见于心肌脂肪变性,好发于乳头肌和心内膜下心肌。可见黄色条纹和暗红色两者相间排列,状似虎皮,故称为"虎斑心"。严重的心肌脂肪变性,可使心肌收缩力减弱,甚至可导致心力衰竭。

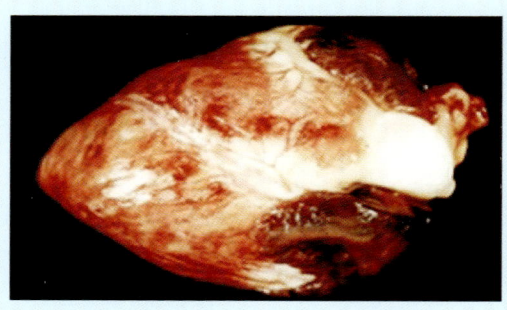

图 1-5　"虎斑心"肉眼观

(三) 玻璃样变性

　　玻璃样变性系指在细胞内或间质中,出现均质、半透明的玻璃样物质,在苏木精-伊红染色(HE)染色切片中呈均质性红染。玻璃样变性主要见于结缔组织、血管壁和细胞内。

　　1. 结缔组织玻璃样变性　结缔组织玻璃样变性常见于纤维瘢痕组织内。肉眼观:灰白、半透明状,质地坚韧,缺乏弹性。镜下观:纤维细胞明显减少,陈旧的瘢痕组织胶原纤维增粗并互相融合成为均质、无结构、红染的毛玻璃样物质。

　　2. 血管壁的玻璃样变性　血管壁的玻璃样变性多发生于高血压病时的肾、脑、脾及视网膜的细小动脉。高血压病时,全身细小动脉持续痉挛,导致血管内膜缺血受损,通透性增高,血浆蛋白渗入内膜下,在内皮细胞下凝固,为均匀、嗜伊红无结构的物质。可使细小动脉管壁增厚、变硬,管腔狭窄,甚至闭塞(图 1-6)。

　　3. 细胞内玻璃样变性　细胞内玻璃样变性是指细胞内过多的蛋白质沉积引起细胞发生形态学改变,形成均质红染、大小不等的圆形小体。可见于以下病理状态:①肾小球肾炎或伴有明显蛋白尿的其他疾病时,肾脏近曲小管上皮细胞胞质内,可出现大小不等的圆形红染小滴(玻璃小滴);②慢性炎症时,浆细胞胞质内出现红染的圆形的玻璃样物质,称为拉塞尔小体,是免疫球蛋白在细胞内堆积的结果;③病毒性肝炎和酒精性肝病时,肝细胞内出现的红染的玻璃

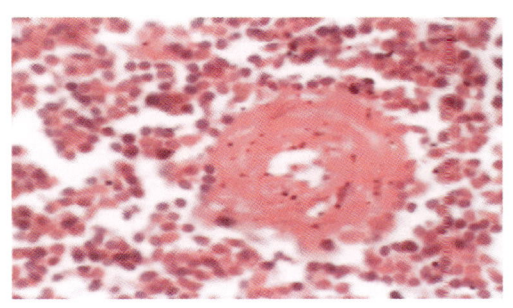

图 1-6　高血压病细小动脉壁玻璃样变性

样物质。

(四) 病理性钙化

固态钙盐在骨与牙之外的其他部位异常沉积称为病理性钙化。沉积钙盐多为磷酸钙,为白色坚硬物质,X 线检查显示为不透光的高密度阴影。据病因不同可分为如下两类:

1. 营养不良性钙化　机体钙磷代谢正常,血钙不升高,钙盐沉积在变性、坏死的组织中,如坏死灶、血栓、寄生虫和虫卵、动脉粥样硬化的纤维斑块。

2. 转移性钙化　机体钙磷代谢失调,血钙和(或)血磷升高,形成细小钙盐颗粒沉积在正常组织中。如甲状旁腺功能亢进造成严重骨质破坏,大量钙盐入血,血钙升高,在肾小管、胃黏膜、肺组织等部位沉积,形成转移性钙化。

二、细胞死亡

各种严重损伤超出细胞承受能力,细胞出现代谢停止、结构破坏和功能丧失,细胞的生命活动停止,这种不可逆性的损伤称为细胞死亡。细胞死亡主要有两种类型:坏死和凋亡。

(一) 坏死

活体内局部组织、细胞的死亡称为坏死。坏死组织细胞的代谢停止,功能丧失,是一种不可逆性损伤。

1. 形态学变化

(1) 细胞核的改变　细胞核的改变是细胞坏死的主要形态学标志,其主要表现(图 1-7)为:①核固缩:由于细胞核脱水使染色质浓缩,染色变深,核体积缩小。②核碎裂:核染色质崩解为小碎片,核膜破裂,染色质碎片分散在胞质内。③核溶解:在脱氧核糖核酸酶的作用下,染色质的 DNA 分解,细胞核失去对碱性染料的亲和力,因而染色变淡,甚至只能见到核的轮廓。最后,核的轮廓也完全消失。

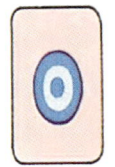 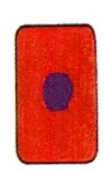 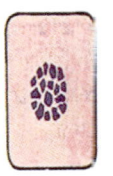 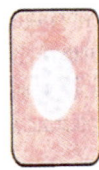

正常细胞　染色质边集　核固缩　核碎裂　核溶解

图 1-7　细胞坏死模式示意图

(2) 细胞质的改变　细胞坏死时,细胞质内的核糖体逐渐减少,嗜碱性减弱,胞质呈嗜酸性而红染。

（3）间质的改变　细胞在各种水解酶作用下，细胞外基质崩解，胶原纤维肿胀、断裂、液化，纤维结构消失；最后坏死的细胞和崩解的间质融合成一片模糊的颗粒状、无结构的红染物质。

临床上，把这种已经失去生活能力的组织，称为失活组织。其特点：外观无光泽，无血液供应，失去正常组织弹性，失去正常感觉和运动功能。一般可用手术清除掉。

2．坏死的类型

（1）凝固性坏死　组织、细胞坏死后水分减少，蛋白质发生凝固，呈灰白色或黄白色、干燥、结实的凝固体，称为凝固性坏死。凝固性坏死常见于心、肾、脾等器官的缺血性坏死（梗死）。肉眼观：坏死区干燥，色泽灰暗，呈灰白色或灰黄色，组织纹理模糊。坏死灶周围有一条明显的暗红色出血带，与健康组织分界清楚。镜下观：可见坏死组织的细胞核固缩、核碎裂、核溶解及胞质呈嗜酸性染色，但组织结构的轮廓依然存在。

干酪样坏死是凝固性坏死的一种特殊类型，多由结核杆菌引起。坏死组织分解比较彻底，表面覆盖大量脂质，呈淡黄色，质软，细腻，形似奶酪，故名干酪样坏死（图1-8）。

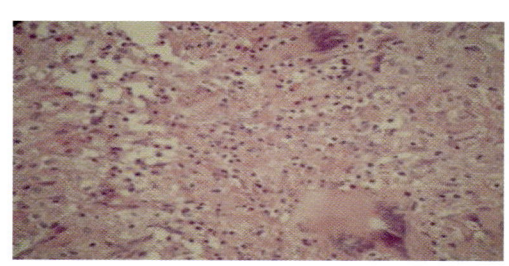

图1-8　干酪样坏死

（2）液化性坏死　有些组织坏死后被酶分解成液体状态，并在局部形成坏死囊腔，称为液化性坏死。与凝固性坏死相反，液化性坏死主要发生在蛋白含量少，水分和磷脂含量丰富的器官，如脑或胰腺的组织。发生在脑组织的液化性坏死又称为脑软化。化脓性炎症渗出的中性粒细胞能产生大量蛋白水解酶，将坏死组织溶解而发生液化性坏死。阿米巴脓肿也属于液化性坏死。

（3）纤维素样坏死　纤维素样坏死是发生在间质、胶原纤维和小血管壁的一种坏死。病变部位的组织结构消失，形成边界不清的颗粒状、小条或小块状无结构物质，因其染色特点与纤维素相似，故称为纤维素样坏死。其是一种不可逆性改变，又称为纤维素样变性。纤维素样坏死常见于急性风湿病、系统性红斑狼疮、恶性高血压病、消化性溃疡的小血管壁等。

（4）坏疽　坏疽是指大片的组织坏死继发腐败菌的感染而呈现黑色、暗绿色等特殊形态改变的坏死。坏死组织经腐败菌分解产生硫化氢，后者与血红蛋白中分解出来的铁相结合形成硫化铁，使坏死组织呈黑色或黑褐色，硫化氢则形成恶臭味。坏疽常见以下三种类型：

干性坏疽：大多见于动脉粥样硬化、血栓闭塞性脉管炎和冻伤等患者的四肢末端。因动脉阻塞，静脉回流仍通畅，故坏死组织的水分少，再加上体表水分易于蒸发，致使病变部位干燥皱缩，呈黑褐色，与周围健康组织之间有明显的分界线（图1-9）。由于坏死组织比较干燥，因此腐败菌感染一般较轻。

湿性坏疽：湿性坏疽多发生于与外界相通的内脏（肺、肠、子宫等），也可见于严重淤血、水肿的四肢。此时由于坏死组织含水分较多，故腐败菌感染严重，局部明显肿胀，呈暗绿色或乌

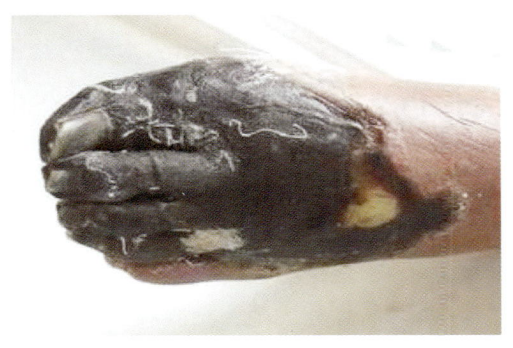

图 1-9　足干性坏疽(坏死组织呈黑褐色,分界清楚)

黑色。腐败菌分解蛋白质,产生大量硫化氢、粪臭素等,形成恶臭气味。病变发展较快,炎症比较弥漫,故坏死组织与健康组织间无明显分界线。同时组织坏死腐败所产生的毒性产物及细菌毒素被吸收后,可引起全身中毒症状,甚至可发生中毒性休克而死亡。常见的湿性坏疽有坏疽性阑尾炎、肠坏疽、肺坏疽及产后坏疽性子宫内膜炎等。

气性坏疽:为湿性坏疽的一种特殊类型,主要见于严重的深达肌肉的开放性创伤并合并产气荚膜杆菌等厌氧菌感染。细菌分解坏死组织时产生大量气体,使坏死组织呈蜂窝状,内含大量气泡,按之有"捻发"音。气性坏疽病变发展迅速,病情严重,需紧急处理。

上述三种坏疽的区别见表 1-1。

表 1-1　三种坏疽的区别

类　　型	干性坏疽	湿性坏疽	气性坏疽
部　　位	四肢末端	内脏及四肢(与外界相通)	深达肌肉的开放性创伤
血液循环	动脉受阻,静脉正常	动、静脉均受阻	动、静脉均受阻
感　　染	腐败菌感染较轻	腐败菌感染严重	产气荚膜杆菌等厌氧菌感染
坏死类型	凝固性坏死	凝固性及液化性坏死	凝固性及液化性坏死
坏死特点	黑褐色	暗绿色或乌黑色	蓝绿色,伴捻发音
四周界限	清楚	不清楚	不清楚

3. 坏死的结局

(1)溶解吸收　较小的坏死灶可由来自坏死组织本身和中性粒细胞释放的蛋白水解酶将坏死物质进一步分解、液化,然后由淋巴管或血管吸收。不能吸收的碎片则由巨噬细胞吞噬消化,留下的组织缺损,则由细胞再生或肉芽组织予以修复。

(2)分离排出　较大坏死灶不易完全吸收,其周围发生炎症反应,白细胞释放蛋白水解酶,加速坏死边缘坏死组织的溶解、吸收,使坏死灶与健康组织分离。坏死灶如位于皮肤或黏膜,脱落后形成缺损。局限在表皮和黏膜层的浅表缺损,称为糜烂;深达皮下和黏膜下的缺损称为溃疡;肾、肺等内脏器官坏死组织液化后可经相应管道(输尿管、气管)排出,留下空腔,称为空洞;深部组织坏死后形成开口于皮肤或黏膜的盲性管道,称为窦道;体表与空腔器官之间或空腔器官与空腔器官之间两端开口的病理性通道称为瘘管。

(3)机化　坏死组织不能完全溶解、吸收或分离排出,则由周围组织的新生毛细血管和纤维母细胞等组成肉芽组织逐步取代坏死组织的过程,称为机化。其最后变成瘢痕组织。

（4）包裹、钙化　较大的坏死灶难以溶解、吸收或不能完全机化，则由周围新生结缔组织加以包绕，称为包裹。坏死组织可继发营养不良性钙化，大量钙盐沉积在坏死组织中，如干酪样坏死的钙化（结核病钙化）。

（二）细胞凋亡

细胞凋亡是指活体内细胞在基因调控下发生的"主动"死亡过程。一般表现为单个细胞的死亡，且不伴有炎症反应。细胞凋亡最重要的生化改变是DNA断裂。凋亡细胞脱水浓缩，体积小，呈圆形，核染色质凝集成新月状，最终形成凋亡小体。常见于病毒性肝炎的嗜酸性小体。

细胞坏死与凋亡的形态改变不同，坏死表现为细胞肿大，细胞器肿胀、破坏，细胞核早期无变化，晚期染色质破碎、断裂成许多不规则的小凝块，呈簇状，细胞膜破裂，细胞内容物释放，诱发炎症反应。坏死是成群的细胞死亡，凋亡则是单个细胞的死亡，无炎性反应。

第三节　细胞和组织损伤的修复

各种原因引起组织、细胞损伤导致缺损后，机体对缺损的组织、细胞在形态和功能上进行修补恢复的过程，称为修复。组织的修复通过两种方式进行：①再生性修复：由原有附近的同种细胞通过再生来完成修复。这种修复以后可以完全恢复原有组织的结构和功能，又称为完全性修复。②纤维性修复：通过新生的纤维结缔组织（肉芽组织）来完成修复，最终形成瘢痕组织，又称为不完全性修复或瘢痕性修复。

一、再生性修复

再生是指在生理状态下，组织、细胞损伤以后，由周围的同种细胞完成修复的过程。

（一）再生的类型

再生可分为生理性再生和病理性再生两类。

1. 生理性再生　在生理情况下，有些细胞和组织不断老化、凋亡，由新生的同种细胞和组织不断补充，以保持着原有组织的形态结构和功能，维持组织、器官的完整和稳定，称生理性再生。如表皮的复层扁平细胞不断地角化脱落，通过基底细胞不断增生、分化，予以补充；月经期子宫内膜周期性脱落后，又有新生的内膜再生等。

2. 病理性再生　在病理状态下，细胞和组织坏死或缺损后发生的再生为病理性再生。病理性再生可分为完全性再生和非完全性再生两种类型。完全性再生是指组织、细胞损伤程度较轻，损伤的细胞又有较强的再生能力，则可由损伤周围的同种细胞增生、分化，完全恢复原有的结构与功能。如表皮的Ⅱ度烫伤常出现水疱，基底细胞以上各层细胞坏死。此时基底细胞增生、分化，完全恢复表皮的原有结构与功能；骨组织坏死或骨折后，在一定条件下也可以完全恢复原有结构与功能等。非完全性再生是指组织、细胞损伤后不能通过原有的组织、细胞再生修复，而是由新生的肉芽组织来完成修复，不能完全恢复到原有的结构和功能，留下一定的瘢痕。

(二) 各种组织的再生能力

机体不同种类的组织、细胞再生能力不一,分化程度低的细胞再生能力强,而分化程度高的细胞再生能力弱。根据细胞再生能力强弱的不同,可将人体组胞分为三类:

1. 不稳定细胞　不稳定细胞是指一大类再生能力很强、寿命短的细胞。这些细胞不断地随细胞周期循环而增生分裂。在生理情况下,这类细胞就像新陈代谢一样周期性更换。病理性损伤时,常常表现为再生性修复。如表皮细胞、呼吸道和消化道黏膜被覆细胞,男、女性生殖器官管腔的被覆细胞,淋巴、造血细胞及间皮细胞等。

2. 稳定细胞　稳定细胞是指一类具有较强潜在再生能力的细胞。这类细胞在生理情况下是处在细胞周期的静止期,不增殖。但是当受到损伤或刺激时,即进入增殖期,开始分裂增生,参与再生修复。如肝、胰、涎腺、内分泌腺、汗腺、皮脂腺实质细胞,肾小管上皮细胞以及成纤维母细胞、内皮细胞、骨母细胞等,骨母细胞及平滑肌细胞也属于稳定细胞,但在一般情况下再生能力很弱。

3. 永久性细胞　永久性细胞是指不具有再生能力的细胞。其不能实现再生性修复,只能依靠纤维性修复来完成,如神经细胞、骨骼肌细胞和心肌细胞。

(三) 各种组织的再生过程

1. 上皮组织的再生

(1) 被覆上皮的再生　①体表的鳞状上皮损伤后,如果损伤没有破坏表皮基底膜,可由创缘处的基底细胞增生,向缺损部伸展,先形成单层上皮覆盖缺损表面,随后增生分化为复层鳞状上皮。②胃肠黏膜覆盖上皮缺损后,由邻近的基底层细胞增生修补,新生的细胞初为立方形,以后分化为柱状上皮细胞。

(2) 腺体上皮的再生　①一般管状腺体上皮损伤后,如果损伤仅限于上皮细胞,基底膜尚完好,则可由存留的腺上皮细胞分裂增生,沿基底膜排列,完全恢复原有的结构,如子宫、胃肠等腺体。如果基底膜等结构已破坏,则难以实现再生性修复,往往依靠瘢痕性修复来完成。②复杂的腺器官如肝细胞,再生能力很强,有两种情况:一是肝细胞坏死时,不论范围大小,只要肝小叶网状支架完好,坏死周围区残存的肝细胞分裂增生,沿支架延伸,恢复原有结构;另一种是肝细胞坏死较广泛,肝小叶网状支架塌陷,则再生的肝细胞结构紊乱呈结节状再生,不能恢复原有小叶结构和功能(如肝硬化等)。

2. 纤维结缔组织的再生　在损伤的刺激下,受损部位的成纤维细胞开始分裂、增生。成纤维细胞体积较大,呈椭圆形或有胞体突起而呈星芒状,核大,淡染,核仁明显,胞质嗜碱性。当成纤维细胞停止分裂后,在细胞周围生成胶原纤维,随着细胞的逐渐成熟,成纤维细胞又转变为长梭形的纤维细胞。

3. 血管的再生

(1) 小血管的再生　在大多数情况下,组织损伤时都伴有小血管的损伤。小血管再生主要是以毛细血管再生为起点,毛细血管主要是以出芽方式再生。毛细血管内皮细胞向外形成突起的幼芽(条索)向损伤处延伸,在毛细血管内血流的冲击下,条索逐渐出现管腔,形成再生的毛细血管,彼此吻合形成管网。有的毛细血管消失,可以逐渐改建为小动脉或小静脉。至此完成了各级小血管的再生。

(2) 大血管的再生　肉眼可见的较大血管断裂后,两断端常需手术吻合。吻合处两侧的内皮细胞可再生,互相连接,恢复原有的内皮细胞的结构和功能。因平滑肌细胞再生能力弱,不能再生，只有通过纤维性修复以维持其完整性。

4. 神经组织的再生　脑和脊髓内的神经元及外周神经节细胞是高度分化的成熟细胞，一般无再生能力，损伤之后不能再生修复，其所属的神经纤维亦随之消失、缺损，只能通过周围的神经胶质细胞及其纤维填补而形成胶质瘢痕。当外周神经受损时，在与其相连的神经细胞仍然存活的条件下，可以进行再生性修复，恢复原有的结构和功能。如果距离太远和（或）有增生的纤维组织交缠在一起，形成瘤样肿块，又称创伤性神经瘤，常引起顽固性疼痛。

5. 骨组织的再生　骨组织再生能力强。在有骨膜存在的条件下，常可再生修复，即由骨膜上的细胞增生形成骨母细胞，也可以由原始间叶细胞和纤维母细胞分化为骨母细胞，先是形成类骨组织，以后在类骨基质中钙盐沉着并逐渐形成骨小梁。

二、纤维性修复

局部组织和细胞损伤后，仅通过细胞再生也不能完成修复，需要通过纤维组织增生对缺损组织进行修补恢复的过程称为纤维性修复。因修复后形成瘢痕组织，故又称为不完全性修复或瘢痕修复。

（一）肉芽组织

肉芽组织是由新生的毛细血管和增生的成纤维细胞以及少量的炎细胞组成幼稚的纤维结缔组织。

1. 肉芽组织的成分和形态特点

肉眼观：肉芽组织表面呈鲜红色、细颗粒状，富含血管，柔软、湿润，触之易出血，形似鲜嫩的肉芽，故而得名肉芽组织。

镜下观：典型的肉芽组织主要由毛细血管、纤维母细胞和炎细胞等组成。基本结构如下。

（1）大量新生的毛细血管平行排列，与表面相垂直，并在近表面处互相吻合形成弓状突起，故肉眼呈鲜红色细颗粒状。

（2）新增生的纤维母细胞散在分布于毛细血管网络之间，很少有胶原纤维形成。

（3）数量不等的炎细胞（以中性粒细胞和巨噬细胞为主）浸润于肉芽组织之中（图1-10）。

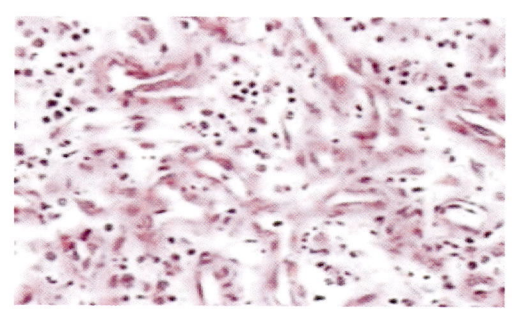

图1-10　肉芽组织

2. 肉芽组织的作用及演变　肉芽组织在组织损伤修复过程中有以下重要作用：①抗感染、保护创面；②填补创口及其他组织缺损；③机化或包裹坏死组织、血栓、炎性渗出物及其他异物。

肉芽组织在组织损伤后2～3天内即可开始出现。自下向上（如体表创口）或从周围向中心生长推进填补创口或机化异物。随着时间的推移（1～2周），肉芽组织按其生长的先后顺序,逐渐成熟。其主要形态标志为:水分逐渐吸收;炎细胞减少并逐渐消失;毛细血管闭塞、数目减少;成纤维细胞产生的胶原纤维逐渐增多,随着时间增长,胶原纤维数量越来越多,越粗大,并发生透明样变性,细胞和血管成分更少。至此,肉芽组织成熟为纤维结缔组织并转变为瘢痕组织。

(二)瘢痕组织

瘢痕组织是指肉芽组织转变而来的老化的纤维结缔组织。

1. 瘢痕组织的形态和结构 肉眼观:局部呈收缩状态,颜色苍白或灰白色半透明,质硬韧,缺乏弹性。镜下观:瘢痕组织由大量平行或交错分布的胶原纤维束组成;小血管稀少,纤维细胞稀少,核细长而深染,胶原纤维增粗,呈均质红染,透明样变性。

2. 瘢痕组织对机体的作用和影响

(1)瘢痕组织对机体有利的作用 ①使损伤的创口或其他缺损长期地填补并连接起来,保持组织器官完整性。②保持组织器官坚固性,具有较强的抗拉力作用。

(2)瘢痕组织对机体的不利作用 ①瘢痕收缩,常常引起关节挛缩或活动受限。如胃溃疡瘢痕所引起的幽门梗阻(狭窄)。②瘢痕粘连,特别是在各器官之间或器官与体腔壁之间发生纤维(瘢痕)的粘连,常常不同程度地影响器官功能,如粘连性肠梗阻等。③瘢痕疙瘩,瘢痕组织增生过度,形成突出于皮肤表面不规则的硬块,又称肥大性瘢痕,临床上又常称为"蟹足肿"。

三、创伤愈合

创伤愈合是指机体遭受外力作用,皮肤等组织出现离断或缺损后的愈复过程,包括了各种组织的再生和肉芽组织增生和瘢痕形成的复杂组合,表现出各种修复过程的协同作用。

(一)皮肤创伤愈合

1. 创伤愈合的基本过程

(1)伤口的早期变化 伤口局部有不同程度的组织坏死和出血,数小时内便出现炎症反应,故局部红肿。伤口中的血液和渗出的纤维蛋白原很快凝固形成凝块,有的凝块表面干燥,形成痂皮。凝块及痂皮起着保护伤口的作用。

(2)伤口收缩 损伤后2~3天伤口边缘的全层皮肤及皮下组织向伤口中心移动,于是伤口迅速缩小,直到2周左右停止。伤口收缩的意义在于缩小创面,有利于伤口愈合。

(3)肉芽组织增生和瘢痕形成 从第2~3天开始从伤口底部及边缘长出肉芽组织,逐渐填平伤口。肉芽组织中没有神经,故无感觉。第5~6天起纤维母细胞产生胶原纤维,以后逐渐过渡为瘢痕组织,大约在伤后一个月瘢痕完全形成,最终与皮肤表面平行。

2. 创伤愈合的类型 根据组织损伤程度及有无感染,创伤愈合可分为以下三种类型:

(1)一期愈合 一期愈合见于组织缺损少、创缘整齐、无感染、对合严密的伤口,如手术切口。这种伤口中只有少量血凝块,炎症反应轻微,表皮再生在1~2天内便可完成。肉芽组织在第2天就可从伤口边缘长出并很快将伤口填满,第5~6天胶原纤维形成(此时可以拆线),2~3周完全愈合,留下一条线状瘢痕。一期愈合的时间短,形成瘢痕少,抗拉力强度大。

(2)二期愈合 二期愈合见于组织缺损较大、创缘不整齐、无法对合或伴有感染的伤口,往往需要清创后才能愈合。二期愈合与一期愈合有不同之处:①由于坏死组织多或感染,局部组织继续发生变性、坏死,炎症反应明显。只有等到感染被控制,坏死组织被清除以后,再生才能开始;②伤口大,伤口收缩明显,伤口内肉芽组织形成量多;③愈合的时间较长,形成的瘢痕较大,抗拉力强度较弱。

（3）痂下愈合　痂下愈合多见于浅表皮肤擦伤。伤口表面的血液、渗出物及坏死组织干燥后形成黑褐色硬痂,在痂下进行二期愈合的过程,称为痂下愈合。痂皮由于干燥不利于细菌生长,故对伤口有一定的保护作用。

(二) 骨折愈合

骨折通常可分为外伤性骨折和病理性骨折两大类。骨的再生能力很强,骨折愈合的好坏、所需的时间与骨折的部位、性质、错位的程度,年龄以及引起骨折的原因等因素有关。一般而言,经过良好复位后的单纯性外伤性骨折,几个月内便可完全愈合,恢复正常的结构和功能。

1. 骨折愈合过程　骨折愈合是一个连续的过程,可分为以下四个阶段:

（1）血肿形成　骨组织和骨髓都有丰富的血管,骨折复位后的第1天,在骨折的两端及其周围伴有大量出血,形成血肿。数小时后血肿发生凝固。常出现轻度的炎症反应。骨折时伴有血管的断裂,因此在骨折的早期,常可见到骨髓组织的坏死,渗出的炎细胞可清除坏死组织,为肉芽组织的长入与机化创造条件。

（2）纤维性骨痂形成　骨折后的2～3天,血肿开始机化。肉芽组织中的纤维母细胞主要来自骨内膜及骨外膜细胞。填充骨折断端的肉芽组织,继而发生纤维化,形成纤维性骨痂,或称暂时性骨痂,肉眼骨折局部呈梭形肿胀。1周左右,上述增生的肉芽组织及纤维组织可进一步分化,形成透明软骨。透明软骨的形成一般多见于骨外膜的骨痂区,骨髓内骨痂区则少见。当骨痂内有过多的软骨形成时会延缓骨折的愈合时间。

（3）骨性骨痂形成　上述纤维性骨痂逐渐分化为骨母细胞和软骨母细胞,并形成类骨组织和软骨组织,继之钙盐沉积。类骨组织转变为编织骨;软骨组织也经软骨化骨过程演变为骨组织,至此形成骨性骨痂。

（4）骨痂改建或再塑　骨性骨痂由于结构不够致密,骨小梁排列紊乱,故仍达不到正常功能需要。为了在结构和功能上符合人体生理要求,编织骨进一步改建成为成熟的板层骨,皮质骨和髓腔的正常关系也重新恢复。改建是在破骨细胞与成骨细胞的协同作用下完成的。

2. 影响骨折愈合的因素

（1）骨折断端及时、正确的复位　完全性骨折由于肌肉的收缩,常常发生错位或有其他组织、异物的嵌塞,可使愈合延迟或不能愈合。及时、正确的复位是为以后骨折完全愈合创造必要的条件。

（2）骨折断端及时、牢固的固定　骨折断端即使已经复位,由于肌肉活动仍可错位,因而复位后及时、牢靠的固定（如打石膏、小夹板或髓腔钢针固定）更显重要,一般要固定到骨性骨痂形成后。

（3）早日进行功能锻炼　由于骨折后常需复位、固定及卧床,虽然有利于局部愈合,但长期卧床,血液运行不良,又会延迟愈合。局部长期固定不动也会引起骨及肌肉的废用性萎缩、关节强直等不利后果。为此,在不影响局部固定的情况下,应尽早离床活动;不能离床者则进行局部（肢体等）功能锻炼,以保持良好的血液运行及肌肉、关节的功能。我国中医学以小夹板固定加早日功能锻炼治疗骨折,具有独到之处。

（吴　灏）

直通护考

【A₁型题】

1. 关于萎缩,下列哪一项正确?(　　)

A. 凡比正常器官、组织和细胞小者均为萎缩　　B. 血供中断可引起萎缩

C. 实质减少的同时,间质也常减少　　D. 间质不减少,常继发增生

E. 细胞内自噬小体减少

2. 下列哪一项不是萎缩的原因?(　　)

A. 蛋白质摄入不足或消耗过多　B. 肾盂积水　　C. 感染和中毒

D. 慢性肝淤血　　E. 垂体功能低下

3. 一种分化成熟的细胞受刺激后转化为另一种分化成熟细胞的过程称为(　　)。

A. 间变　　B. 化生　　C. 增生

D. 再生　　E. 机化

4. 细胞水肿的发生主要由于(　　)。

A. 线粒体受损,ATP生成减少　　B. 内质网受损,核蛋白体减少

C. 高尔基体受损,肌丝增多　　D. 中心体受损,自噬泡增多

E. 细胞内钾多、钠少

5. 下列哪一项不属于玻璃样变性?(　　)

A. 高血压病的细小动脉硬化

B. 眼结膜间质中的蛋白质和黏多糖沉积

C. 胶原纤维见大量糖蛋白沉积

D. 慢性肝炎的肝细胞胞质内充满不透明嗜酸性细颗粒物质

E. 透明变性的结缔组织

6. 关于干酪样坏死,下列哪一项不正确?(　　)

A. 好发于心、肝、脾、肾　　B. 坏死细胞的蛋白质发生凝固

C. 坏死细胞还保持其轮廓残影　　D. 细胞核凝固,细胞质不凝固

E. 干酪样坏死是彻底的凝固性坏死

7. 肉芽组织主要成分是(　　)。

A. 成纤维细胞和新生毛细血管　　B. 成纤维细胞和巨噬细胞

C. 成纤维细胞和炎细胞　　D. 新生毛细血管和巨噬细胞

E. 新生毛细血管和炎细胞

8. 下列哪一项属于液化性坏死?(　　)

A. 心肌梗死　　B. 肠梗死　　C. 淋巴结干酪样坏死

D. 脚坏疽　　E. 乙型脑炎的软化灶

9. 某慢性肾小球肾炎病人,因尿毒症死亡,尸体剖检见两肾为颗粒性固缩肾,镜下肾小球的最突出改变应为(　　)。

A. 纤维素样坏死　　B. 凝固性坏死　　C. 淀粉样变性

D. 玻璃样变性　　E. 脂肪变性

10. 下列哪一项不是肉芽组织所具备的功能?(　　)

A. 机化血凝块和坏死组织　　　　　　　B. 抗感染和保护创面

C. 填补伤口及组织缺损　　　　　　　　D. 包裹异物

E. 修复缺损,可恢复原结构和功能

11. 下列哪一项与肉芽组织无关?(　　)

A. 肺肉质变　　　　　　B. 血栓再通　　　　　　C. 缩窄性心包炎

D. 脑胶质瘢痕　　　　　E. 皮肤瘢痕

【A₂型题】

12. 女性,20岁,食欲不好,厌油腻,肝区疼痛,临床诊断为急性普通型肝炎,肝内的主要病变应为(　　)。

A. 肝细胞桥接坏死　　　　　B. 肝细胞气球样变　　　　　C. 肝细胞碎片状坏死

D. 肝内胆汁淤积　　　　　　E. 肝内结缔组织增生

13. 有一患者胃痛多年,钡餐透视发现幽门区有一直径约1.5 cm的缺损,临床诊断为慢性胃溃疡。缺损处的病理组织学改变应是(　　)。

A. 空洞结构　　　　　　B. 脓肿结构　　　　　　C. 胃黏膜浅层坏死

D. 肉芽组织和坏死组织　E. 以上都不是

【A₃型题】

某同学在校内骑自行车时不慎摔倒,右手挫伤,伤口较深、边缘不齐。

14. 早期修复伤口的组织为(　　)。

A. 肌组织　　　　　　B. 上皮组织　　　　　　C. 神经组织

D. 肉芽组织　　　　　E. 瘢痕组织

15. 伤口修复类型为(　　)。

A. 一期愈合　　　　　B. 二期愈合　　　　　　C. 痂下愈合

D. 完全再生性修复　　E. 以上都不是

【A₄型题】

女性,26岁,颌下多个淋巴结肿大,约板栗大小,切面肉眼可见灰黄、质软、易碎的坏死物,镜下为红染、颗粒状、无结构物质,其周围可见上皮细胞和多核巨细胞围绕。

16. 此坏死是(　　)。

A. 液化性坏死　　　　　B. 湿性坏疽　　　　　　C. 干酪样坏死

D. 气性坏疽　　　　　　E. 纤维素样坏死

17. 该坏死的类型属于(　　)。

A. 液化性坏死　　　　　B. 凝固性坏死　　　　　C. 纤维素样坏死

D. 坏疽　　　　　　　　E. 其他

第二章　局部血液循环障碍

学习目标

1. 知识目标　掌握充血、淤血、槟榔肝、血栓形成、栓塞、梗死的概念,淤血的常见原因与结局,血栓形成的条件及对机体的影响;熟悉栓子的运行途径、血栓形成、血栓栓塞和梗死的区别与联系;了解出血的概念、分类及形态特点。

2. 能力目标　培养学生观察和识别局部血液循环障碍病变特点的能力,具备血液循环障碍病变护理的理论基础。

　　人体的血液循环是通过心脏的泵血,将血液通过血管运行至全身,为机体的细胞、组织和器官输送氧气和各种营养物质,运走代谢产生的二氧化碳和代谢废物,维持机体内环境的相对恒定和各器官正常的生命活动。一旦机体血液循环发生了障碍,就可能会造成其供血组织器官缺血、缺氧,导致受累组织器官的形态结构和机能代谢的异常变化。

　　血液循环障碍包括全身血液循环障碍和局部血液循环障碍。全身血液循环障碍是整个心血管系统的功能失常,常表现为心力衰竭;局部血液循环障碍是局部组织器官的血液循环异常,常表现为:①局部组织血管内血流量的异常,如充血、缺血等;②局部组织血液性质的异常,如血管内血栓形成、栓塞;③血管壁完整性与通透性的异常,如出血、水肿、积液等。

第一节　充　血

护理班小李同学上课开小差,被张老师点名提问,小李回答不上,羞得满脸通红。

请思考:小李的这种现象是什么性质的血液循环障碍?

　　充血是指机体局部组织或器官的血管内血液含量增多。充血可分为动脉性充血和静脉性充血。

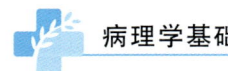

一、动脉性充血

动脉血管扩张、血流量增多而引起局部组织或器官的血管内血液含量增多的状态称动脉性充血。动脉性充血是主动过程，发生快，消退也迅速。

（一）原因和类型

各种原因通过神经体液的作用，使血管舒张神经兴奋性增高或血管收缩神经兴奋性降低，引起细小血管扩张，血流加快，局部组织血管内血液量增多。动脉性充血按原因可分为：

1. 生理性充血 局部组织、器官因生理活动增加而发生的充血，称生理性充血。如情绪激动时的颜面部充血，运动时的骨骼肌充血等。

2. 病理性充血

（1）炎症性充血 炎症性充血是较常见的病理性充血，尤其在炎症反应的早期。炎症时，由于致炎因子、炎症介质的作用，使细小动脉扩张，局部组织动脉血液含量增多。

（2）减压后充血 减压后充血是指局部组织或器官长期受压，当压力突然解除后，受压器官、组织内细动脉反射性扩张而引起的充血，称减压后充血。如一次性抽取腹水过多、过快或腹腔肿瘤摘除后，腹腔内压力突然下降，腹腔内脏受压，动脉反射性扩张充血。

（二）病理变化与结局

肉眼观：动脉血内氧合血红蛋白和营养物质丰富，局部组织或器官代谢旺盛，功能增强，产热增加，局部温度升高，器官在形态上可轻度肿胀，色泽鲜红。镜下观：动脉性充血的器官、组织内的小动脉和毛细血管扩张，动脉血量增多。

动脉性充血是短暂的动脉血管反应，增多的动脉血能促进局部血液循环，增强局部防御能力和修复功能，在多数情况下对机体是有利的，如炎症充血、热疗、热敷、按摩和拔火罐等。但特殊情况下，动脉性充血也会对机体产生不利的影响，如高血压病人情绪激动时血管破裂导致脑出血等严重后果。

二、静脉性充血

由于静脉回流受阻，局部组织或器官的小静脉和毛细血管内血液含量增多的状态称静脉性充血，简称淤血。淤血是一种被动过程，多是病理性的。

（一）原因

1. 静脉受压 静脉血管壁薄、弹性差、静脉压偏低，易受到管壁外的压迫，而引起管腔狭窄甚至闭塞，使静脉血液回流受阻。如肿瘤、妊娠子宫、肠套叠等，均可引起局部静脉受压而发生淤血。

2. 静脉阻塞 静脉血栓形成、栓塞等使管腔阻塞、静脉血回流障碍发生淤血。

3. 心力衰竭 心力衰竭时，心脏的泵血量减少，大量血液滞留心腔内，阻碍了静脉血的回流而导致淤血。如左心衰竭时，肺静脉血回流受阻，引起肺淤血；右心衰竭时，体循环回流受阻，引起体循环淤血。

（二）病理变化与结局

肉眼观：淤血的器官常体积增大，包膜紧张，边缘钝圆。静脉血液含氧及营养物质少，淤血的组织、器官色泽暗红,代谢减缓,功能减退,产热减少,局部温度降低。发生在皮肤、黏膜处则呈青紫色,俗称发绀。镜下观:淤血的组织内细、小静脉及毛细血管扩张,管腔内充满血液,严重者周围组织水肿明显,可有红细胞漏出。

淤血的结局取决于淤血器官或组织的性质、发生的速度、程度、持续时间和侧支循环的代偿等多种因素。短期的淤血后果轻微,而长期淤血则可出现以下结局:

1. 组织水肿或体腔积液、出血　淤血使毛细血管内流体静压升高、血管壁通透性增加,从而导致血管内的液体漏出,潴留在组织内造成淤血性水肿或潴留在自然体腔内造成体腔积液。严重时红细胞可漏出于血管,形成小灶性出血,称淤血性出血。

2. 组织细胞萎缩、变性及坏死　长期淤血使局部组织缺氧、营养物质供应不足、代谢中间产物堆积,导致实质细胞发生萎缩、变性,甚至坏死。

3. 淤血性硬化　长期淤血会使间质纤维组织大量增生,组织内网状纤维胶原化,淤血的器官质地变硬,称淤血性硬化。

(三) 重要器官的淤血

1. 慢性肺淤血　慢性肺淤血多见于左心衰竭。肉眼观:淤血的肺脏呈暗红色,体积增大,重量增加,切面流出淡红色泡沫状血性液体。镜下观:肺泡壁毛细血管高度扩张充血,肺泡腔可见水肿液及漏出的红细胞(图2-1)。漏出的红细胞被巨噬细胞吞噬后,血红蛋白被溶酶体酶分解,析出棕黄色的含铁血黄素颗粒。这种细胞质中含有棕黄色含铁血黄素颗粒的巨噬细胞,因常在左心衰竭时出现,故被称为心衰细胞。临床上病人会出现气促、心悸、乏力等缺氧症状,急性发作严重时病人会出现呼吸困难、发绀、咳嗽、咳粉红色泡沫样痰等表现。长期慢性肺淤血,由于肺泡间质纤维组织增生及网状纤维胶原化,肺组织质地变硬,颜色呈深褐色,所以称为肺褐色硬化(图2-2)。

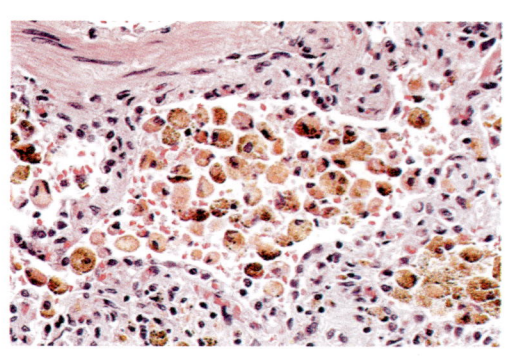

图 2-1　慢性肺淤血镜下观

2. 慢性肝淤血　慢性肝淤血多见于右心衰竭。由于肝静脉淤血,肉眼可见淤血的肝脏体积增大,重量增加,包膜紧张,切面呈红黄相间的花纹状,状似槟榔的切面,故称之为槟榔肝(图2-3);显微镜下见肝小叶中央静脉及其周围的肝血窦高度扩张淤血,中央静脉周围的肝细胞因持续淤血缺氧而损伤较重,发生萎缩、坏死甚至消失,肝小叶周边的肝细胞因淤血缺氧相对较轻,发生脂肪变性而呈黄色(图2-4)。慢性肝淤血时,由于长期的淤血使肝细胞大量萎缩消失,肝内纤维结缔组织增生及网状纤维塌陷和胶原化,使肝脏质地变硬,称为淤血性肝硬化。

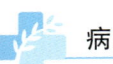
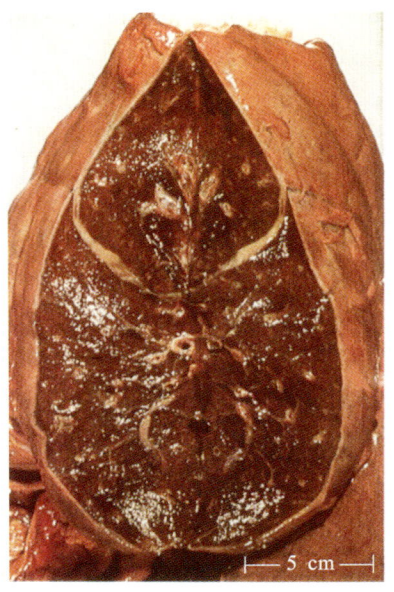

图 2-2　肺褐色硬化

注：肺间隔明显增宽，间隔内毛细血管扩张充血，肺泡腔内可见大量水肿液、漏出的红细胞和心衰细胞。

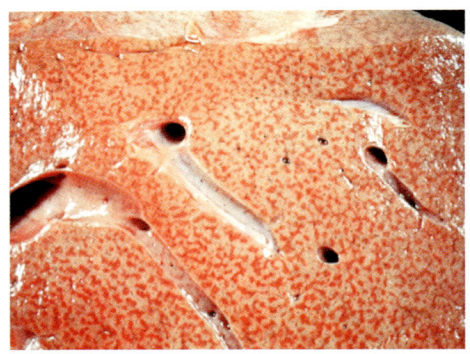

图 2-3　槟榔肝

注：肝脏体积增大，重量增加，包膜紧张，切面呈红黄相间的花纹状，状似槟榔的切面。

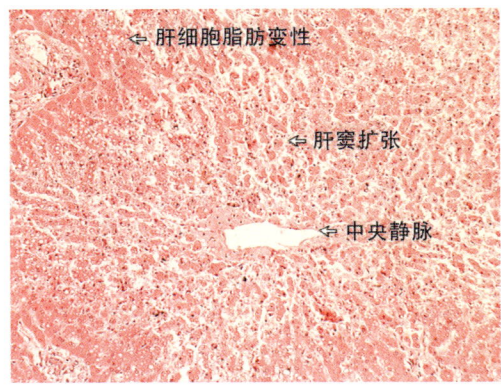

图 2-4　慢性肝淤血镜下观

注：中央静脉及周围肝血窦扩张淤血，肝细胞坏死，周围区域肝细胞脂肪变性。

第二节 出 血

血液(主要是红细胞)从血管、心腔逸出的过程,称为出血。逸出的血液积聚于体腔或组织内者称内出血,血液逸出于体外者称外出血。

一、病因及类型

按血液逸出的病因和机制可分为破裂性出血和漏出性出血。

(一) 破裂性出血

破裂性出血是由于心脏或血管壁破裂所致,一般出血量较大。切割伤、刀刺、枪弹等机械损伤是最常见的原因;其次,室壁瘤、动脉粥样硬化、动脉瘤等心血管病变也较常见;另外肿瘤、结核、炎症、溃疡等对血管壁的侵蚀,静脉曲张破裂也可造成破裂性出血。

(二) 漏出性出血

漏出性出血是由于毛细血管通透性增高,红细胞通过扩大的内皮细胞间隙和受损的基底膜漏出血管外所致,一般出血量较小。常见原因有:

1. 血管损伤

(1) 淤血和缺氧　淤血、缺氧及酸性代谢产物的堆积使毛细血管内皮细胞变性坏死、血管基膜损伤,毛细血管通透性增高。

(2) 感染、中毒和过敏性疾病　感染、中毒和过敏性疾病,如败血症、流行性出血热、钩端螺旋体病、蛇毒、过敏性紫癜等均可损伤血管壁,使其通透性增加。

(3) 维生素C缺乏　维生素C缺乏时毛细血管壁内皮细胞接合处的基质和血管外的胶原基质形成不足,致血管脆性和通透性增加。

2. 凝血功能障碍　当血液中血小板或凝血因子Ⅰ、Ⅱ、Ⅶ、Ⅸ、Ⅹ生成障碍、破坏或消耗过多及功能障碍时均可影响机体的凝血功能,引发漏出性出血。

二、病理变化及结局

(一) 内出血

微小出血仅能在显微镜下看到。皮肤、黏膜、浆膜面的少量出血,直径在2 mm以内者称为出血点;直径在3～5 mm者称紫癜;大于5 mm者称淤斑;皮肤、黏膜出血灶的颜色初为紫红色,2～3天转为蓝绿色,4～6天后转变为橙黄色,最后被完全降解而恢复正常。

(二) 外出血

血液积聚于组织间隙,局部隆起者称为血肿,如脑硬膜下血肿、皮下血肿等;血液积聚于体腔内称积血,如心包积血、胸腔积血、腹腔积血等。外出血量较大时,可经自然管道排出,如鼻出血排出体外称鼻衄,肺及支气管出血经口排出称咯血,消化道出血经口排出称呕血,经肛门排出称便血,泌尿道出血经尿排出称为血尿。

三、出血对机体的影响和结局

出血对机体的影响和结局取决于出血的类型、出血量、出血速度和出血部位。缓慢少量的出血,多可自行止血,一般对机体影响不大。但在心、脑等重要器官的出血,即使出血量不多,亦可引起严重的后果。慢性反复性出血还可引起缺铁性贫血。局部组织或体腔内的出血,可通过吸收或机化消除,较大的血肿吸收不完全则可机化或纤维包裹。破裂性出血,若出血迅速,在短时间内丧失循环血量20%～25%时,可发生出血性休克。心脏破裂出血导致心包腔填塞、病人因心输出量剧减可猝死。漏出性出血,若出血广泛时,亦可导致出血性休克。

第三节　血栓形成

课 堂 讨 论

60岁男性患者,因胃癌行胃大部切除术,术后卧床休息1月余。近日发现左腿肿胀明显伴疼痛,右腿正常,后经明确诊断行手术治疗,病人左腿肿胀缓解,但时感胸前憋闷,喘不过气来,胸痛难忍。

试分析:1. 患者术后为何出现左腿肿胀伴疼痛?

2. 其左腿肿胀的机制是什么?

在活体的心脏、血管内,血液凝固或血液的有形成分析出、凝集形成固体质块的过程,称为血栓形成,所形成的固体质块称为血栓。

正常生理状态下,在活体的心脏、血管内流动的血液是不会形成血栓的,因为血液中存在凝血系统和抗凝血系统(纤维蛋白溶解系统)保持动态的平衡。血液中的凝血因子不断被激活,形成微量的纤维蛋白,沉积于血管内膜上,但沉积下来的纤维蛋白迅速激活体内抗凝血系统,纤维蛋白溶解酶将其溶解;被激活的凝血因子又被机体单核巨噬细胞系统内的巨噬细胞吞噬。这种凝血系统和抗凝血系统的动态平衡,既保证了血管的完整性和血液的潜在可凝性,又保证了血液的液体状态,维持了正常的血液循环。只有当机体内凝血系统功能增强或抗凝血系统减弱,打破体内凝血系统和抗凝血系统的动态平衡时,血液才可能在活体的心脏、血管内形成血栓。

一、血栓形成的条件和机制

(一) 心脏、血管内膜损伤

心脏、血管内膜损伤是血栓形成的最重要和最常见的原因。如临床上风湿性或细菌性心内膜炎、心肌梗死、动脉或静脉内膜炎、动脉粥样硬化等疾病易引起心脏、血管内膜损伤,常易引发血栓形成;缺氧、休克、败血症和细菌内毒素等亦可引起全身广泛的血管内皮损伤,造成弥散性血管内凝血,在全身微循环内形成微血栓。心脏、血管内膜损伤导致血栓形成的机制为:

1. 血小板的黏附、释放和黏集反应 心脏、血管内皮细胞损伤,释放血小板黏附因子,使血小板与内皮损伤处暴露的胶原紧密黏附,同时黏附下来的血小板又不断释放凝血因子,使更多的血小板彼此黏集成堆,并逐渐形成不可逆性的血小板堆,成为血栓形成的起始点。

2. 启动内源性凝血过程 心脏、血管内皮细胞损伤,内皮下的胶原暴露,激活凝血因子Ⅻ,启动了内源性凝血过程。

3. 启动外源性凝血过程 损伤的内皮细胞释放组织因子,激活凝血因子Ⅶ,启动了外源性凝血过程。

(二) 血流状态的改变

正常血流状态下,血液中的红细胞和白细胞在血流的中轴流动称轴流。血小板位于轴流外层,血浆位于血液最外侧,称为边流。边流的血浆将血液的有形成分与血管隔离开,特别是阻止了血小板和内膜接触,避免其黏附形成血栓。但当血流缓慢或形成漩涡时,轴流变宽甚至被破坏,血小板到达边流与内膜接触的概率增大,易附着到血管壁上形成血栓;血流缓慢时被激活的凝血因子和凝血酶不易被冲走而浓度升高,易触发机体的凝血机制,诱发血栓形成。

静脉血流速度缓慢,静脉瓣易使静脉血流形成涡流等原因使静脉血管内更易形成血栓。临床上静脉血栓发生概率比动脉血栓大四倍,下肢静脉血栓发生概率比上肢静脉血栓大三倍。动脉血管内不易形成血栓,但在病理状态下当血流变慢或出现涡流时,也会有血栓形成,例如,二尖瓣狭窄时左心房血流缓慢并出现涡流也可形成血栓。此外,心力衰竭、手术后患者、久病卧床患者易形成血栓。

(三) 血液凝固性增强

血液凝固性增强是指血液中凝血因子、血小板的数量增多或血小板黏性增加,或纤溶系统活性降低,血液凝固性绝对或相对增高。当血液凝固性增强时,血液中凝血系统和抗凝血系统(纤维蛋白溶解系统)的平衡被打破,血液易凝固或血液中有形成分易析出凝集形成血栓。临床上严重创伤、大手术后、产后、大面积烧伤的病人,由于大失血、血液浓缩、血黏稠度增高;机体补充大量幼稚血小板入血,致使血黏性增大,易黏集;损伤使大量组织因子释放入血,激活外源性凝血过程而形成血栓。另外,高脂血症、吸烟、冠状动脉粥样硬化等因素,可使血液中血小板数量增多,黏性增加而促进血栓形成。

血栓形成的条件往往是以上多种因素同时存在而以某一因子为主,如大手术后髂静脉血栓形成,除手术创伤外,术后卧床血流缓慢、出血后血液浓缩、组织因子入血使血液凝固性增高等原因也是血栓形成的重要原因。

二、血栓形成的过程和形态特点

血栓形成的过程包括血小板的黏附、聚集和血液的凝固两个阶段(图2-5)。

当心血管内皮受损时,血小板迅速黏附于受损内皮处裸露的胶原表面,并被释放出腺苷二磷酸(ADP)、血栓素 A_2(TXA$_2$)、5-羟色胺(5-HT)等物质,吸引血流中的更多血小板聚集、黏附形成血小板小丘,使血流在小丘周围形成漩涡,促使更多的血小板黏附形成珊瑚状血小板小梁,小梁周围黏附了大量白细胞,同时内皮损伤激活内、外源性凝血系统,使血液中大量不溶性

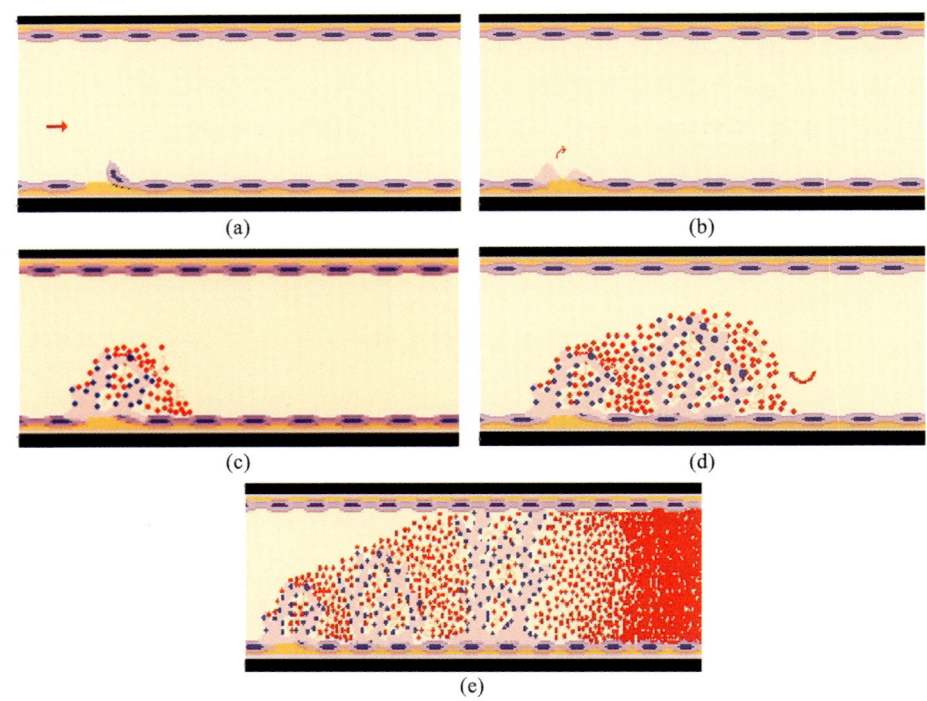

图 2-5　血栓形成的过程

注:(a)血管内皮损伤,胶原暴露;(b)血小板黏集形成小丘;(c)血小板形成珊瑚状小梁,周围有白细胞镶嵌,纤维蛋白网形成,红细胞被网在小梁间;(d)血栓不断增大;(e)血栓阻塞血管,血流停止,血液凝固。

的纤维蛋白和红细胞被挂在血小板小梁间,血小板小梁迅速增大并阻塞血管,最后血流停止,血液凝固形成血栓。当血小板聚集、黏附后更多的凝血物质被激活,血栓不断延长、增大,甚至阻塞血管,这种血栓为延续性血栓。

血栓的形态多样,可分为以下四种:

1. 白色血栓　肉眼观呈灰白色结节状,表面粗糙,质硬,与血管壁黏着紧密,不易脱落,多位于心内膜和动脉内膜及静脉内膜。在心内膜和动脉内膜内的白色血栓因血流较快而单独存在,不形成延续性血栓;在静脉内因血流缓慢往往易形成延续性血栓,静脉内白色血栓不单独存在,仅形成延续性血栓的头部。镜下见白色血栓主要由血小板构成,有少量中性粒细胞和纤维蛋白。

2. 混合血栓　肉眼观呈灰白色和红褐色相间的层状结构,干燥,表面粗糙,与血管壁粘连较紧密。多见于静脉内延续性血栓的体部。在白色血栓形成后,血流流经白色血栓时流速减慢甚至出现涡流,血小板黏附形成珊瑚状血小板小梁,小梁间血液凝固形成混合血栓。镜下见混合血栓主要由血小板、红细胞、白细胞和纤维蛋白共同构成。

3. 红色血栓　肉眼观呈暗红色,新鲜时湿润、有弹性,和血凝块相似,陈旧后干燥易碎,失去弹性,容易脱落形成栓塞。红色血栓多见于静脉延续性血栓的尾部。其多是延续性血栓头部白色血栓、体部混合血栓逐渐增大堵塞血管腔,使下游血管血流停止而形成的血凝块。镜下主要由红细胞、纤维蛋白和白细胞构成。

4. 透明血栓　多见于弥散性血管内凝血(DIC),发生于全身微循环小血管内。因体积小,肉眼看不到,只有在显微镜下才能见到,主要由纤维蛋白构成,故又称微血栓或纤维素性血栓。

三、血栓对机体的影响与结局

（一）血栓对机体的影响

血栓形成对机体的影响包括有利影响和不利影响两个方面。

1. 有利影响 在损伤破裂的血管内的血栓形成,可及时止血,能防止大出血;在炎症病灶周围血管内的血栓形成,可防止病原体蔓延、扩散。

2. 不利影响

（1）阻塞血管腔 动脉血管内血栓形成可引起局部组织不同程度缺血,实质细胞变性或萎缩。若完全阻塞则可引起局部器官或组织缺血坏死,即梗死。静脉内血栓形成可引起组织、器官淤血,严重者甚至出现淤血性水肿、出血、硬化和实质细胞坏死等。

（2）心瓣膜变形 心瓣膜上的血栓形成,机化后可引起瓣膜增厚、皱缩、粘连、变硬,形成慢性心瓣膜病。

（3）栓塞 血栓脱落可形成血栓栓子,可引起血栓栓塞,甚至梗死。

（4）广泛性出血和休克 微血栓形成时,可引起全身广泛性出血和休克。

（二）血栓的结局

1. 溶解与吸收 血栓形成后,由于纤维蛋白溶解酶的激活和血栓内白细胞崩解释放的溶蛋白酶的作用,小的血栓多可被完全溶解成细颗粒状,由巨噬细胞吞噬吸收或被血流冲走而不留痕迹。

2. 软化与脱落 较大的血栓常只能部分被溶解,在血液冲击下,可软化形成碎片或整个脱落,随血流运行,阻塞相应大小的血管,造成血栓栓塞。

3. 机化与再通 血栓过大而纤维蛋白溶解酶活性不足时,在血栓形成1~2天后肉芽组织便会长入血栓内。这种由肉芽组织逐渐取代血栓的过程,称为血栓机化。此时血栓与血管壁紧密黏着不再脱落。机化的血栓内的水分逐渐被吸收,血栓干燥收缩或部分溶解而出现裂隙,周围新生的血管内皮细胞长入并被覆于裂隙表面形成新的血管,并相互吻合沟通,使被阻塞的血管部分重新恢复血流,这一过程称为再通(图2-6)。

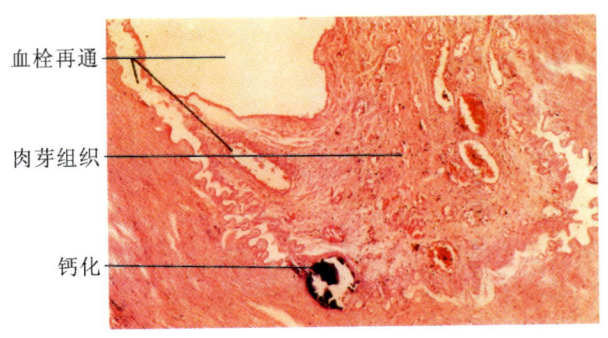

血栓再通

肉芽组织

钙化

图2-6 血栓的机化与再通

注:血栓被肉芽组织机化,并有再通现象。

4. 钙化 若血栓未被溶解吸收或机化,血液中的钙盐可沉积于血栓内,形成静脉石或动脉石,属营养不良性钙化。

第四节　栓　塞

某初产妇,前置胎盘,因宫缩乏力,静脉滴注催产素后,产妇在分娩过程中突然出现头晕、胸闷、呼吸困难、发绀,被迅速送入急救室抢救。

请思考:1. 孕妇病情为什么突然恶化?

2. 孕妇的病理变化特点有哪些? 发病机制如何?

在循环血液中不溶于血液的异常物质,随血流运行阻塞血管的现象称栓塞,这种不溶于血液的异常物质称为栓子。栓子可以是固体、液体或气体,如血栓栓子、空气栓子、脂肪栓子、瘤细胞栓子、羊水栓子、寄生虫和虫卵栓子等,其中血栓栓子最为常见。

一、栓子的运行途径

栓子的运行途径多数与血流方向基本一致,但也有少数特殊的栓子,与正常血流方向不一致。

(一) 与血流方向一致

多数栓子的运行途径与血流方向基本一致(图 2-7)。

1. 来自左心和体循环动脉的栓子　可栓塞于各器官与其口径相当的动脉血管内,常见于脑、脾、肾及四肢的指、趾部等处。

2. 来自右心和体循环静脉的栓子　可栓塞在肺动脉及其分支内,引起肺动脉栓塞。

3. 来自肠系膜静脉等门静脉系统的栓子　可引起肝内门静脉分支的栓塞。

(二) 与正常血流方向不一致

1. 交叉性运行　房(室)间隔缺损或动、静脉瘘的患者,栓子可通过缺损处,由压力高的一侧进入压力低的一侧,产生动、静脉系统栓子的交叉性运行,形成交叉栓塞。

2. 逆行性运行　来自下腔静脉内的栓子,在胸、腹压突然升高(如咳嗽或深呼吸)时,栓子可逆血流方向运行至肝、肾、髂静脉分支处引起逆行性栓塞。此类型一般很罕见。

二、栓塞的类型及对机体的影响

(一) 血栓栓塞

血栓全部或部分脱落引起的栓塞称为血栓栓塞,是最常见的栓塞类型。不同来源、不同大小的血栓栓子,栓塞的部位不同,对机体的影响也不同。

1. 肺动脉栓塞　肺动脉栓塞的栓子 95% 来源于下肢深部静脉,特别是股静脉和髂静脉,

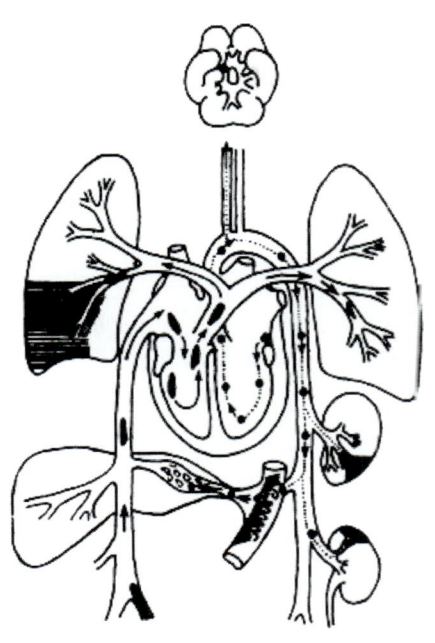

图 2-7　栓子的运行途径与栓塞的部位

偶见来自右心和盆腔静脉的血栓栓子。若栓子体积较小,数量少,栓塞肺动脉后,因肺有双重血液供应,栓塞部位肺组织可从侧支循环获得血液供应,一般不会产生严重后果。但若合并严重肺淤血,肺循环压力增高,使其侧支循环难以建立,则可以引起肺梗死。若栓子体积较大常栓塞在肺动脉主干或大分支(图 2-8),或栓子体积虽小但数量多,栓塞大量肺动脉分支,患者可突然出现呼吸困难、发绀、休克等症状,严重者可因急性呼吸衰竭、右心衰竭而猝死。其机制可能是:①肺动脉主干栓塞,肺循环机械性阻塞,肺动脉压急剧升高,导致右心衰竭;②栓塞刺激迷走神经,通过神经反射引起肺动脉、冠状动脉、支气管动脉和支气管平滑肌的痉挛,加重肺与心肌缺氧诱发急性呼吸衰竭、右心衰竭;③血栓栓子内血小板释出 5-HT 及 TXA_2,使肺血管痉挛,导致心脏供血减少,出现心力衰竭。

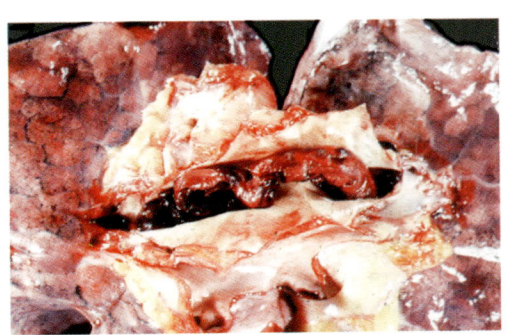

图 2-8　肺动脉栓塞

2. 体循环动脉栓塞　体循环动脉栓塞的栓子多来自左心、动脉系统或交叉性的血栓栓子(如细菌性心内膜炎心瓣膜上的赘生物、二尖瓣狭窄时左心房的附壁血栓),常栓塞于下肢、脾、肠、肾、脑和心的动脉分支。当栓塞动脉的分支较小,又有足够有效的侧支循环形成时,可不引起严重后果;当栓塞到动脉大分支,而侧支循环又不能及时形成时,则可引起局部组织的缺血

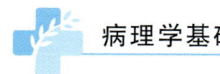

坏死,严重者可危及生命,如脑血管血栓栓塞可引起脑梗死甚至导致患者死亡。

(二)气体栓塞

大量气体快速进入血液循环或原已溶解于血液中的气体迅速游离出来,形成气泡阻塞心血管,称为气体栓塞,前者多为空气栓塞,后者为氮气栓塞。

1. 空气栓塞　空气栓塞多见于颈部、胸部外伤或手术损伤锁骨下静脉、颈内静脉、胸内静脉时,空气因吸气时静脉腔内负压吸引而进入血液循环。此外,在分娩、人工流产及胎盘早期剥离时,因子宫收缩也可将空气压入开放的子宫静脉内引起栓塞。少量气体入血,可溶解于血液内,不会发生气体栓塞,但如大量气体(超过 100 mL)快速进入血液,在心脏的搏动下,气体和血液被搅拌成可压缩性泡沫状血液,可长期占据右心室腔不被泵出,影响右心室的充盈和射血,造成严重的循环障碍。患者可出现呼吸困难,重度发绀,甚至猝死。

2. 氮气栓塞　氮气栓塞又称减压病。气体在血液中的溶解度随外界气压的增大而增加,随气压的降低而减小。当人体从高气压环境急速进入常压或低气压环境时,原来溶解于血液中的气体因压力突然降低而迅速游离,氧和二氧化碳可快速再溶于血液,但氮气在血液内溶解迟缓,相互融合成气泡,引起氮气栓塞。如潜水员从海底急速浮出水面或飞行员在机舱未密闭的情况下从地面急速升空时易引起氮气栓塞。氮气栓塞可引起皮下气肿,肠道、四肢等部位出现痉挛性疼痛,严重时可导致病人猝死。

(三)脂肪栓塞

循环血流中出现脂肪滴阻塞血管,称为脂肪栓塞,常发生于肺、脑等器官。多见于长骨骨干骨折、脂肪组织严重挫伤时,脂肪细胞破裂,脂肪滴大量游离出来,经破裂的静脉进入血液循环,栓塞肺动脉。直径小于 20 μm 的脂肪栓子可通过肺泡壁毛细血管,经肺静脉至左心达体循环,引起全身多器官的栓塞,最常阻塞脑内毛细血管。大量脂肪滴(9~20 g)或较大脂肪滴(直径大于 20 μm)短期内进入肺循环,使肺部血管广泛栓塞并发生反射性痉挛,可引起窒息和急性右心衰竭而导致患者猝死。

(四)羊水栓塞

羊水栓塞是分娩过程中一种罕见但后果十分严重的并发症(1/50 000 人),死亡率大于80%。多见于羊膜早破或胎盘早期剥离,特别是分娩中胎儿阻塞产道时,由于子宫强烈收缩,宫内压增高,羊水被挤压入子宫壁破裂的静脉窦内,造成肺动脉栓塞。临床上,患者常在分娩过程中或分娩后突然出现呼吸困难、发绀、抽搐、休克、昏迷甚至死亡。羊水栓塞的形态学诊断依据是显微镜下肺小动脉和毛细血管内见到羊水的成分,如角化的鳞状上皮、胎毛、胎脂、胎粪等(图 2-9)。羊水栓塞导致孕妇死亡的原因除肺循环阻塞外,更多可能与羊水导致孕妇过敏性

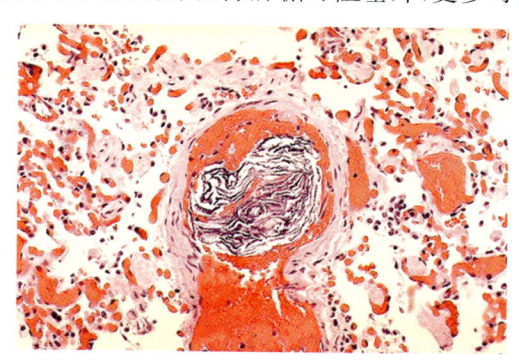

图 2-9　肺动脉羊水栓塞镜下观

休克、DIC 形成及肺动脉痉挛有关。

（五）其他栓塞

异物、细菌、真菌菌团可进入血液循环引起栓塞，肝内血吸虫及虫卵可引起肝内门静脉分支栓塞，肿瘤细胞侵蚀血管也可引起细胞栓塞。

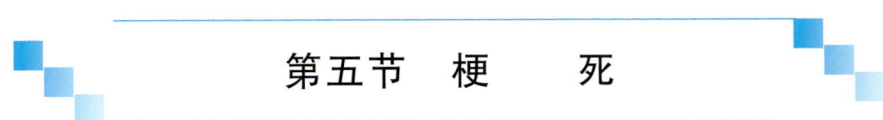

第五节 梗　　死

机体局部组织或器官由于动脉供血中断，而侧支循环又不能及时建立，所引起的缺血性坏死称为梗死。

一、梗死的病因

（一）动脉阻塞

当动脉内血栓形成或栓塞时，可阻塞动脉，使动脉血流供应中断。若该器官或组织侧支循环不能及时形成，则可引起梗死。如心、脑动脉粥样硬化后合并血栓形成，常可引起心肌梗死、脑梗死。脾、肾动脉分支内的栓塞可引起脾梗死、肾梗死。

（二）动脉受压

肿瘤或机械性压迫可使动脉受压闭塞引起梗死，如嵌顿性疝、肠扭转、肠套叠等可使肠动静脉受压引起肠梗死；卵巢囊肿蒂扭转压迫血管引起囊肿的梗死。

（三）动脉痉挛

在动脉炎症或粥样硬化等动脉病变使管腔已狭窄的基础上，血管平滑肌发生强烈、持久的痉挛，导致器官持续缺血可引起梗死。

动脉血流供应中断后局部组织或器官是否发生梗死，还与下列条件密切相关：

1. 侧支循环能否及时有效建立　单支动脉供血的器官如心、脾、肾、脑，因动脉吻合支较少，一旦某支动脉阻塞，不易建立侧支循环，则容易发生梗死。而有双重血液供应的器官，如肺、肠有丰富的吻合支，一般情况下不易发生梗死。侧支循环的建立还与血流中断的速度有关，急速发生的血流中断，侧支循环不能及时形成，易发生梗死；缓慢发生的血流中断则相反。

2. 组织对缺血缺氧的耐受性　脑组织神经细胞对缺氧耐受性最弱，3～4 min 缺血缺氧即可死亡；心肌细胞的耐受性也较弱，缺血 20～30 min 可死亡；骨骼肌、纤维结缔组织对缺氧的耐受性最强，一般不易发生梗死。

3. 动脉血氧含量　在严重贫血、失血、心力衰竭时，动脉血氧含量降低，可促进梗死的发生。

二、梗死的类型和病理变化

梗死是组织器官的缺血性坏死，通常按梗死灶内含血量的多少，将梗死分为贫血性梗死和出血性梗死两种类型(表2-1)。

表 2-1 贫血性梗死与出血性梗死的区别

	贫血性梗死	出血性梗死
好发器官	组织结构致密,侧支循环不丰富的器官,如心、肾、脾、脑	组织结构疏松,有双重动脉供血或吻合支丰富的器官,如肺、肠
发生条件	动脉供血中断、组织结构致密、侧支循环不丰富	组织结构疏松、严重静脉淤血合并动脉供血中断
形态变化	颜色苍白,有暗红色充血出血带,与正常组织界限清	颜色暗红,无明显充血出血带,与正常组织界限不清
结局	较好,多由瘢痕修复	较差,常可发展为坏疽

(一) 贫血性梗死

梗死灶内含血量较少,呈灰白色贫血状,故称贫血性梗死。多发生于组织结构致密,侧支循环不丰富的实质器官,如心、肾、脾和脑等器官。当动脉分支阻塞,侧支循环不能及时形成时,局部组织缺血缺氧,病灶周围小动脉反射性痉挛,血供完全中断。同时,梗死区组织致密,组织坏死后压力增加将梗死区血液被挤压到周边使梗死区含血量减少,颜色苍白,周围毛细血管充血甚至破裂出血,在梗死灶与正常组织间形成暗红色充血出血带(图2-10)。数日后红细胞被巨噬细胞吞噬,血红蛋白被分解,可呈黄褐色出血带,最后消失。梗死灶的形状取决于器官的血管分布,肾脏、脾脏动脉呈锥形分支,梗死灶也多呈锥形,切面呈楔形,尖端指向血管阻塞处,底部靠近器官表面,边界清楚。心脏和脑的动脉分支不规则,梗死灶也呈不规则地图状。通常心、肾、脾等器官组织结构致密,发生梗死属凝固性坏死,早期镜下组织细胞轮廓尚可见,坏死灶周围有炎细胞浸润和血管的充血、出血,晚期则被肉芽组织机化,组织轮廓消失。脑梗死属液化性坏死,镜下可见组织常发生液化而轮廓不清。

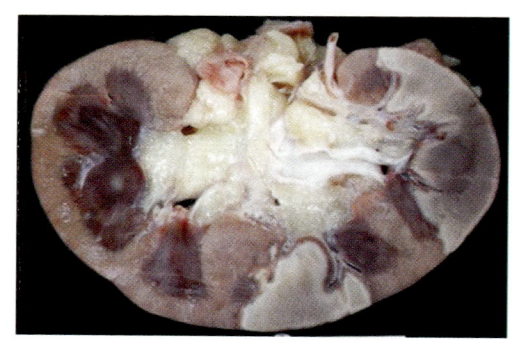

图 2-10 肾贫血性梗死

注:梗死灶呈楔形,呈灰白色贫血状,其周围有明显充血出血带。

(二) 出血性梗死

梗死灶内有大量出血,梗死组织内含血量多,呈暗红色,故称出血性梗死。常发生于组织结构疏松,有双重动脉供血或吻合支丰富的器官,如肺、肠。出血性梗死常还应具备以下两个条件:①严重静脉淤血:器官严重淤血时,淤血组织的静脉和毛细血管内压升高,阻碍有效的侧支循环形成。②组织疏松:疏松组织间隙大,组织坏死后即使膨胀也不能把淤积在静脉和毛细血管内的血液和从受损的血管壁漏出的血液挤压到梗死区外,从而导致梗死灶内有大量出血。

肺有肺动脉和支气管动脉双重供血,一般情况下,在肺动脉分支堵塞时可通过支气管动脉的侧支循环维持血液供应,一般不会发生梗死。但若当肺发生严重淤血时,由于肺静脉和毛细血管内压力增高使支气管动脉的侧支循环不能建立,此时若肺动脉供血中断,肺组织易因缺血而发生坏死。肺组织质地疏松,坏死后淤积在血管内血液大量漏出形成弥漫性出血。故严重静脉淤血是肺梗死的重要先决条件。肺梗死灶多呈锥形,切面为楔形,暗红色,多位于肺下叶,尖端朝向肺门,底部靠近胸膜面。镜下梗死区肺间隔结构模糊,肺泡腔内充满大量红细胞。肠梗死多因肠套叠、肠扭转、嵌顿疝、肿瘤压迫使肠系膜静脉受压发生高度淤血,继而肠系膜动脉受压使供血中断,最终引起肠出血性梗死(图2-11)。肠梗死灶多发生在小肠,呈节段性或扇形分布,肠壁因淤血、水肿和出血而明显肿胀,暗红色,质脆,易破裂穿孔引起弥漫性腹膜炎,肠浆膜面可有纤维蛋白性渗出物。

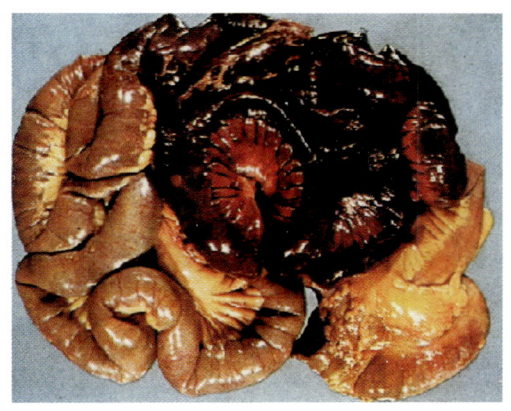

图 2-11　肠出血性梗死

注:梗死的肠壁暗红色,呈节段性或扇形分布。

三、梗死对机体的影响和结局

梗死对机体的影响取决于梗死的器官、梗死灶的大小和部位,以及有无细菌感染等因素。心肌梗死可引起心前区剧痛,甚至心律失常、心力衰竭和猝死;肠梗死常出现剧烈腹痛、血便和腹膜炎症状,严重者,可穿孔引起急性腹膜炎,若继发腐败菌感染,还可发展为湿性坏疽。

梗死的结局即为坏死的结局,微小的梗死灶可溶解吸收,小的梗死灶被肉芽组织机化形成瘢痕,较大的梗死灶不能完全机化时,可被纤维包裹和钙化。脑梗死通常由胶质细胞增生形成胶质瘢痕取代。

(肖少华)

🏥 直通护考

【A₁型题】

1. 动脉性充血的主要病理变化是(　　)。

A. 组织器官的体积增大　　　B. 组织器官重量增加　　　C. 局部呈鲜红色

D. 局部温度增高　　　　　　　　E. 小动脉和毛细血管扩张,充满血液

2. "槟榔肝"的形成是由于(　　　)。

A. 肝细胞水肿和肝淤血　　　　B. 肝淤血和肝脂肪变性　　　　C. 慢性肝淤血和出血

D. 肝脂肪变性和纤维组织增生　E. 肝淤血和肝细胞坏死

3. 组织、器官持续性淤血引起的下列后果中,哪一项是错误的? (　　　)

A. 水肿　　　　　　　　　　　B. 出血　　　　　　　　　　　C. 梗死

D. 变性、坏死　　　　　　　　E. 器官硬化

4. 延续性血栓头部的主要成分是(　　　)。

A. 红细胞　　　　　　　　　　B. 血小板　　　　　　　　　　C. 纤维蛋白

D. 中性粒细胞　　　　　　　　E. 淋巴细胞

5. 弥散性血管内凝血时可见(　　　)。

A. 白色血栓　　　　　　　　　B. 混合血栓　　　　　　　　　C. 透明血栓

D. 疣状血栓　　　　　　　　　E. 红色血栓

6. 羊水栓塞时,病理诊断的主要依据是(　　　)。

A. 肺小动脉和毛细血管内有羊水成分　　　　　B. 微血管内有透明血栓

C. 肺泡腔内有角化上皮和胎粪小体等　　　　　D. 肺水肿和出血

E. 肺透明膜形成

7. 血栓被肉芽组织逐渐取代的过程称为(　　　)。

A. 溶解　　　　B. 吸收　　　　C. 机化　　　　D. 再通　　　　E. 钙化

8. 肠扭转可引起肠壁发生(　　　)。

A. 干性坏疽　　　　　　　　　B. 湿性坏疽　　　　　　　　　C. 气性坏疽

D. 贫血性梗死　　　　　　　　E. 出血性梗死

9. 心肌梗死的肉眼形状常为(　　　)。

A. 楔形　　　　　　　　　　　B. 锥形　　　　　　　　　　　C. 不规则形

D. 节段形　　　　　　　　　　E. 点灶状

10. 下列哪个器官易发生出血性梗死? (　　　)

A. 心　　　　B. 肾　　　　C. 肺　　　　D. 脑　　　　E. 脾

【A₂型题】

11. 某患者主诉心悸、气短,两下肢水肿入院,查体:颈静脉怒张,心尖区可闻及舒张期杂音,肝肋缘下 3 cm,轻度压痛,甲胎蛋白(AFP)正常。患者的肝脏可能出现下列哪一种病变? (　　　)

A. 肝细胞癌　　　　　　　　　B. 慢性肝淤血　　　　　　　　C. 肝脂肪变性

D. 慢性肝硬化　　　　　　　　E. 以上都不是

12. 某女教师,下肢静脉曲张,术中见静脉腔内有多个褐色物,堵塞管腔,该褐色物最可能是下列哪种病变? (　　　)

A. 静脉内血凝块　　　　　　　B. 静脉内血栓　　　　　　　　C. 静脉内血栓栓子

D. 静脉内瘤栓　　　　　　　　E. 以上都不是

13. 某老人,车祸时发生右大腿骨粉碎性及开放性骨折,在送往医院途中,该患者出现面部青紫,呼吸困难,口吐白沫而亡,其最可能的死因是(　　　)。

A. 心肌梗死　　　　　　　　　B. 气体栓塞　　　　　　　　　C. 脂肪栓塞

D. 脑出血　　　　　　　　　　E. 气胸

14. 某妊娠妇女,在分娩过程中突然呼吸困难,口唇及四肢末端发绀而亡。尸体剖检肺血管内有角化上皮等物,此患者死因是下列哪一种?(　　)

A. 血栓栓塞　　　　　　　B. 气体栓塞　　　　　　　C. 脂肪栓塞

D. 羊水栓塞　　　　　　　E. 瘤细胞栓塞

15. 某患儿,腹部剧烈疼痛,伴恶心、呕吐,以急腹症入院。术中见肠套叠,肠管暗红,表面无光泽,该处可见纤维素样物附着,该肠管可能发生下列哪种病变?(　　)

A. 静脉淤血　　　　　　　B. 动脉充血　　　　　　　C. 肠管梗死

D. 急性肠炎　　　　　　　E. 以上都不是

【A₃型题】

风湿性心脏病病人,二尖瓣狭窄合并关闭不全 5 年。

16. 该病人肺脏最可能发生(　　)。

A. 大叶性肺炎　　　　　　B. 肺动脉栓塞　　　　　　C. 肺淤血

D. 败血症　　　　　　　　E. 以上都不是

17. 如果对病人肺组织进行活检,在光镜下可能出现下列哪项病变?(　　)

A. 肺泡壁毛细血管扩张充血　　　　　　B. 肺泡腔内有红细胞

C. 肺泡腔内有心力衰竭细胞　　　　　　D. 肺泡腔内有蛋白性液体

E. 以上各项病变都可出现

【A₄型题】

患者左脚外伤后感染化脓,而后出现左腿麻木、发凉和水肿入院治疗。入院第三天突然出现呼吸困难、咳嗽、咯血以及口唇发绀等症状,在抢救过程中死亡。

18. 该患者左腿麻木、发凉和水肿的主要原因是(　　)。

A. 左脚外伤　　　　　　　B. 感染化脓　　　　　　　C. 血栓形成

D. 败血症　　　　　　　　E. 以上都不是

19. 血栓常发生在(　　)。

A. 动脉　　　　　　　　　B. 静脉　　　　　　　　　C. 毛细血管

D. 心脏　　　　　　　　　E. 以上都不是

20. 该患者可能死于下列哪一项疾病?(　　)

A. 大叶性肺炎　　　　　　B. 肺动脉栓塞　　　　　　C. 肺出血性梗死

D. 败血症　　　　　　　　E. 以上都不是

第三章 炎　　症

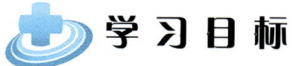

学习目标

1. 知识目标　掌握炎症、炎症介质的概念,炎症基本的病理变化,各类炎症的病变特点;熟悉炎症的局部表现和全身反应;了解炎症的原因、结局。
2. 能力目标　培养学生观察和识别各类炎症的能力,具备炎症病变护理的理论基础。

炎症是机体对致炎因子的损伤所发生的一种以防御反应为主的基本病理过程。此过程主要表现为局部组织发生变质、渗出和增生改变,临床上有红、肿、热、痛和功能障碍,而全身则常伴有不同程度的发热、白细胞增多、代谢增强等。局部发生的一系列变化,有利于局限、消灭致炎因子和清除坏死组织,促进局部修复,对机体是有利的。但是,并不是所有炎症对机体都是有利的,有时也会给机体带来危害。

第一节　炎症的原因

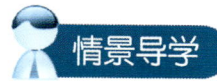

在校内运动会上,小王不慎摔倒,右手表皮被跑道挫破,第二天右手红肿、疼痛,随后表皮受损处有脓液流出。

请思考:炎症的局部表现有哪些?脓液从何而来?

凡能造成组织损伤而引起炎症的因素,统称为致炎因子。致炎因子的种类很多,一般可归纳为以下几类:

一、生物性因子

生物性因子包括细菌、病毒、立克次体、支原体、螺旋体、真菌和寄生虫等。由生物性因子引起的炎症,称为感染,是最常见和最重要的一类炎症。生物性因子的致病作用,与病原体的数量和毒力有关。

二、物理性因子

物理性因子如高温、低温、放射线、紫外线、电击、切割、挤压等造成组织损伤后均可引起炎症反应。

三、化学性因子

化学性因子包括外源性化学物质（如强酸、强碱等），及内源性毒性物质（如组织坏死所生成的分解产物和体内代谢所产生的尿酸、尿素等），可直接引起炎症反应或造成组织损伤后发生炎症反应。

四、免疫反应

异常免疫反应所造成的组织损伤，可引起各种变态反应性炎症如链球菌感染后的抗原抗体复合物可引起肾小球肾炎，自身免疫引起的系统性红斑狼疮、结节性多动脉炎等。

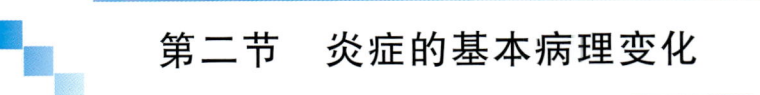

第二节　炎症的基本病理变化

任何炎症，不论其原因、发生部位如何，炎症的局部都有着共同的病理变化，即变质、渗出和增生三种改变。但是，不同的炎症或炎症的不同阶段，三者的变化程度和组成方式不同。有的炎症以变质性改变为主，有的以渗出性改变为主，有的则以增生性改变为主，有时也可互相转化。

一、变质

炎症局部组织发生的变性和坏死，统称为变质。变质主要是由于致炎因子的直接作用和炎症过程中出现的局部血液循环障碍造成的。

（一）形态变化

变质既可发生于实质细胞，又可发生于间质。实质细胞的变质常表现为细胞水肿、脂肪变性以及凝固性坏死或液化性坏死等。间质的变质常表现为黏液样变性、纤维素样变性和坏死崩解等。

（二）代谢变化

炎症区代谢变化主要表现为：①分解代谢增强：糖、脂肪和蛋白质的分解代谢均增强，耗氧量增加，导致各种氧化不全的代谢产物如乳酸、酮体等在局部堆积，使炎症区氢离子浓度升高，出现局部酸中毒。②组织内渗透压升高：炎症区内分解代谢亢进和坏死组织的崩解，蛋白质等大分子分解为小分子，使分子浓度升高；同时由于氢离子浓度升高，导致盐类解离过程增强，钾离子、磷酸根离子及其他离子浓度增高。因此，炎症区的胶体和晶体渗透压升高，炎症区的酸中毒加深和渗透压升高，为局部血液循环障碍和炎性渗出等提供了重要的条件。

（三）炎症介质

炎症介质是指在致炎因子作用下,由局部组织细胞释放或血浆产生的参与或引起炎症反应的化学活性物质。炎症介质有外源性和内源性两大类,但主要是后者。外源性炎症介质包括细菌及其产物,内源性炎症介质又可分为细胞源性和血浆源性两类。由细胞释放的炎症介质有血管活性胺、前列腺素、白细胞三烯、溶酶体成分和淋巴因子等,由血浆产生的炎症介质包括激肽系统、补体系统、凝血系统和纤溶系统。炎症介质在炎症过程中的主要作用是使血管扩张、血管壁通透性升高和对炎细胞的趋化作用。此外,有的炎症介质还可以引起发热、疼痛和组织损伤等(表 3-1)。

表 3-1　炎症介质的作用

作用	炎症介质
扩张血管	5-羟色胺、组胺、前列腺素、缓激肽
增加血管壁通透性	组胺、5-羟色胺、白细胞三烯、缓激肽、补体(C3a,C5a)、纤维蛋白多肽、纤维蛋白降解产物
趋化作用	白细胞三烯、补体(C5a)、纤维蛋白多肽、纤维蛋白降解产物
疼痛	前列腺素、缓激肽
发热	前列腺素
组织损伤	溶酶体酶

二、渗出

炎症区血管内的液体和细胞成分通过血管壁进入组织间隙、体腔或抵达体表、黏膜表面的过程,称为渗出。渗出的液体和细胞成分,称为渗出物。渗出是炎症的重要标志,它体现了炎症的防御作用,是消除致炎因子的积极因素。渗出的全过程包括血管反应、液体渗出和细胞渗出三部分。

（一）血管反应

当组织受到致炎因子刺激时,通过神经反射,迅速出现短暂性细动脉收缩,持续数秒至数分钟。接着细动脉和毛细血管便转为扩张,血流加快,血流量增多,形成动脉性充血,即炎性充血。随着炎症的继续发展,血流由快变慢导致静脉性充血(淤血),甚至发生血流停滞。上述血管的变化,为血液成分的渗出创造了条件(图 3-1)。此外组胺、前列腺素、缓激肽及补体等炎症介质使血管壁的通透性升高,促使血液中的液体成分渗出。

（二）液体渗出

1. 液体渗出的定义及其发生原因　在炎性充血、细静脉淤血、血管壁通透性升高的基础上,血管内的液体成分通过细静脉和毛细血管壁渗出到血管外的过程,称为液体渗出。炎症区血管内液体渗出到组织间隙,引起组织间隙含水量增多,称为炎性水肿。渗出的液体潴留于浆膜腔(胸腔、腹腔、心包腔)或关节腔,可引起浆膜腔或关节腔积液。炎症时渗出的液体称为渗出液,其与漏出液的区别见表 3-2。

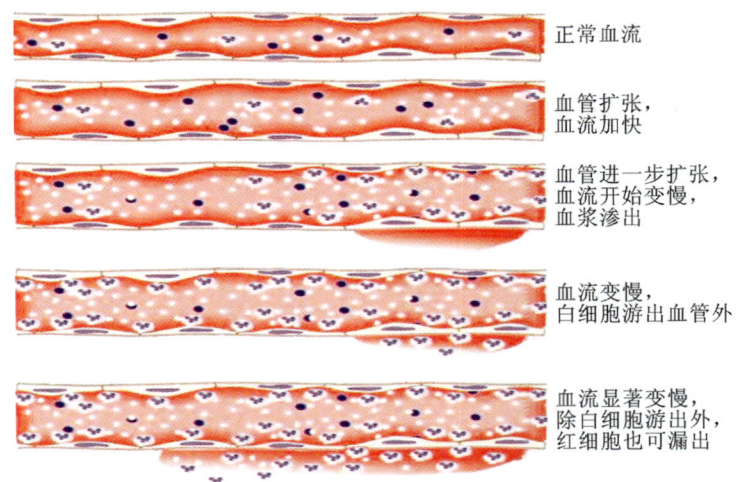

正常血流

血管扩张，
血流加快

血管进一步扩张，
血流开始变慢，
血浆渗出

血流变慢，
白细胞游出血管外

血流显著变慢，
除白细胞游出外，
红细胞也可漏出

图 3-1 血流动力学改变模式图

表 3-2 渗出液与漏出液的区别

	渗出液	漏出液
原因	炎症	非炎症
外观	混浊	澄清
蛋白含量	25 g/L 以上	25 g/L 以下
比重	>1.018	<1.018
细胞数	>0.50×10^9/L	<0.10×10^9/L
Rivalta 试验	阳性	阴性
凝固	常自行凝固	不能自行凝固

渗出是血管壁通透性升高、微循环内流体静压升高和组织渗透压升高三者共同作用的结果。

（1）血管壁通透性升高　炎症时，局部组织淤血缺氧、酸中毒，使细静脉和毛细血管扩张、血管内皮细胞间隙增宽、内皮细胞受损及基底膜损伤，导致血管壁通透性升高，使血管内的液体和较大分子的物质得以渗出。

（2）微循环内流体静压升高　由于炎症区的细动脉和毛细血管扩张，细静脉淤血、血流缓慢，使毛细血管内流体静压升高，血管内液体渗出增多。

（3）组织渗透压升高　炎症区组织变性坏死、分解代谢增强及局部酸中毒，致使局部的分子浓度和离子浓度升高，因此炎症区的胶体渗透压和晶体渗透压均升高，促进了液体的渗出。

2. 渗出液的意义　渗出液具有重要的防御作用：①稀释炎症病灶内的毒素和有害物质，减轻毒素对组织的损伤；②渗出液中含有抗体、补体及溶菌物质可杀灭病原体；③渗出的纤维蛋白（纤维素）交织成网，可阻止病菌的扩散，利于吞噬细胞发挥吞噬作用，使炎症局限化；但如果渗出液过多，可压迫周围组织，加剧局部血液循环障碍。体腔积液过多，可影响器官的功能，如心包腔大量积液可压迫、限制心脏的搏动而引起血液循环障碍；渗出液中如纤维蛋白过多，不能完全吸收时，可发生机化、粘连，给机体带来不利的影响。

（三）细胞渗出

白细胞通过血管壁游出到血管外的过程即为白细胞渗出。炎症时渗出的白细胞称为炎细胞（图3-2）。炎细胞进入组织间隙内，称为炎细胞浸润。炎细胞浸润是炎症反应的重要形态学特征，也是炎症防御反应的主要环节。白细胞的渗出是一个主动运动的过程，包括白细胞靠边附壁、游出、趋化和吞噬等步骤。

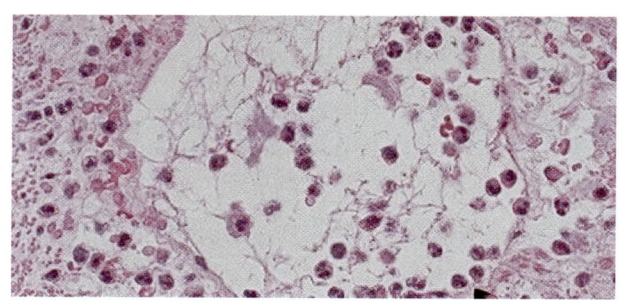

图 3-2 炎细胞渗出

注：中性粒细胞经变形运动通过血管壁基膜并渗出到血管外。

1. 白细胞靠边附壁 炎症时，由于炎症区的血管扩张，血流变慢，使轴流变宽，白细胞由轴流进入边流，靠近血管壁，称为白细胞靠边。靠边的白细胞沿着血管壁缓慢地滚动，其中有些白细胞黏附在血管内皮上，称为白细胞附壁。

2. 白细胞游出 附壁白细胞其胞质突起形成伪足，以阿米巴运动的方式插入内皮细胞之间的缝隙，进入内皮细胞和基底膜之间，最后穿过基底膜使整个细胞移出血管外，这个过程称为白细胞游出。游出的白细胞最初围绕在血管周围，以后沿组织间隙，以阿米巴运动的方式向炎症病灶中心聚集。白细胞游走能力差别较大，中性粒细胞和单核细胞游走能力最强，淋巴细胞最弱。

3. 趋化作用 游出的白细胞以阿米巴运动的方式向炎症区域定向游走称为趋化作用。这种能吸引白细胞定向游走的物质称趋化因子。趋化因子可以是内源性的（如补体成分），也可以是外源性的（如细菌产物）。

4. 吞噬作用 吞噬作用是指白细胞游走到炎症区后，吞噬和消化病原体及组织崩解碎片等异物的过程，是炎症防御作用的重要组成部分。人体的吞噬细胞主要有中性粒细胞和单核巨噬细胞两种。吞噬过程包括对吞噬物的识别和附着、包围和吞入、杀灭和降解三个阶段。

5. 炎细胞的种类和功能

（1）中性粒细胞 中性粒细胞是急性炎症和化脓性炎症及炎症早期最常见的炎细胞，具有活跃的游走和吞噬能力。其胞质内含有丰富的溶酶体，通过溶酶体的作用杀灭和降解被吞噬的病原体及异物。

（2）巨噬细胞 主要由血液中的单核细胞自血管游出后转化而来，亦可由局部组织内的组织细胞增生而来。它具有较强的吞噬功能，能吞噬较大的病原体、异物、坏死组织碎片甚至整个细胞。常见于急性炎症后期、慢性炎症、某些非化脓性炎症（如结核、伤寒等）、病毒及寄生虫感染。

（3）嗜酸性粒细胞 胞质含有丰富的嗜酸性颗粒（即溶酶体），内含多种水解酶（如蛋白酶、过氧化物酶等，但不含溶菌酶和吞噬素）。具有一定的吞噬能力，能吞噬抗原抗体复合物，杀伤寄生虫。多见于寄生虫感染（如血吸虫病）或变态反应性炎症（如哮喘、过敏性鼻炎等）。

（4）淋巴细胞和浆细胞　　淋巴细胞包括 T 淋巴细胞和 B 淋巴细胞,多见于慢性炎症,尤其是结核分枝杆菌、病毒、梅毒螺旋体、立克次体感染时。T 淋巴细胞受到抗原刺激后可释放多种淋巴因子,发挥细胞免疫作用。B 淋巴细胞在抗原刺激下可以增殖转化为浆细胞产生抗体,引起体液免疫反应。

（5）嗜碱性粒细胞　　在形态上和功能上与肥大细胞相似,胞质中均有粗大的嗜碱性颗粒。当炎症刺激时可脱颗粒释放出含肝素、组胺和 5-羟色胺等物质引起炎症反应,多见于变态反应性炎症。

三、增生

在致炎因子和组织崩解产物或某些理化因素的刺激下,炎症局部细胞增殖,细胞数目增多,称为增生。增生的细胞主要是巨噬细胞、血管内皮细胞和纤维母细胞。炎症增生是一种防御反应。例如,增生的巨噬细胞具有吞噬病原体和清除组织崩解产物的作用;增生的纤维母细胞和血管内皮细胞形成肉芽组织,有助于使炎症局限化和最后形成瘢痕组织而修复。但过度的增生,也可影响器官功能,如上述急性肾小球肾炎时的细胞增生可引起肾小球缺血,原尿生成减少。

综上所述,炎症的局部都有变质、渗出和增生三种改变,这三者互相联系、互相影响,组成炎症的复杂过程。一般地说,炎症过程中的变质属于损伤性改变,而渗出和增生属于抗损伤反应。但这种区分也不是绝对的,在一定条件下,损伤能促使抗损伤过程的出现,损伤和抗损伤过程可以互相转化。例如,变质虽属损伤性改变,但变质过程中的坏死崩解产物又可促使渗出和增生等抗损伤反应的出现;渗出虽属抗损伤反应,但渗出反应如果过分剧烈,渗出的液体或纤维素过多,则可引起器官、组织的功能障碍;增生改变,特别是纤维母细胞和血管内皮细胞的增生可形成肉芽组织参与炎症的修复过程,但若增生过度,则形成大量瘢痕而影响器官的正常结构和功能。炎症虽然是一种以防御为主的病理过程,但也可给机体带来损害和痛苦,甚至威胁病人的生命。因此,既要积极预防炎症性疾病的发生和发展,又要运用病理学知识,正确认识和区别损伤与抗损伤反应及其转化规律,采取适当的医疗措施,增强机体的防御功能,消除致炎因子,减少组织损伤,促进病变愈合、修复。

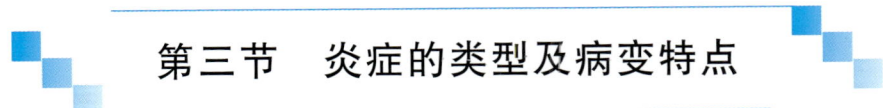

第三节　炎症的类型及病变特点

临床上常按病程长短及起病急缓,将炎症分为急性、亚急性和慢性三类。其中以急性炎症和慢性炎症最为常见。病理学则根据炎症局部基本病变将炎症分为渗出性炎、变质性炎和增生性炎。下面主要从病理形态学角度介绍急性炎症和慢性炎症两种类型。

一、急性炎症

急性炎症起病急,病程短（一般数天至一个月）,症状明显,局部病变常以渗出或变质改变为主,而增生反应较轻。

（一）渗出性炎

此类炎症最为常见,且种类较多,病变以渗出性改变为主。以炎症病灶内有大量渗出物形成为主要特征,伴有不同程度的变质和轻微的增生。根据渗出物的不同,又可将渗出性炎分为以下几种:

1. 浆液性炎　浆液性炎是以浆液渗出为主的炎症。渗出物主要是血清,含大量清蛋白,混有少量纤维蛋白和白细胞及脱落的上皮细胞。浆液性炎好发于皮肤、黏膜、浆膜(如胸膜、腹膜和心包膜等)、滑膜和疏松结缔组织等处。皮肤的浆液性炎如皮肤Ⅱ度烫伤时,渗出的浆液积聚于皮肤的表皮内形成水疱;黏膜的浆液性炎如感冒初期,鼻黏膜排出大量浆液性分泌物;浆膜的浆液性炎如结核性渗出性胸膜炎,可引起胸膜腔积液;滑膜的浆液性炎如风湿性关节炎,可引起关节腔积液;疏松结缔组织的浆液性炎如毒蛇咬伤时,渗出的浆液聚集于组织间隙,可引起炎性水肿。浆液性炎通常是渗出性炎中较轻的一种类型,当病因消除后,渗出的浆液易于吸收消退。

2. 纤维素性炎　纤维素性炎是以渗出物中含有大量纤维素为特征的渗出性炎。常发生于黏膜(咽、喉、气管、肠)、浆膜(胸膜、腹膜、心包膜)和肺。发生于黏膜者(如白喉、细菌性痢疾者),渗出的纤维素、白细胞和坏死的黏膜组织及病原菌等,在黏膜表面可形成一层灰白色的膜状物,称为假膜,故又称假膜性炎。发生在气管的假膜易脱落后阻塞支气管而引起窒息。发生于浆膜者,如纤维素性心包炎(图3-3)者,由于心脏不停地跳动,心包的脏、壁两层互相摩擦,致使渗出在两层心包膜腔面上的纤维素形成绒毛状,称为绒毛心。发生于肺者,肺泡腔内均有大量纤维素渗出,使肺变实(如大叶性肺炎)。

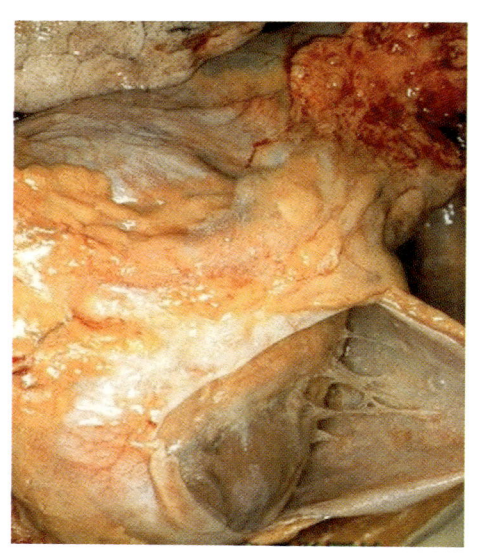

图 3-3　纤维素性心包炎
注:在心包脏层和壁层之间可见白色绒毛状的纤维素。

3. 化脓性炎　化脓性炎是以大量中性粒细胞渗出为特征,伴有不同程度组织坏死和脓液形成的一种炎症。常由葡萄球菌、链球菌、脑膜炎球菌、淋球菌、大肠杆菌、铜绿假单胞菌等化脓菌引起。炎症区内大量中性粒细胞释放的溶酶体酶将坏死组织溶解液化的过程称为化脓;所形成的液状物称为脓液,脓液呈灰黄色或黄绿色。脓液主要由渗出的大量中性粒细胞和脓细胞、溶解的坏死组织、少量浆液及化脓菌组成。脓液中变性坏死的中性粒细胞称为脓细胞。

化脓性炎由于发生原因和部位的不同,可以形成一些不同的病变类型,常见的有以下几种:

(1)脓肿 器官或组织内的局限性化脓性炎,组织坏死常形成充满脓液的腔,称为脓肿。主要由金黄色葡萄球菌引起,好发于皮肤和内脏,如皮肤的疖、痈、肺、肝、肾、脑等内脏的脓肿等(图3-4)。由于金黄色葡萄球菌产生的凝固酶可以使渗出的纤维蛋白原转变为纤维素,可阻止细菌的蔓延,故病灶较为局限。

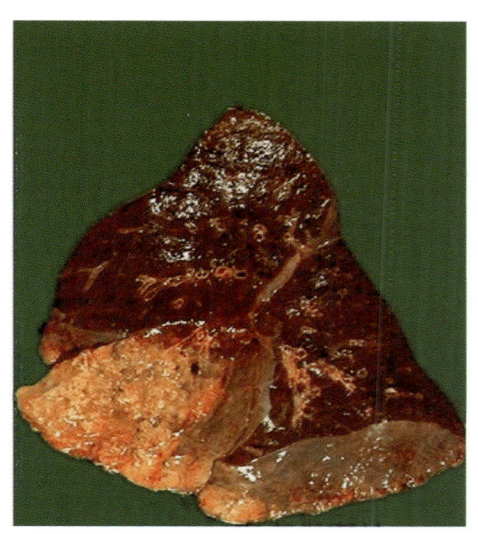

图 3-4 肺中叶慢性脓肿

小的脓肿可吸收消散,大的脓肿常难完全吸收,常需切开排脓后才能修复。皮肤、黏膜较浅的脓肿,可向表面破溃,形成局部缺损,称为溃疡。深部组织的脓肿,向体表或向自然管道穿破,形成一个有盲端的排脓通道,称为窦道。如深部脓肿的一端向体表或体腔穿破,另一端向自然管道(消化管或呼吸道等)穿破,或两个有腔器官之间形成有两个以上开口的通道称为瘘管。例如,肛管直肠周围脓肿向皮肤穿破,形成肛旁窦道;如同时向内穿破直肠壁,使肠腔与体表皮肤相通,则形成肛瘘。窦道或瘘管因长期排脓而不易愈合。

疖和痈:疖是单个毛囊及其所属皮脂腺所发生的脓肿,好发于毛囊和皮脂腺丰富的部位,如颈、头、面部及背部等。痈是由多个疖融集而成,在皮下脂肪、筋膜组织中可形成许多互相沟通的脓腔,皮肤表面可有多个开口,常需多处切开引流排脓后,才能修复愈合。

(2)蜂窝织炎 发生于皮下、黏膜下、肌肉和阑尾等疏松组织内的弥漫性化脓性炎,称为蜂窝织炎。常由溶血性链球菌引起,因其能分泌透明质酸酶,溶解结缔组织基质中的透明质酸,使基质崩解,分泌链激酶溶解纤维素,故细菌易于向周围蔓延扩散。炎症区组织高度水肿和大量中性粒细胞弥漫性浸润,与周围正常组织分界不清。但局部组织一般不发生明显的坏死和溶解,因此单纯蜂窝织炎痊愈后多不留痕迹。严重者,病变进展快,范围广,局部淋巴结肿大,全身中毒症状明显。

(3)表面化脓和积脓 表面化脓是指发生于黏膜或浆膜表面的化脓性炎。其特点是脓液主要向黏膜或浆膜表面渗出。例如,化脓性尿道炎和化脓性支气管炎时,渗出的脓液可通过尿道、气管排出体外。

4. 出血性炎 炎症时,由于血管壁损伤严重,渗出物中含有大量红细胞,称为出血性炎。

出血性炎常见于某些传染病,如炭疽、鼠疫、流行性出血热及钩端螺旋体病等。

附：卡他性炎

卡他性炎是黏膜组织发生的一种较轻的渗出性炎症。卡他是向下流的意思,渗出液沿黏膜表面向外排出,故称卡他性炎。根据渗出物性质的不同,卡他性炎又可分为浆液性、黏液性及脓性卡他等类型。例如,感冒初期鼻黏膜的浆液性卡他,细菌性痢疾早期大肠黏膜的黏液性卡他和淋病时尿道的脓性卡他等。浆液性卡他是以浆液渗出为主,是黏膜的浆液性炎。黏液性卡他是黏膜的黏液腺分泌亢进的炎症。脓性卡他是黏膜表面的化脓性炎。

(二) 变质性炎

变质性炎是以组织、细胞的变性、坏死改变为主,渗出、增生反应较轻微的炎症。常见于重症感染、中毒及免疫变态反应等,主要发生于肝、肾、心、脑等器官。由于器官的实质细胞变性、坏死明显,患病器官功能障碍明显。例如,急性重型病毒性肝炎时,肝细胞广泛坏死,肝功能严重障碍;流行性乙型脑炎时,神经细胞变性、坏死及脑软化灶形成,引起严重的中枢神经功能障碍等。

(三) 增生性炎

大多数急性炎症以渗出和变质改变为主,但也有少数急性炎症是以增生改变为主。例如,急性肾小球肾炎,病变以肾小球的血管内皮细胞和系膜细胞增生为主;伤寒病以单核巨噬细胞增生为主。

二、慢性炎症

慢性炎症的病程较长,可达数月甚至数年以上,可由急性炎症迁延而来,也可一开始即呈慢性经过。根据形态学特点,慢性炎症可分为一般慢性炎症和肉芽肿性炎症两大类。

(一) 一般慢性炎症

一般慢性炎症,病变主要表现为纤维母细胞、血管内皮细胞和组织细胞增生,伴有淋巴细胞、浆细胞和巨噬细胞等慢性炎细胞浸润,同时局部的被覆上皮、腺上皮和实质细胞也可增生。黏膜慢性炎症时,由于致炎因子的长期刺激,局部黏膜组织可发生过度增生及肉芽组织增生,向黏膜表面突出形成根部有蒂的肿物,称为炎性息肉,如鼻息肉、宫颈息肉和结肠息肉等。慢性炎症时,由于局部组织炎性增生,可形成一个边界较清楚的肿瘤样结节或团块,肉眼及X线观察与肿瘤外形相似,称为炎性假瘤,好发于肺及眼眶。炎性假瘤本质是炎症,并非肿瘤,但需与真性肿瘤鉴别。

(二) 肉芽肿性炎症

炎症局部以巨噬细胞增生为主,形成边界清楚的结节状病灶,称为肉芽肿性炎症(图3-5)。巨噬细胞来源于血液的单核细胞和局部增生的组织细胞。肉芽肿性炎症可分为感染性肉芽肿和异物性肉芽肿两类。

1. 感染性肉芽肿 由生物病原体如结核分枝杆菌、伤寒杆菌、麻风杆菌、梅毒螺旋体、霉菌和寄生虫等引起,能形成具有特殊结构的细胞结节。例如,结核性肉芽肿(结核结节)主要由类上皮样细胞和一个或几个郎汉斯巨细胞组成,伤寒肉芽肿(伤寒小结)主要由伤寒细胞组成,风湿性肉芽肿主要由风湿细胞组成。

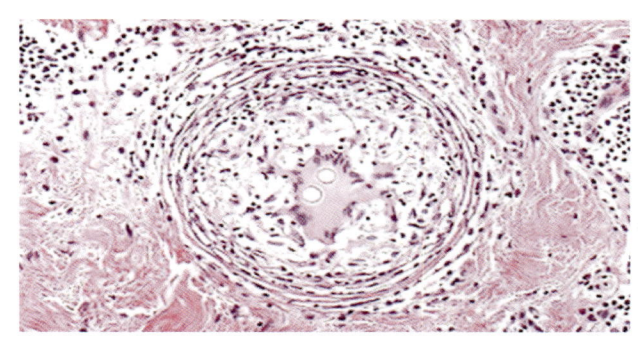

图 3-5 典型的肉芽肿性炎症

注：由上皮样细胞、巨细胞、淋巴细胞、浆细胞和成纤维细胞组成，有一定量的中性粒细胞。

2. 异物性肉芽肿 由外科缝线、粉尘、滑石粉、木刺等异物引起。病变以异物为中心，围以数量不等的巨噬细胞、异物巨细胞、纤维母细胞和淋巴细胞等，形成结节状病灶。

第四节　炎症的局部临床表现和全身反应

一、炎症的局部临床表现

（一）红

炎症早期，因局部动脉性充血，血中氧合血红蛋白增多，故呈鲜红色。以后血流变慢甚至停滞，呈静脉性充血，局部组织变为暗红色。

（二）肿

急性炎症时局部肿胀明显，主要是由于局部充血、炎性渗出物聚积，特别是炎性水肿所致；慢性炎症时局部肿胀，主要是由于局部组织增生所致。

（三）热

炎症局部动脉性充血、血流量增多、代谢增强、产热增多，炎症区的温度较周围组织的温度升高。

（四）痛

炎症时局部组织分解代谢增强，K^+、H^+ 浓度升高，可刺激神经末梢引起疼痛；炎性渗出使组织肿胀，张力升高，压迫或牵拉神经末梢引起疼痛；炎症介质如前列腺素、5-羟色胺、缓激肽等刺激神经末梢引起疼痛。

（五）功能障碍

炎症时实质细胞变性、坏死、代谢障碍，炎性渗出物的压迫或机械性阻塞，均可引起组织器官的功能障碍。

二、全身反应

炎症病变主要在局部,但局部病变不是孤立的,它既受整体的影响,同时又影响整体,两者是相互联系和制约的。在比较严重的炎症性疾病,特别是当病原微生物在体内蔓延、扩散时,常可出现明显的全身反应。常见的全身反应有:

(一)发热

炎症时患者往往有不同程度发热,发热多因病原微生物感染产生的致热原作用于体温调节中枢,使其调定点上移,引起体温升高。一定程度的发热可使机体代谢增强抵抗机体抵抗力,但体温过高或长期发热对机体不利(如小儿高热可引起高热惊厥),需采取措施恢复体温。

(二)外周血白细胞变化

炎症时,外周血液中的白细胞数目可增多。增多的白细胞类型,常因病原体的种类而异。急性化脓性炎症时,以中性粒细胞增多为主;慢性炎症或病毒感染时,常以淋巴细胞增多为主;过敏性炎症和寄生虫感染时,则以嗜酸性粒细胞增多为主。在伤寒杆菌、流感病毒感染时,血中的白细胞数常减少。外周血中白细胞数量和质量常反映机体的抵抗力和感染程度。在严重感染时外周血中常出现幼稚的中性粒细胞(超过5％称为核左移现象)。机体抵抗力低下,感染严重时,白细胞数量可无明显增多,甚至减少,其预后较差。

(三)单核巨噬细胞系统增生

单核巨噬细胞系统增生主要表现为骨髓、脾、肝、局部淋巴结中的巨噬细胞增生,引起肝、脾、淋巴结的肿大。淋巴组织中的B淋巴细胞和T淋巴细胞也发生增生。单核巨噬细胞系统和淋巴组织的细胞增生是机体防御反应的表现。

(四)实质器官的病变

由于炎症的损伤作用往往会造成心、肝、肾等病变器官的实质细胞发生不同程度的变性、坏死和功能障碍。例如,婴幼儿小叶性肺炎的严重病例,由于缺氧和细菌毒素对心肌的损伤,使心肌变性,可促使并发急性心力衰竭。

第五节　炎症的结局

炎症过程中,致炎因子引起的损伤与机体抗损伤反应的斗争,决定着炎症的发生、发展和结局。如损伤占优势,则炎症加重,并向全身扩散;如抗损伤反应占优势,则炎症逐渐趋向痊愈。炎症的结局,可有以下三种情况。

一、痊愈

多数情况下,由于机体抵抗力较强或经过适当的治疗,病原微生物被消灭,炎症区坏死组织及渗出物被溶解吸收,通过周围健康细胞的再生修复,最后完全恢复其正常的结构和功能,称为完全痊愈。少数情况下,由于机体抵抗力较弱,炎症区坏死范围较大,周围组织、细胞再生能力有限,或渗出的纤维素较多,不容易完全溶解吸收,则由增生的肉芽组织长入,形成瘢痕或粘连,而不能完全恢复其正常的结构和功能,称为不完全痊愈。如果瘢痕组织形成过多或发生在某些重要器官,可引起功能障碍。

二、迁延不愈或转为慢性

如果机体抵抗力低下或治疗不彻底,致炎因子持续或反复作用于机体,则炎症迁延不愈,急性炎症转化为慢性炎症。例如,急性肾小球肾炎转变为慢性肾小球肾炎等。

三、蔓延扩散

个别情况下,由于机体抵抗力低下,病原微生物数量六、毒力强,以致不能有效地控制感染时,病原体可在局部大量繁殖,向周围组织蔓延扩散或经淋巴道、血道扩散而引起严重后果。

(一)局部蔓延

炎症区的病原微生物可经组织间隙或器官的自然腔道向周围组织蔓延扩散。例如,肺结核病时,结核杆菌可沿组织间隙向周围组织蔓延,使病灶扩大;亦可沿支气管播散,在肺的其他部位形成新的结核病灶。

(二)淋巴道扩散

病原微生物侵入淋巴管,随淋巴液引流到局部淋巴结,引起局部淋巴结炎。如足部化脓性炎症可引起腹股沟淋巴结炎,肺结核扩散引起肺门淋巴结结核。

(三)血道扩散

病原微生物侵入血液循环或其毒素被吸收入血,可引起菌血症、毒血症、败血症或脓毒血症,严重者可危及病人生命。

1. 菌血症 细菌经血管或淋巴管侵入血流,从血液中可查到细菌,但无全身中毒症状出现,称为菌血症。如伤寒、流行性脑脊髓膜炎早期均可发生菌血症。

2. 毒血症 细菌的毒素及其代谢产物被吸收入血,引起全身中毒症状,称为毒血症。临床上患者常出现高热、寒战等中毒症状,并常伴有心、肝、肾等实质细胞的损伤,但血培养找不到致病细菌。

3. 败血症 细菌侵入血液大量繁殖并产生毒素,引起全身中毒症状,称为败血症。临床上常见高热、寒战、皮肤黏膜出血斑点、脾大及全身淋巴结肿大等,严重者可并发中毒性休克,此时血培养,可找到致病细菌。

4. 脓毒血症 由化脓菌引起的败血症,细菌随血流到达全身,在肺、肾、肝、脑等处发生多发性脓肿,称为脓毒血症或脓毒败血症。

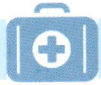 **课 堂 讨 论**

　　患者,男性,29岁,左臀部疼痛、红肿,发热1天,当晚疼痛加剧,红肿明显,触之波动感,界限清楚。经手术切开流出黄红色液体,经涂片检查可见大量中性粒细胞和浆液、少许红细胞及纤维蛋白。

试分析:1. 该病变应考虑为什么?
　　　　2. 涂片中见大量中性粒细胞和浆液提示何种类型的炎症?

（吴惠兰）

直通护考

【A₁型题】

1. 炎症最常见的病因是（　　）。
A. 物理性因子　　　　　　　B. 化学性因子　　　　　　C. 生物性因子
D. 组织坏死　　　　　　　　E. 变态反应

2. 急性炎症过程中最早的血管改变是（　　）。
A. 血管扩张　　　　　　　　B. 血流加速　　　　　　　C. 血流缓慢
D. 细动脉痉挛　　　　　　　E. 血流停滞

3. 下述哪项与渗出液的形成关系最密切?（　　）
A. 血管壁通透性增高　　　　B. 炎性充血　　　　　　　C. 炎症区渗透压升高
D. 血管内压升高　　　　　　E. 血流停滞

4. 从患者腹腔抽出的液体外观混浊,比重高,细胞数多,静置后自行凝固,此符合下述哪种情况引起的腹水?（　　）
A. 肾病综合征　　　　　　　B. 右心衰竭　　　　　　　C. 肝硬化
D. 结核性腹膜炎　　　　　　E. 重度营养不良

5. 炎症过程中最有防御意义的是（　　）。
A. 炎性介质形成　　　　　　B. 组织分解代谢增强　　　C. 白细胞渗出
D. 炎性水肿　　　　　　　　E. 炎性充血

6. 炎症的病理变化下述哪一项是错误的?（　　）
A. 急性炎症属于变质或渗出性炎
B. 急性炎症局部浸润的炎细胞主要是中性粒细胞
C. 慢性炎症病变以增生为主
D. 慢性炎症局部浸润的炎细胞主要是淋巴细胞和单核细胞
E. 慢性炎症亦可急性发作

7. 下述哪一类炎症红、肿、热、痛表现得较明显?（　　）
A. 黏膜的慢性炎症　　　　　B. 内脏的急性炎症　　　　C. 内脏的慢性炎症
D. 体表的急性炎症　　　　　E. 体表的慢性炎症

8. 急性炎症早期,红的表现可能由下述哪项引起?（　　）
A. 静脉性充血　　　　　　　B. 动脉性充血　　　　　　C. 血栓形成
D. 血流缓慢　　　　　　　　E. 血流停滞

9. 引起发热和疼痛的炎性介质是（　　）。
A. 组胺　　　　　　　　　　B. 补体 C5a　　　　　　　C. 缓激肽

D. 前列腺素　　　　　　　　　　　E. 一氧化氮

10. 急性炎症早期局部浸润的炎细胞主要是（　　）。

A. 中性粒细胞　　　　　　　　B. 单核细胞　　　　　　　　C. 嗜酸性粒细胞

D. 淋巴细胞　　　　　　　　　E. 浆细胞

11. 细菌性痢疾属于下列哪一种炎症？（　　）

A. 纤维素性炎　　　　　　　　B. 化脓性炎　　　　　　　　C. 卡他性炎

D. 浆液性炎　　　　　　　　　E. 出血性炎

12. 炎区坏死组织分解液化是由于下列哪类细胞的存在？（　　）

A. 淋巴细胞　　　　　　　　　B. 巨噬细胞　　　　　　　　C. 浆细胞

D. 中性粒细胞　　　　　　　　E. 嗜酸性粒细胞

【A₂型题】

13. 患者，女性，腹部疼痛，查肝大、压痛、肝功能异常，经肝穿刺取肝组织活检所见：肝细胞肿胀，气球样变性，部分肝细胞坏死，部分肝细胞脂肪变性，这种病理变化应称为（　　）。

A. 肝组织变　　　　　　　　　B. 肝组织坏死　　　　　　　C. 肝组织变质

D. 肝组织水肿　　　　　　　　E. 肝细胞再生

14. 患者，男性，腹腔有明显积液，抽取检查结果是：蛋白 $26\ g/L$，有核细胞数 $0.8\times10^9/L$，密度 1.023，黏蛋白试验阳性。此积液应该是（　　）。

A. 渗出液　　　　　　　　　　B. 漏出液　　　　　　　　　C. 血液

D. 浆液　　　　　　　　　　　E. 黏液

15. 患者，女性，18 岁，突发右下腹疼痛，伴发热，白细胞计数 $15\times10^9/L$，临床诊断为急性阑尾炎，行手术。病理检查镜下见阑尾壁各层均有大量中性粒细胞浸润，血管扩张充血，病理诊断应为（　　）。

A. 阑尾充血　　　　　　　　　　　　　B. 慢性阑尾炎

C. 急性蜂窝组织性阑尾炎　　　　　　　D. 不疽性阑尾炎

E. 阑尾穿孔

16. 患者，男性，48 岁，右鼻腔阻塞一年。手术切除鼻控肿物送病理检查：肿物为 $1\ cm\times1.5\ cm\times2\ cm$ 大小，表面光滑，苍白色，水肿状；镜下见腺体、结缔组织和小血管增生，间质水肿，伴有炎细胞浸润。病理诊断应为（　　）。

A. 炎性假瘤　　　　　　　　　B. 炎性息肉　　　　　　　　C. 炎性肉芽肿

D. 肉芽组织　　　　　　　　　E. 鼻腔腺瘤

【A₃型题】

患者，男性，左鼻阻塞 5 年，逐渐加重，近 1 年呈持续性，伴鼻流脓涕，量多，嗅觉减退。检查见右鼻腔内多个赘生物，表面光滑，色灰白，半透明，触之柔软而不痛，可移动。

17. 此患者最可能的诊断是（　　）。

A. 鼻腔内翻性乳头状瘤　　　B. 鼻咽纤维血管瘤　　　　　C. 过敏性鼻炎

D. 鼻息肉　　　　　　　　　　E. 鼻腔恶性肿瘤

18. 此病若与鼻腔其他疾病鉴别最可靠的应做（　　）。

A. 鼻窦 X 线检查　　　　　　　　　　B. 鼻窦 CT 检查

C. 鼻腔分泌物涂片检查　　　　　　　　D. 上颌窦穿刺检查

E. 病理检查

【A₄型题】

女性,30岁,背部肿块,红、肿、疼痛3天,寒战、发热(39 ℃),查体:背部肿物大小为3 cm×5 cm,触之有波动感。

19. 此患者最可能的诊断是(　　)。

A. 脓肿　　　　　　　　B. 蜂窝织炎　　　　　　　　C. 表面化脓

D. 肉芽肿　　　　　　　E. 水肿

20. 当病灶做局部引流和全身应用抗生素后,仍有寒战、高热,最合适的治疗措施是(　　)。

A. 联合应用抗生素,并加大剂量　　　　B. 尽快明确细菌种类和行药敏试验

C. 寻找有无其他感染病灶　　　　　　　D. 使用抗霉菌药物治疗

E. 加用肾上腺皮质激素

第四章　肿　　瘤

肿瘤是以细胞异常增殖为特点的一大类疾病,是一类常见病、多发病,其中恶性肿瘤对人类健康的危害尤为严重。全世界每年约有 700 万人死于恶性肿瘤,且呈逐年上升趋势。在我国,恶性肿瘤的发病率和死亡率不断升高,居我国城市居民死因第一位的便是恶性肿瘤,在农村恶性肿瘤居疾病死因的第三位。我国常见恶性肿瘤的死因顺序为肺癌、肝癌、胃癌、食管癌、大肠癌、乳腺癌、白血病、宫颈癌、膀胱癌和鼻咽癌等。

恶性肿瘤对人类的危害,不仅是威胁患者的生命,还在于它给患者带来的躯体痛苦、精神压力和经济负担。本章主要从病理学角度介绍关于肿瘤的基本知识,包括肿瘤的形态和分类、生物学特点、病因和发病机制、病理特点等。掌握这些知识,对肿瘤的预防、诊断和治疗具有重要的临床意义。

第一节　肿瘤的概念

 情景导学

张某,女,40 岁,左侧颈部有一黑痣近 40 年,但近期黑痣突然增大伴瘙痒且表面破溃出血。

请思考:张某颈部黑痣为何突然出现变化? 有何危险?

肿瘤是机体在各种致瘤因素作用下,局部组织的某一个细胞在基因水平上失去对其生长

的正常调控,导致其克隆性异常增生而形成的新生物,常表现为局部肿块。这种新生物形成的过程称为肿瘤形成。

肿瘤性增生和非肿瘤性增生有本质性区别。肿瘤性增生:一般为单克隆性增生,具有异常的形态、代谢和功能,并在不同程度上失去了分化成熟的能力;生长旺盛,并具有相对的自主性,即使致瘤因素已不存在,仍能持续生长,肿瘤细胞的遗传异常可以传递给子代细胞;与机体不协调,对机体有害而无利。非肿瘤性增生:一般是多克隆性的,增生的细胞具有正常的形态、代谢与功能,可分化成熟,为机体可控制的增生,引起增生的原因消除后增生即停止;这类增生皆为机体生存所需,对机体往往是有利的。

第二节　肿瘤的病因和发病机制

一、肿瘤的病因

可导致肿瘤形成的各种因素称为致瘤因子。可导致恶性肿瘤形成的物质统称为致癌物质。同一致癌物质可以引起不同器官发生不同的肿瘤,同一肿瘤可以由不同致癌物质引起,且致癌物质间常有协同作用。因此,肿瘤是在各种内、外因素共同作用下,导致病变组织在基因水平上发生改变的结果,其原因复杂,至今也未完全阐明。

(一)环境致癌因素

1. 化学致癌因素

(1)多环芳烃　广泛存在于石油、煤焦油以及烟熏、烧烤食品等中。致癌性特别强的3,4-苯并芘是煤焦油的主要致癌成分,可由有机物燃烧产生。近几十年来肺癌的发病率日益增加,与吸烟和大气污染有密切关系。食用烟熏和烧烤的鱼、肉等与胃癌发生关系密切。

(2)亚硝胺类化合物　亚硝胺类化合物是一类致癌作用强、致癌谱广的化合物,与肝癌、胃癌、食管癌等的发生有关。在变质的蔬菜、食物及短期腌制的咸菜中含量较高。亚硝胺盐也可作为鱼、肉类食品的保存剂与着色剂进入人体,它们在胃内酸性环境下合成具有致癌作用的亚硝胺。

(3)芳香胺类　多为工业用品和染料,如乙萘胺、联苯胺、品红等。从事印染、橡胶工业的人员,膀胱癌的发病率较高。

(4)氨基偶氮染料　此类化合物具有颜色,可为纺织品、食品和饮料的染料。如奶油黄(二甲基氨基偶氮苯)等,可引起实验性大白鼠肝细胞癌。

(5)真菌毒素　黄曲霉毒素广泛存在于霉变的花生、玉米及谷物等霉变的食物中,其具有化学结构稳定、加热不分解等特性。黄曲霉毒素有多种,其中黄曲霉毒素 B_1 致癌性最强,可诱发肝细胞癌。

2. 物理致癌因素　电离辐射与皮肤癌、白血病等的发生有关。紫外线长期过度照射与皮肤鳞状细胞癌、基底细胞癌、黑色素瘤有关。长期吸入石棉纤维粉尘,可引起肺癌、胸膜间皮瘤。此外,热辐射和慢性炎症刺激也与癌症的发生有关。

3. 生物致癌因素

(1)肿瘤病毒 乙型肝炎病毒与肝细胞癌关系密切。引起生殖器疱疹的 II 型疱疹病毒可能是宫颈癌的潜在致癌因子。

(2)细菌 幽门螺杆菌感染与胃癌的发生关系密切。

(3)寄生虫 如日本血吸虫病与结肠癌、华支睾吸虫与胆管癌、埃及血吸虫与膀胱癌的发生有关。

(二) 影响肿瘤发生的内在因素

(1)遗传因素 家族性视网膜母细胞瘤、家族性腺瘤性息肉病、神经纤维瘤病等呈常染色体显性遗传。一些肿瘤呈常染色体隐性遗传,如着色性干皮病患者易患皮肤癌等。一些常见肿瘤呈多基因遗传,如乳腺癌、肠胃癌等。

(2)内分泌因素和性别 内分泌紊乱与某些肿瘤的发生密切相关。如雌激素过多与乳腺癌有密切关系。肿瘤的发生在性别上有很大的差异,如生殖器官、乳腺、胆囊、甲状腺及膀胱等器官的肿瘤女性发病率明显高于男性,而肺癌、肝癌、胃癌、结肠癌、食管癌等以男性多见。

(3)年龄因素 有些肿瘤的发生与年龄有关,如急性白血病、肾母细胞瘤等儿童多见,骨肉瘤、横纹肌肉瘤等青年人发病率高,癌多见于中老年人。

(4)免疫因素 肿瘤的发生、发展、疗效和预后与机体的免疫状态息息相关。机体免疫功能不足或缺陷者易发生恶性肿瘤。

二、肿瘤的发生机制

肿瘤的形成是一个复杂的过程,是细胞生长与增殖的调控发生异常的结果,是正常组织细胞在外界致瘤因子作用下,原癌基因的激活、抑癌基因的抑制等相互作用,致使细胞生长和分化失去控制而导致肿瘤的发生。

(一) 癌基因

在人体细胞内存在控制细胞正常生长增殖的基因,即原癌基因,属人体正常生命活动所必需的基因。在外界致瘤因子的作用下,原癌基因发生基因突变、基因扩增及染色体易位/重排等引起原癌基因结构改变或过度表达而被激活成为癌基因。原癌基因被激活转变为癌基因后在基因水平上失去了对细胞正常生长增殖的调控能力,细胞异常克隆性增长,形成肿瘤。

(二) 抑癌基因

抑癌基因是指正常细胞内存在的编码抑制细胞生长的基因序列。抑癌基因与原癌基因编码的蛋白质促进细胞增长,相反其产物能抑制细胞的生长。目前了解最多的是 Rb 基因和 p53 基因两种抑癌基因。

第三节　肿瘤的特性

一、肿瘤的一般形态

（一）肿瘤的数目

肿瘤的数目不一，多数单发，少数多发。肿瘤多发是指一个器官或在身体多处同时或先后出现多个瘤块。

（二）肿瘤的大小

肿瘤的大小相差悬殊，有的可达数十千克。肿瘤大小的差异与肿瘤的性质、发生部位、生长时间等有关。小的肿瘤只有几毫米，很难发现，需要在显微镜下才能发现，如原位癌；大的肿瘤有数十厘米，重量可达数千克甚至数十千克，如巨大卵巢囊腺瘤。

（三）肿瘤的形状

肿瘤的形状多种多样，其差异与生长部位、组织来源、生长方式及良恶性有关。常见的形状有息肉状、乳头状、结节状、分叶状、囊状、溃疡状等（图 4-1）。

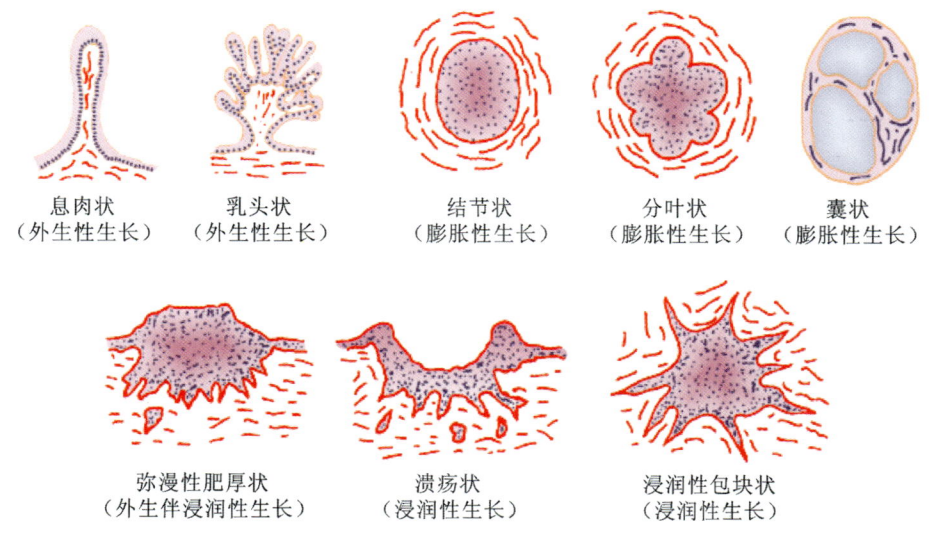

息肉状	乳头状	结节状	分叶状	囊状
（外生性生长）	（外生性生长）	（膨胀性生长）	（膨胀性生长）	（膨胀性生长）

弥漫性肥厚状　　　　溃疡状　　　　浸润性包块状
（外生伴浸润性生长）　（浸润性生长）　（浸润性生长）

图 4-1　肿瘤的形状及生长方式模式图

（四）肿瘤的颜色

肿瘤的颜色与肿瘤的组织来源有关，肿瘤的颜色一般接近其来源的正常组织，如血管瘤呈红色，脂肪瘤呈黄色，黑色素瘤则呈黑色或灰褐色。恶性肿瘤的切面多呈灰白色或灰红色。肿瘤发生继发改变时，其颜色也会发生相应的改变。

（五）肿瘤的硬度

肿瘤的硬度取决于肿瘤的组织来源、实质与间质的比例等。如骨组织肿瘤较硬,脂肪组织肿瘤一般较软;实质多、间质少的肿瘤质软,反之则硬。

（六）肿瘤的包膜、界限

肿瘤的包膜是指包绕肿瘤的纤维结缔组织膜,肉眼呈灰白色。多数良性肿瘤与周围组织分界清楚和/或有包膜,手术时易分离并完整切除;恶性肿瘤一般无包膜,界限不清,常侵入周围组织,手术时应扩大范围切除。

二、肿瘤的组织结构

肿瘤由实质和间质两部分组成。

1. 肿瘤实质　肿瘤实质就是肿瘤细胞,是肿瘤的主要组成成分。肿瘤细胞决定肿瘤的起源和生物学特点,根据实质细胞的形态进行肿瘤的分类、命名和组织学诊断。肿瘤的种类不同,其实质也不同,一般一种肿瘤只有一种实质成分,少数肿瘤可由多种实质构成。

2. 肿瘤间质　肿瘤间质包括结缔组织、血管和免疫细胞等,对肿瘤起支持、营养和保护作用。结缔组织、血管等成分起着支持和营养肿瘤实质的作用;肿瘤间质中的免疫细胞,如淋巴细胞、单核细胞等,与机体对肿瘤组织的免疫反应有关。

三、肿瘤的异型性

肿瘤组织无论在细胞形态和组织结构上,都与其起源的正常组织有不同程度的差异,这种差异称为肿瘤的异型性。肿瘤异型性的大小反映了肿瘤组织的分化成熟程度。分化指原始幼稚细胞发育为成熟细胞的过程。肿瘤异型性越小,说明肿瘤组织分化成熟程度高,恶性度越低;相反,肿瘤异型性越大,说明肿瘤组织分化成熟程度低,恶性度越高。因此肿瘤异型性的大小是诊断肿瘤以及判断肿瘤的良恶性的主要组织学依据。

（一）肿瘤细胞的异型性

良性肿瘤细胞分化良好,成熟程度高,异型性小,细胞形态多与起源细胞相似。恶性肿瘤细胞分化差,成熟度低,异型性大,细胞形态多与其起源细胞差别大。

1. 肿瘤细胞的异型性　恶性肿瘤细胞一般比起源的正常细胞体积大,并且大小不等,形态不一,多种多样,可见瘤巨细胞。少数分化很差的肿瘤细胞,体积小,大小形状比较一致,如肺燕麦细胞瘤(图 4-2)。

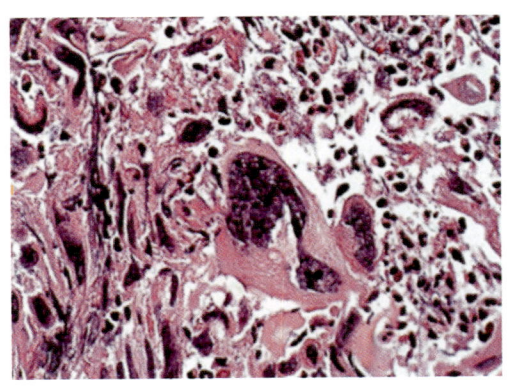

图 4-2　肿瘤细胞的异型性

2. 肿瘤细胞核的异型性   表现为:细胞核体积增大(核肥大);核质比增大;核染色加深,核染色质呈粗颗粒状,分布不均匀,常堆积在核膜下,使核膜增厚;核大小、形状、染色程度不一,可出现巨核、双核、多核及奇异形核;核仁肥大、数目增多;核分裂象增多,常出现病理性核分裂象(图4-3、图4-4)。

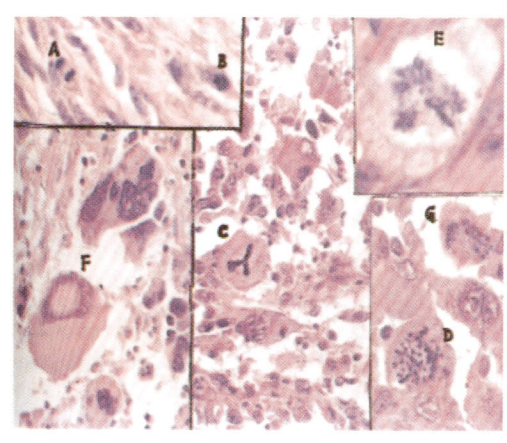

图4-3 肿瘤细胞核的异型性

注:A 为对称性生理性核分裂象;B 为染色质过多性核分裂象;C 为多极性核分裂象;D、E、G 为染色质杂乱排列核分裂象;F 为多核瘤巨细胞。

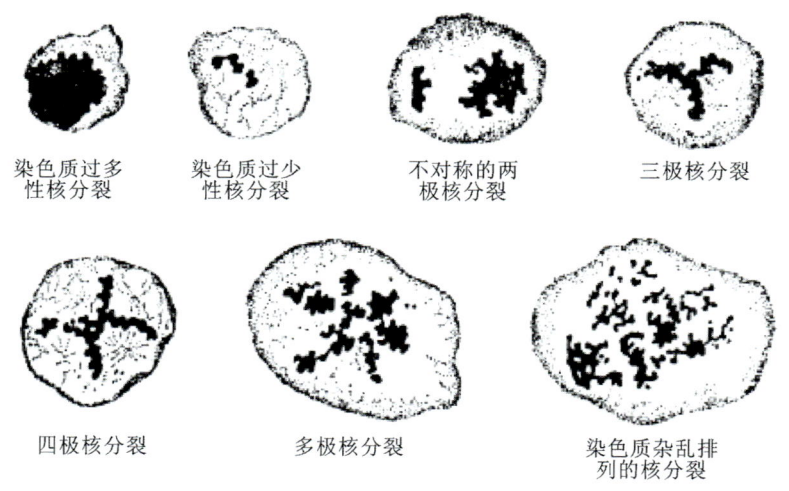

| 染色质过多
性核分裂 | 染色质过少
性核分裂 | 不对称的两
极核分裂 | 三极核分裂 |
| 四极核分裂 | 多极核分裂 | 染色质杂乱排
列的核分裂 | |

图4-4 病理性核分裂象模式图

3. 肿瘤细胞质的改变   恶性肿瘤细胞质内核糖体增多,多呈嗜碱性染色,还可产生黏液、脂质、角蛋白和色素等。

(二)肿瘤组织结构的异型性

肿瘤组织结构的异型性是指肿瘤组织在空间排列方式上(包括细胞的极向、排列的结构及与间质的关系)与其来源的正常组织的差异。良性肿瘤有一定程度的组织结构异型性,表现为细胞排列较不规则。良性肿瘤的诊断主要依据组织结构的异型性。恶性肿瘤的组织结构异型性明显,表现为失去正常层次,细胞排列紊乱,极向消失,与其来源组织差别很大,甚至毫无相似之处(图4-5)。

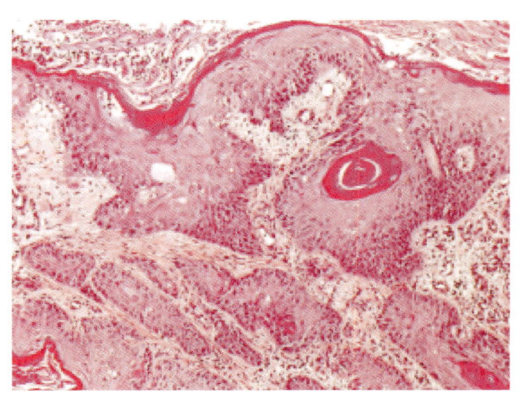

图 4-5 高分化浸润性鳞状细胞癌

四、肿瘤的生长与扩散

（一）肿瘤的生长

1. 生长速度 不同肿瘤及肿瘤的不同阶段生长速度有极大的差异。一般来说,良性肿瘤生长缓慢,恶性肿瘤生长速度快。如果良性肿瘤在短时间内生长速度突然加快,应考虑有恶变的可能。

2. 生长方式

（1）膨胀性生长 膨胀性生长是指瘤细胞生长缓慢,将周围的组织推开或挤压,似充气后逐渐膨胀的气球一样,不侵入邻近正常组织。膨胀性生长是多数良性肿瘤的生长方式,肿瘤多呈结节状或分叶状,瘤体周围组织受压萎缩,瘤体与周围组织分界清楚。多数肿瘤有结缔组织增生形成的完整纤维包膜,肿瘤位于皮下者触诊可推动,手术易于摘除,不易复发,预后好。

（2）浸润性生长 浸润性生长指瘤细胞像树根长入泥土一样,连续地侵入并破坏周围组织。瘤细胞借助自身的运动能力,穿破原有的组织到达周围甚至远处,称为肿瘤的浸润。浸润性生长是多数恶性肿瘤的生长方式（血管瘤例外）,肿瘤没有包膜或有部分包膜,与周围正常组织紧密连接在一起,而无明显的界限。触诊时肿瘤固定不活动,手术不易切除干净,易复发,预后差。

（3）外生性生长 发生在体表、体腔或自然管腔表面的肿瘤,常向表面生长,形成突起的乳头状、息肉状、蕈伞状或菜花状的肿物,这种生长方式称为外生性生长。良、恶性肿瘤均有外生性生长的方式,但良性肿瘤仅向表面生长,恶性肿瘤在向表面生长的同时,其基底部往往呈浸润性生长,并且表面易形成溃疡。

（二）肿瘤的扩散

恶性肿瘤不仅可以在原发部位浸润性生长,还可通过多种途径扩散到身体其他部位。

1. 直接蔓延 恶性肿瘤通过浸润性生长方式,由原发部位连续不断地沿着组织间隙、淋巴管、小血管或神经束衣侵入,破坏邻近正常器官或组织,并继续生长,称为直接蔓延,如晚期宫颈癌蔓延到直肠和膀胱。

2. 转移 恶性肿瘤细胞从原发部位侵入淋巴管、血管或体腔,迁徙到他处继续生长,形成与原发肿瘤同类型的继发性肿瘤,这个过程称为转移,如肺转移性肝癌。恶性肿瘤常见的转移途径主要有以下三种。

（1）淋巴道转移　淋巴道转移是上皮组织恶性肿瘤（癌）的首选转移方式。癌转移到淋巴结，使淋巴结肿大，质地变硬，可触及其活动性差，切面灰白，镜下可见淋巴结正常结构消失，被与原发肿瘤相似的肿瘤组织所取代。

（2）血道转移　瘤细胞侵入血管后，随着血流运行到身体其他部位并继续生长形成转移瘤的过程称为血道转移。血道转移是间叶组织恶性肿瘤（肉瘤）的首选转移方式。瘤细胞多经毛细血管、小静脉直接入血，随血流运行转移到其他部位。血道转移最常累及肺，其次是肝和骨。进入血管系统的恶性肿瘤细胞与血小板、纤维蛋白聚集成团，称为瘤栓。血道转移途径与栓子运行途径相同。

（3）种植性转移　体腔内器官的恶性肿瘤蔓延至浆膜表面时，瘤细胞脱落，并像播种一样种植在器官或体腔的表面，瘤细胞继续增殖形成转移瘤，称为种植性转移。种植性转移的病理特点为瘤细胞数目较多，体积较小，位于体腔或器官的表面，并可向深部继续扩散。

（三）肿瘤的复发

肿瘤经过治疗后，残余瘤细胞又生长繁殖，在原发部位重新长成与原发瘤性质相同的肿瘤，称为肿瘤的复发。肿瘤的复发多见于恶性肿瘤，但少数良性肿瘤亦可复发，如血管瘤、神经纤维瘤等。

五、肿瘤对机体的影响

（一）良性肿瘤对机体的影响

良性肿瘤对机体的影响较小，主要是对周围组织、器官的压迫和阻塞，症状的有无及严重程度与肿瘤生长部位和继发改变有关。如皮下脂肪瘤，可无明显影响；颅内的脑膜瘤，可压迫脑组织出现神经系统症状；肾上腺的嗜铬细胞瘤，可引起阵发性高血压；卵巢囊腺瘤发生蒂扭转，使瘤体坏死出血，需急诊手术。

（二）恶性肿瘤对机体的影响

恶性肿瘤对机体的影响较大，除对周围组织、器官的压迫和阻塞作用外，还破坏器官结构和功能，引起出血、坏死、感染、发热、疼痛、恶病质、异位内分泌综合征和副肿瘤综合征等。

恶病质指机体进行性贫血、无力和全身衰竭的消耗性状态，多见于晚期恶性肿瘤患者。异位内分泌综合征指非内分泌腺肿瘤细胞产生和分泌激素、激素类物质引起的临床表现。副肿瘤综合征指除原发肿瘤和转移肿瘤本身直接引起的症状外，通过肿瘤产生的某种物质间接引起的临床表现。

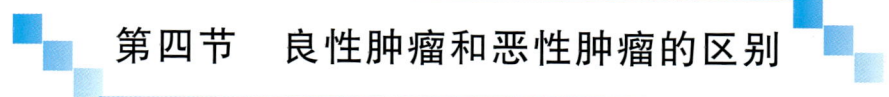

第四节　良性肿瘤和恶性肿瘤的区别

良性肿瘤与恶性肿瘤的生物学特性和对机体的影响差别很大，临床上治疗措施和治疗效果也完全不同，良、恶性肿瘤的区别见表 4-1。

表 4-1　良性肿瘤与恶性肿瘤的区别

区别点	良性肿瘤	恶性肿瘤
组织分化程度	分化好,异型性小,与原有组织的形态相似	分化差,异型性大,与原有组织的形态差别大
核分裂象	无或稀少,不见病理性核分裂象	多见,并可见病理性核分裂象
生长速度	缓慢	较快
生长方式	膨胀性生长或外生性生长,常有包膜或蒂,与周围组织分界清楚	浸润性生长或外生性生长,无包膜,与周围组织分界不清
继发改变	很少有出血、坏死	常发生出血、坏死,有溃疡形成
转移	不转移	常转移
复发	手术后很少复发	易复发
对机体的影响	较小,主要为局部压迫或阻塞	较大,除压迫、阻塞外,还可破坏原发处和转移处组织结构,引起坏死、出血、感染、恶病质

　　正确区分良、恶性肿瘤,对肿瘤的临床诊断、治疗及预后判断具有重要意义。良、恶性肿瘤的区别是相对的,无绝对的界限。如血管瘤为良性肿瘤但无包膜,常呈浸润性生长;皮肤基底细胞癌为恶性肿瘤,却几乎不发生转移。有些肿瘤的组织形态和生物学行为介于良性与恶性之间,称为交界性肿瘤,例如,卵巢交界性囊腺瘤。肿瘤的良、恶性并不是一成不变的,有些良性肿瘤如不及时治疗,可转变为恶性肿瘤。

第五节　肿瘤的命名和分类

一、肿瘤的命名

(一) 肿瘤命名的一般原则

根据组织起源和性质进行命名。

1. 良性肿瘤的命名　在起源组织或细胞名称之后加一个"瘤"字,如脂肪瘤、腺瘤,还可以结合肿瘤的形态特点命名,如乳头状囊腺瘤。

2. 恶性肿瘤的命名　恶性肿瘤统称为癌症。根据肿瘤组织或细胞类型不同,可将恶性肿瘤分为两类。

(1) 癌　上皮组织的恶性肿瘤统称为癌。其命名原则是在上皮名称后加"癌"字,如鳞状细胞癌、腺癌等。

(2) 肉瘤　间叶组织发生的恶性肿瘤统称为肉瘤。其命名原则是在组织来源后加"肉瘤"两字,如平滑肌肉瘤、骨肉瘤等。

如果一个肿瘤里既有癌的成分又有肉瘤的成分，则称为癌肉瘤。癌与肉瘤的区别见表4-2。

表4-2 癌与肉瘤的区别

区别点	癌	肉瘤
组织来源	上皮组织	间叶组织
好发人群	多发生于40岁以上中老年人	多发生于青少年
发病率	较高,约为肉瘤的9倍	较低
肉眼观特点	灰白色,质较硬、干燥、颗粒状	灰红色,质较软、湿润、鱼肉状
镜下观特点	癌细胞聚集成巢状,实质与间质分界清楚,间质内血管较少	肉瘤细胞弥散分布,不成巢状,实质与间质分界不清,间质内血管丰富
转移途径	多经淋巴道转移	多经血道转移

（二）肿瘤的特殊命名

1. 母细胞瘤 指来源于幼稚组织的肿瘤。多数为恶性肿瘤,如肾母细胞瘤、神经母细胞瘤等;少数为良性肿瘤,如骨母细胞瘤、肌母细胞瘤等。

2. 以人名命名的恶性肿瘤 如尤文瘤、霍奇金淋巴瘤等。

3. 以瘤细胞的形态命名的肿瘤 如燕麦细胞癌、透明细胞肉瘤、骨巨细胞瘤等。

4. 以"恶性"开头的恶性肿瘤 如恶性畸胎瘤、恶性脑膜瘤等。

5. 以"瘤"或"病"结尾的恶性肿瘤 如白血病、精原细胞瘤等。

6. 以"瘤病"结尾的肿瘤(多为良性多发性) 如脂肪瘤病、神经纤维瘤病、血管瘤病等。

7. 其他 性腺或胚胎剩件中的全能细胞发生的肿瘤,如畸胎瘤等。

二、肿瘤的分类

根据肿瘤的组织、细胞类型,可将肿瘤分为上皮组织肿瘤、间叶组织肿瘤、淋巴造血组织肿瘤、神经组织肿瘤等类型,每一类型又根据肿瘤的生物学特性不同,分为良性肿瘤与恶性肿瘤,见表4-3。

表4-3 常见的不同组织来源的良性肿瘤和恶性肿瘤

来源	良性肿瘤	恶性肿瘤
一、上皮组织		
鳞状上皮	乳头状瘤	鳞状细胞癌
基底细胞	—	基底细胞癌
腺上皮	腺瘤	腺癌
移行上皮	乳头状瘤	移行上皮癌
二、间叶组织		
纤维结缔组织	纤维瘤	纤维肉瘤
纤维组织细胞	纤维组织细胞瘤	恶性纤维组织细胞瘤
脂肪组织	脂肪瘤	脂肪肉瘤

来源	良性肿瘤	恶性肿瘤
平滑肌组织	平滑肌瘤	平滑肌肉瘤
横纹肌组织	横纹肌瘤	横纹肌肉瘤
血管和淋巴管组织	血管瘤、淋巴管瘤	血管肉瘤
骨组织	骨瘤	骨肉瘤
软骨组织	软骨瘤	软骨肉瘤
滑膜组织	滑膜瘤	滑膜肉瘤
间皮	间皮瘤	恶性间皮瘤
三、淋巴造血组织		
淋巴组织	—	淋巴瘤
造血组织	—	白血病
四、神经组织和脑脊液		
神经纤维组织	神经纤维瘤	神经纤维肉瘤
神经鞘细胞	神经鞘瘤	恶性神经鞘瘤
胶质细胞	胶质细胞瘤	恶性胶质细胞瘤
原始神经细胞	—	髓母细胞瘤
脑膜组织	脑膜瘤	恶性脑膜瘤
神经细胞	节细胞神经瘤	神经母细胞瘤
五、其他肿瘤		
黑色素细胞	皮肤色素痣	黑色素瘤
胎盘组织	葡萄胎	绒毛膜上皮癌、恶性葡萄胎
生殖细胞	—	精原细胞瘤、无性细胞瘤、胚胎性癌
性腺或胚胎剩件中的全能细胞	畸胎瘤	恶性畸胎瘤

第六节　癌前病变、非典型增生和原位癌

一、癌前病变

癌前病变是指某些具有癌变潜在可能性的良性病变，如长期存在有可能转变为癌。癌前病变不一定会发展为恶性肿瘤。正确认识和积极治疗癌前病变对肿瘤的预防具有重要意义。常见的癌前病变有：大肠腺瘤（绒毛状腺瘤、家族性腺瘤性息肉病）、宫颈糜烂伴上皮非典型性

增生、乳腺导管乳头状增生、慢性萎缩性胃炎伴肠上皮化生、慢性溃疡性结肠炎、皮肤慢性溃疡、黏膜白斑、肝硬化等。

二、非典型增生

非典型增生是指增生上皮细胞出现异型性，但还不足以诊断为癌。非典型增生是癌前病变的组织学改变，表现为细胞大小不一，形态多样，核大深染，核质比例增大，核分裂象增多，细胞排列紊乱，极向消失，但一般不见病理性核分裂象。

非典型增生主要见于上皮细胞的异型增生，根据异型性大小和累及的范围将其分为轻度（Ⅰ级）、中度（Ⅱ级）、重度（Ⅲ级）三级。若非典型增生累及上皮下 1/3，为轻度非典型增生；如累及达上皮下 1/3～2/3，为中度非典型增生；若累及上皮全层，则已成为原位癌。轻、中度非典型增生，在病因消除后可恢复正常，而重度非典型增生则很难逆转，常转变为癌。近年来，医学上常用上皮内瘤变来描述非典型增生。上皮从非典型增生到原位癌这一连续病变谱系称为上皮内瘤变。将轻、中、重度非典型增生分别称为上皮内瘤变Ⅰ、Ⅱ、Ⅲ级（图 4-6），并将原位癌也列入上皮内瘤变Ⅲ级。

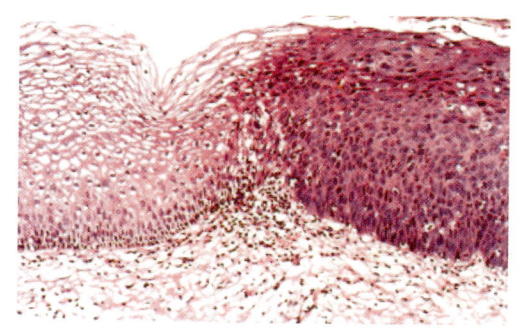

图 4-6　宫颈黏膜重度非典型增生（上皮内瘤变Ⅲ级）

三、原位癌

原位癌指癌细胞局限于上皮层内，尚未突破基底膜向下浸润性生长者。原位癌累及腺体但未突破腺体的基底膜仍为原位癌。原位癌属早期癌，如能及早发现和治疗，可阻止其进一步发展，手术效果好，复发率低。

原位癌突破基底膜继续向下发展，称为早期浸润癌或浸润癌。

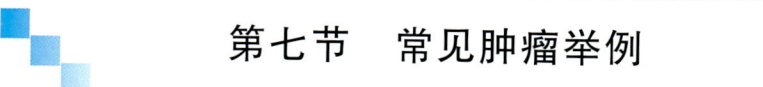

第七节　常见肿瘤举例

一、上皮组织肿瘤

上皮组织肿瘤是指从上皮组织发生的肿瘤，是人类肿瘤中最常见的一种。

（一）上皮组织良性肿瘤

1. 乳头状瘤　来源于被覆盖上皮的良性肿瘤。肿瘤向表面呈外生性生长,形似手指样、乳头状、绒毛状或菜花状。肿瘤的根部常有较细的蒂与基底部正常组织相连接。镜下见乳头中心为含有结缔组织和血管的间质,表面为分化较好的被覆上皮。因肿瘤发生的部位不同其被覆上皮各异,常见的乳头状瘤如下。

（1）鳞状上皮乳头状瘤　可发生于皮肤、喉头、外耳道、阴茎、宫颈、外阴、肛门等原有鳞状上皮被覆处,也可发生于鳞化部位。

（2）移行上皮乳头状瘤　发生于泌尿道（膀胱、肾盂、输尿管等）处的尿路上皮。

（3）柱状上皮乳头状瘤　发生于胃肠道及胆囊。

其中发生在外耳道、阴茎和膀胱的乳头状瘤较易发生恶变。

2. 腺瘤　来源于腺上皮的良性肿瘤。黏膜腺瘤（胃肠道等）多为息肉状、蕈伞状;腺器官（肝、乳腺等）内的腺瘤多为结节状,膨胀性生长,常有包膜,与周围正常组织分界清楚。镜下见肿瘤与其起源的腺体结构相似,肿瘤的组织结构以腺上皮增生为主,间质较少,腺体具有分泌功能。但腺瘤的腺体大小及形状不如正常腺体规则,排列有些紊乱,无小叶状结构,没有排泄的输出管,分泌物潴留在腺腔内而形成囊腔。根据腺瘤组成成分或形态特点不同,将腺瘤分为息肉状腺瘤、囊腺瘤、纤维腺瘤、多形性腺瘤等。

（1）息肉状腺瘤　好发于直肠或结肠黏膜,呈息肉状,常有蒂与黏膜相连,可单发或多发。镜下表现为管状腺瘤与绒毛状腺瘤的组织学结构。结肠多发性腺瘤性息肉病有家族遗传性,早期可癌变,并且癌变率较高（图4-7）。

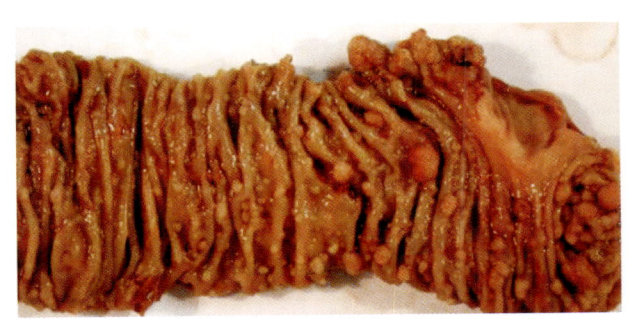

图4-7　结肠多发性腺瘤性息肉病（家族性腺瘤性息肉病）

（2）囊腺瘤　多见于卵巢、甲状腺、胰腺、汗腺。腺瘤组织中大量分泌物淤积使腺腔逐渐扩大并融合,形成肉眼可见、大小不等、单房或多房的囊腔。囊腺瘤根据分泌物的特点分为浆液性囊腺瘤和黏液性囊腺瘤两类。

浆液性囊腺瘤易发生于卵巢,呈单房性,内含清亮的浆液,腺上皮增生呈细小的乳头,又称乳头状浆液性囊腺瘤。镜下见被覆上皮呈单层立方状、低柱状或纤毛柱状,核多位于中央,染色质纤细,核仁缺如或不明显,无病理性核分裂象（图4-8）。乳头状浆液性囊腺瘤易于恶变。

黏液性囊腺瘤呈多房性,囊内含灰白半透明较黏稠的黏液,囊壁内侧光滑,少有乳头状增生。镜下见被覆上皮呈单层高柱状,核多位于基底,染色质纤细,核仁缺如或不明显,无病理性核分裂象（图4-9）。

（3）纤维腺瘤　常见于女性乳腺,多为单发。肿瘤表面光滑或呈结节状,质地坚韧,边界清楚,包膜完整。肿瘤的实质由腺上皮增生形成的腺体及纤维结缔组织两者共同构成（图4-10）。

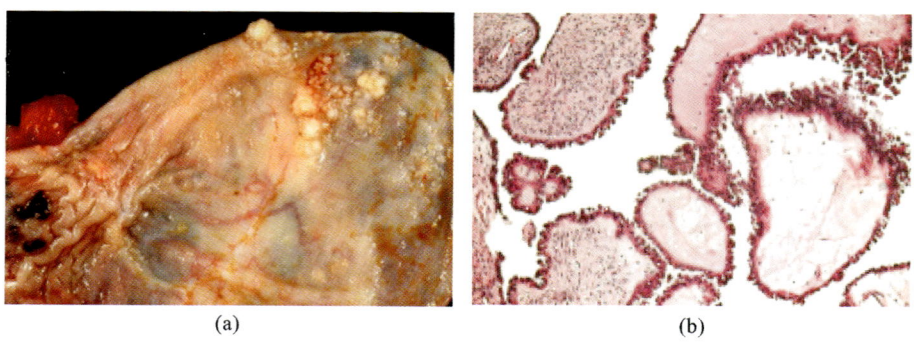

(a) (b)

图 4-8 乳头状浆液性囊腺瘤

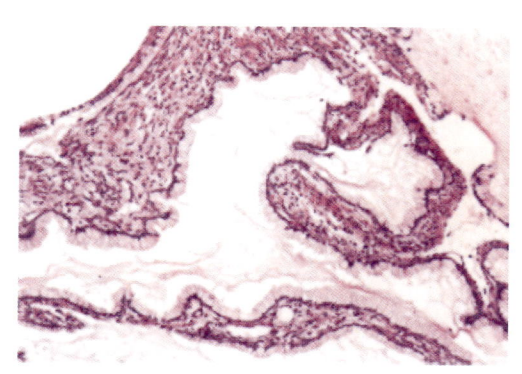

图 4-9 卵巢黏液性囊腺瘤

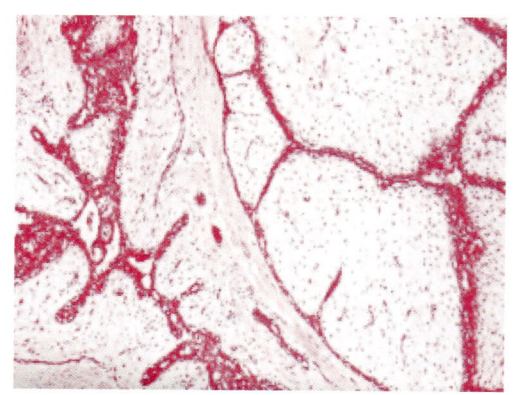

图 4-10 乳腺纤维腺瘤

（4）多形性腺瘤 常发生在涎腺组织,尤其多见于腮腺组织。镜下见多种成分构成鳞状上皮及腺体纤维组织、黏液样组织及软骨样组织。瘤体体积大小不等,呈结节状或分叶状,表面常有包膜,易侵犯包膜,切除后易复发或恶变。

（二）上皮组织恶性肿瘤

由上皮组织起源的恶性肿瘤称为癌。其多见于 40 岁以上的人群,是人类最常见的一类恶性肿瘤,发生率是肉瘤的 9 倍以上。癌组织与周围组织分界不清,质地较硬,切面常为灰白色,较干燥。皮肤、黏膜等部位的癌组织常呈息肉状、菜花状;实质脏器的癌组织常呈树根状、蟹足状。镜下可见癌细胞聚集呈团块状、条索状、巢状排列,称为癌巢,与间质分界清楚。癌多经淋巴道转移,晚期也可经血道转移。

1. 鳞状细胞癌 简称鳞癌,多见于有鳞状上皮覆盖的部位,如皮肤、口腔、唇、食管、宫颈、阴道等处。此外,有些部位如支气管、膀胱、肾盂等处虽无鳞状上皮覆盖,但可通过鳞状上皮化生而形成鳞癌。鳞癌在外观上常呈菜花状或溃疡状,显微镜下可见增生的上皮突破基底膜向深层浸润形成不规则条索形癌巢。高分化的鳞癌,癌巢中可见层状角化物,即角化珠或癌珠,细胞间可见细胞间桥;低分化的鳞癌无角化珠形成,细胞间桥较少,核分裂象甚至病理性核分裂象多见（图 4-11）。

2. 基底细胞癌 来源于表皮基底细胞,多见于老年人面部。基底细胞癌生长慢,表面常形成溃疡,很少转移,对放疗敏感,恶性度低,预后好。

3. 腺癌 起源于腺上皮的恶性肿瘤。根据其形态结构和分化程度可分为三种类型:①管

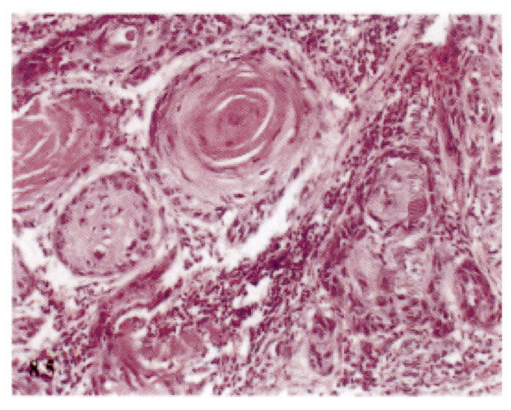

图 4-11　鳞癌

状腺癌,好发于胃肠道、胆囊、子宫体、甲状腺等。癌细胞分化良好,形成腺腔样结构,但腺体大小不等,形状不一,排列不规则。癌细胞常不规则地排列多层。②实体癌,又称单纯癌,属于低分化腺癌,恶性度较高,多见于乳腺。癌细胞异型性明显,形成实体癌巢,无腺腔样结构。根据癌巢的大小及间质的多少可以分为硬癌和髓样癌。③黏液癌,因癌细胞分泌大量黏液使癌组织呈半透明胶冻样,又称胶样癌,常发生于胃肠道。镜下见大量黏液堆积在腺腔内,部分黏液聚积在癌细胞内将核挤向一侧,使该细胞呈印戒状,称之为印戒细胞。当印戒细胞为构成癌的主要成分时称印戒细胞癌。

二、间叶组织肿瘤

(一) 间叶组织良性肿瘤

1. 纤维瘤　纤维组织的良性肿瘤,常见于躯干与四肢皮下。肿瘤呈结节状,有完整包膜,切面呈灰白色,可见编织纹状。镜下观,肿瘤组织主要由分化良好的纤维组织和丰富的胶原纤维组成,排列成束,互相编织。间质为少量血管和疏松结缔组织。纤维瘤生长缓慢,手术摘除后不易复发。

2. 脂肪瘤　最常见的良性肿瘤,好发于躯干、四肢及腹腔等部位。外观常呈分叶状,有包膜,质地较软,切面呈淡黄色。镜下观,瘤细胞由成熟的脂肪细胞组成。手术易摘除,不易复发。

3. 平滑肌瘤　最多见于子宫,其次为胃肠道。可单发也可多发,肿瘤呈球状,边界清楚,切面呈灰白色编织状(图 4-12)。瘤组织由形态较一致的梭形平滑肌细胞构成,细胞排列呈束状,互相编织。术后不易复发,预后好。

4. 脉管瘤　包括血管瘤及淋巴管瘤,以血管瘤多见。常见于儿童的皮肤、唇、舌、肝脏等处,多为先天性,一般随身体发育而长大,成年后一般停止生长,甚至自然消退。血管瘤呈紫红色或红色,可平坦或隆起于表面,无包膜,与周围界限清楚,呈浸润性生长。淋巴管瘤由增生的淋巴管

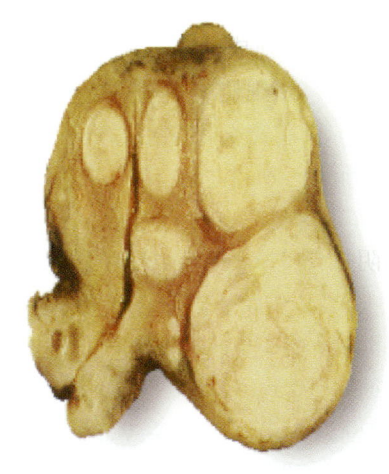

图 4-12　多发性子宫平滑肌瘤

构成,呈灰白色,半透明,无包膜,与周围组织界限不清。

(二)间叶组织恶性肿瘤

间叶组织的恶性肿瘤称为肉瘤,较癌少见,好发于青少年。肉瘤质软,切面呈灰红色,湿润,似新鲜的鱼肉。镜下见肉瘤细胞弥散分布,实、间质分界不清,间质血管丰富,纤维组织少。肉瘤多呈浸润性生长,易发生血道转移。

1. 脂肪肉瘤 好发于大腿及腹膜后等深部的原始间叶组织。肉眼观,多呈结节状或分叶状,可似脂肪瘤,亦可呈黏液样或鱼肉样。镜下见瘤细胞形态多种多样,以出现脂肪母细胞为特点,胞质内可见多少不等、大小不一的脂质空泡。有分化成熟型脂肪肉瘤、去分化脂肪肉瘤、黏液样脂肪肉瘤、圆形细胞脂肪肉瘤、多形性脂肪肉瘤等类型,其中后两者恶性程度高。

2. 横纹肌肉瘤 多见于 10 岁以下儿童和婴幼儿。好发于头颈部、泌尿生殖道等,偶可见于四肢。肿瘤由不同分化阶段的横纹肌母细胞组成,分化较高者,胞质红染,可见纵纹和横纹。横纹肌肉瘤恶性程度高,生长迅速,易早期发生血道转移,预后差。

3. 平滑肌肉瘤 多见于子宫及胃肠道,患者多以中老年人为主。肿瘤多呈结节状,部分有假包膜,瘤体切面呈灰红色或灰棕色。镜下见分化好的平滑肌肉瘤类似平滑肌瘤,分化差的异型性明显,核分裂象多见。

4. 骨肉瘤 常见于青少年,为最常见的骨恶性肿瘤。好发于四肢长骨干骺端,尤其是股骨下端和胫骨上端。肉眼观切面呈灰白色、鱼肉状,出血、坏死常见。肿瘤破坏骨皮质,由新生骨掀起其表面的骨外膜与肿瘤上下两端的骨皮质形成三角形隆起,形成 X 线上所见的 Codman 三角。由于骨膜被掀起,在骨外膜和骨皮质之间,可形成与骨表面垂直的放射状反应性新生骨小梁,在 X 线上表现为日光放射状阴影。这些影像学表现是骨肉瘤的特征。镜下,肿瘤细胞异型性明显,呈梭形或多边形,直接形成肿瘤性骨样组织或骨组织,这是诊断骨肉瘤最重要的组织学依据。骨肉瘤恶性程度很高,生长迅速,早期即可发生血道转移。

三、其他组织来源的肿瘤

(一)恶性淋巴瘤

恶性淋巴瘤,是原发于淋巴结或结外淋巴组织的恶性肿瘤。本病多见于男性,中青年。本病按其细胞成分的不同可分为霍奇金淋巴瘤和非霍奇金淋巴瘤两大类。其恶性程度不一,由淋巴-组织细胞系统恶性增生所引起,多发生在颈部淋巴结内。

1. 霍奇金淋巴瘤(HL) 霍奇金淋巴瘤占所有淋巴瘤的 10%~20%,青少年多见。病初发生于一组淋巴结,以颈部淋巴结和锁骨上淋巴结常见,然后扩散到其他淋巴结,晚期可侵犯血管,累及脾、肝、骨髓和消化道等。临床表现为局部淋巴结无痛性肿大,不易推动,伴发热、贫血、体重下降、瘙痒等表现。镜下主要特征是在以淋巴细胞为主的多种炎细胞混合浸润的背景上,有不等量的肿瘤细胞,即 R-S 细胞及其变异细胞组成(图 4-13)。典型 R-S 细胞为双核或多核的瘤巨细胞,其双核面对面对称性排列,形如镜影,又称镜影细胞,其最具诊断价值。霍奇金淋巴瘤可分为淋巴细胞为主型、结节硬化型、混合细胞型和淋巴细胞减少型等组织学类型。我国最常见混合细胞型霍奇金淋巴瘤。

2. 非霍奇金淋巴瘤(NHL) 非霍奇金淋巴瘤占所有淋巴瘤的 80%~90%,40~60 岁人群多见。非霍奇金淋巴瘤病变主要发生在淋巴结、脾脏、胸腺等淋巴器官,也可发生在淋巴结外的淋巴组织和器官。病变淋巴结肿大,呈灰白或粉红色。镜下见淋巴结结构破坏,被肿瘤细

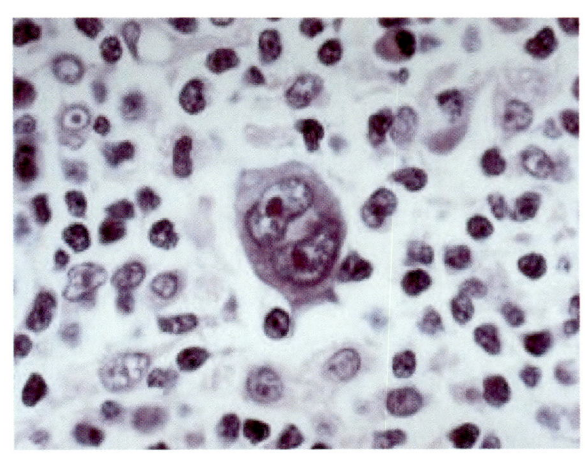

图 4-13　霍奇金淋巴瘤 R-S 细胞

胞所占据,肿瘤细胞排列为弥漫性和结节性两种形式。依据细胞来源将其分为三种基本类型:B 细胞型、T 细胞型和 NK/T 细胞型。临床大多数为 B 细胞型,占总数的 70%～85%。

(二) 皮肤色素痣和黑色素瘤

1. 皮肤色素痣　来源于表皮基底层的黑色素细胞,为良性增生性病变。可见于全身各处的皮肤,其大小不一,有的平坦,有的隆起于皮肤表面,可有少数毛发。镜下见其分化成熟,胞质内含不等量黑色素。根据其在皮肤组织内发生部位的不同可分为:①交界痣:痣细胞在表皮和真皮的交界处生长,形成多个细胞巢团,此型较易恶变为黑色素瘤。②皮内痣:最常见的一种,痣细胞在真皮内呈巢状或条索状排列。③混合痣:同时有交界痣和皮内痣的改变。

2. 黑色素瘤　又称恶性黑色素瘤,是来源于黑色素细胞的一类恶性肿瘤,大多数发生在30 岁以上的人。常见于头颈部、足底、足趾、手指末端及外阴肛门周围等部位皮肤,亦见于黏膜、眼脉络膜等部位。肿瘤颜色呈灰黑色,镜下见瘤细胞呈巢状、条索状或腺泡状排列。黑色素瘤是皮肤肿瘤中恶性程度最高的肿瘤,容易经淋巴道和血道转移。

 课 堂 讨 论

　　患者,女性,46 岁。因右上肢肿胀,右腋下包块 1 个月余入院。查体:右上肢明显肿胀;右侧腋窝可扪及 3 cm×3 cm×3 cm 大小的包块,质硬,边界清楚,可移动;左侧乳房外上限可扪及 2 cm×2 cm×2 cm 大小的结节,边界清楚,无压痛;右侧乳房无异常发现。颈部及上胸部 CT 示:右侧腋窝及右侧锁骨下多个淋巴结肿大。

　　请讨论:

　　1. 初步诊断及诊断依据是什么?

　　2. 该疾病有哪些病理学特点?

(金　静)

直通护考

【A₁型题】

1. 肿瘤恶性程度的高低取决于（　　　）。

A. 肿瘤体积的大小　　　　　B. 肿瘤患者的临床表现　　　C. 肿瘤的生长速度

D. 肿瘤异型性　　　　　　　E. 肿瘤的硬度

2. 癌前病变是指（　　　）。

A. 最终发展成癌的良性病变　B. 有癌变可能的良性病变　　C. 原位癌

D. 溃疡病　　　　　　　　　E. 非典型增生

3. 下列哪项不属于恶性肿瘤的细胞形态特点？（　　　）

A. 瘤细胞核数目不一，形态不规则　　　　B. 核大深染，核仁明显

C. 瘤细胞大小不一，形状不规则　　　　　D. 瘤细胞与来源组织的细胞差异较小

E. 瘤细胞核异常分裂

4. 肿瘤是局部组织的（　　　）。

A. 变性　　　　　　　　　　B. 异常增生　　　　　　　　C. 畸形

D. 化生　　　　　　　　　　E. 再生

5. 下列哪项不属于肿瘤？（　　　）

A. 霍奇金病　　　　　　　　B. 白血病　　　　　　　　　C. 血管瘤

D. 动脉瘤　　　　　　　　　E. 畸胎瘤

6. 肉瘤的肉眼特点是（　　　）。

A. 多呈菜花状，质软切面呈灰白色

B. 多呈结节状，质硬，切面呈灰白色

C. 多呈结节状，质软，切面呈灰红色，似鲜鱼肉状

D. 多呈溃疡状，质硬，切面呈灰红色，似鲜鱼肉状

E. 以上均是

7. 癌的镜下特点是（　　　）。

A. 瘤细胞间可见网状纤维　　B. 间质中血管丰富

C. 实质与间质交织排列

D. 实质细胞形成巢，间质围绕周围

E. 以上均是

8. 下列哪项属于肿瘤的组织结构异型性？（　　　）

A. 瘤细胞失去正常的层次与排列　　　　　B. 核大，大小不等，核畸形

C. 核染色质分布不均，染色深　　　　　　D. 病理性核分裂象

E. 以上均是

9. 下列哪项组织发生的肿瘤不能称为肉瘤？（　　　）

A. 软骨　　　　　　　　　　B. 淋巴管　　　　　　　　　C. 脂肪

D. 胆管上皮　　　　　　　　E. 平滑肌

10. 下列有关恶性肿瘤的选项，哪项是错误的？（　　　）

A. 分化程度高　　　　　　　　　　　　　B. 异型性大

C. 常见病理性核分裂象   D. 常有转移和复发

E. 瘤细胞失去正常的层次与排列

11. 下列哪种组织发生的肿瘤不能称为癌？（　　　）

A. 肠上皮   B. 血管内皮   C. 甲状腺腺上皮

D. 乳腺导管上皮   E. 移行上皮

12. 下列哪项不是肉瘤的特点？（　　　）

A. 青少年多发   B. 属于来源于间叶组织的恶性肿瘤

C. 易发生血道转移   D. 质地较硬、呈灰白色

E. 呈鱼肉状

13. 恶性肿瘤的生长方式是（　　　）。

A. 膨胀性生长   B. 外生性生长   C. 浸润性生长

D. 浸润性生长和外生性生长   E. 以上均是

14. 下列哪项不属于癌前病变？（　　　）

A. 慢性萎缩性胃炎   B. 十二指肠溃疡

C. 经久不愈的皮肤慢性溃疡   D. 黏膜白斑

E. 大肠腺瘤

15. 诊断恶性肿瘤的主要依据是（　　　）。

A. 肿瘤有出血坏死   B. 肿瘤的异型性   C. 肿瘤的大小

D. 肿瘤的肉眼形态   E. 肿瘤有溃疡形成

16. 下列哪种不是恶性肿瘤？（　　　）

A. 肾母细胞瘤   B. 淋巴瘤   C. 间皮瘤

D. 神经母细胞瘤   E. 骨肉瘤

17. 良性肿瘤的异型性主要表现在（　　　）。

A. 瘤细胞大   B. 瘤细胞核大   C. 核仁大

D. 核质比例失常   E. 实、间质排列紊乱

18. 下列哪一项是可确定为恶性肿瘤细胞的形态特点？（　　　）

A. 核大   B. 多核   C. 核仁大

D. 有核分裂   E. 出现病理性核分裂象

19. 下列哪项不是胃黏液癌的形态特点？（　　　）

A. 半透明、胶冻状   B. 印戒细胞   C. 溃疡状

D. 息肉状   E. 癌珠

【A₂型题】

20. 患者，女性，20岁。乳房肿块，边缘清晰，活动度大，生长缓慢。最常见的是（　　　）。

A. 乳管内乳头状瘤   B. 乳腺结核   C. 乳腺纤维腺瘤

D. 乳腺炎性肿块   E. 乳腺囊性增生病

21. 某患者行宫颈活检，镜下见上皮层下部近 2/3 的细胞出现异型性，应诊断为（　　　）。

A. 宫颈黏膜上皮Ⅰ级非典型增生   B. 宫颈黏膜上皮Ⅱ级非典型增生

C. 宫颈黏膜上皮Ⅲ级非典型增生   D. 宫颈原位癌

E. 糜烂性宫颈炎

22. 患者，男性，36岁，肩胛皮下肿物切除半年后复发，活动度差，呈结节状，大小为 10 cm

×5 cm×4 cm,包膜不完整,切面呈粉红色,质地均匀,呈鱼肉样外观。该患者所患疾病最可能是( )。

A. 平滑肌瘤   B. 纤维瘤   C. 脂肪瘤

D. 纤维肉瘤   E. 血管瘤

【A₃型题】

男性,50岁。常有上腹部隐痛不适10余年,近1年症状加重,胃纳欠佳。胃镜:胃角可见0.3 cm×0.8 cm溃疡,幽门螺杆菌(+)。

23. 为了鉴别胃溃疡的良、恶性,应采用下列哪一种检查?( )

A. 癌胚抗原检查   B. 大便隐血检查   C. X线钡餐检查

D. 胃活检病理学检查   E. 腹部CT检查

24. 诊断该疾病的依据是( )。

A. 溃疡的大小   B. 患者的临床表现   C. 溃疡的位置

D. 细胞异型性明显   E. 溃疡的红、肿、痛

第五章 发 热

学习目标

1. 知识目标 掌握发热的概念、分期及各期热代谢的特点;熟悉发热的原因;了解发热机体的功能代谢变化和发热的机制。

2. 能力目标 培养学生对疾病时发热的认识,同时具有解决临床实际问题及解释相关临床表现的能力。

情景导学

魏某,男,19 岁,大一新生,军训第三天因冲洗凉水澡,夜间突发高热、乏力、畏寒并伴全身酸痛急诊入院。

请思考:1. 魏某的发热、畏寒、全身酸痛的症状是如何引起的?

2. 学习和生活中如遇到同学、家人发热都有哪些处理方法呢?

人体具有的完善的体温调节系统,保证了我们机体体温的相对恒定。一般生理状态下,我们的体温维持在 37 ℃左右,正常人昼夜体温稍有波动,凌晨 2—5 时最低,午后 2—5 时最高,但一般不超过 1 ℃。根据测定部位的不同,体温可略有差异。但是当机体在致热原的作用下,体温调节中枢调定点上移引起的调节性体温升高被称为发热。

发热是一种重要的病理过程。生理状态下,正常成人的体温维持在 37 ℃左右,一般以超过正常体温 0.5 ℃为判断标准。应当注意,临床上体温升高并不都是发热。由于体温调节障碍、散热障碍或产热器官的功能异常等导致的非调节性体温升高称为过热。发热是主动的体温升高,过热是被动性的。体温升高主要包括两大类(图 5-1)。了解发热过程中的基本特点,对疾病的情况评估具有重要的参考价值。

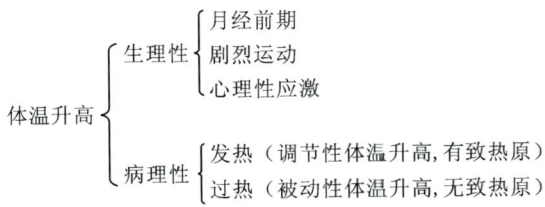

图 5-1 体温升高分类

第一节　发热的原因和发生机制

一、发热的原因

发热通常是发热激活物作用于机体，激活产内生致热原细胞，引起产内生致热原细胞产生和释放内生致热原，再经一系列后续环节引起的体温升高。

（一）发热激活物

发热激活物是指能够激活体内产生产内生致热原细胞，使其产生和释放内生致热原的物质，包括外致热原和某些体内产物。

1. 外致热原　外致热原是指来自体外的致热物质，包括细菌、病毒、真菌、疟原虫、支原体、衣原体等病原微生物及其产物。其中最常见的是革兰阴性菌产生的内毒素，这种毒素耐热性高，一般方法不易清除，也是血液制品和输血过程的主要污染物。

这种主要由病原微生物侵入机体引起的发热称为感染性发热或传染性发热，占所有发热的 $50\%\sim60\%$，其中细菌引起的感染性发热又是最常见的，约占 43%。

2. 体内产物　体内产物是机体内产生的致热物质，主要包括恶性肿瘤细胞代谢产物、抗原抗体复合物、某些胆固醇等。这类发热区别于感染性发热，因其是由非生物病原体引起的发热，又称为非感染性发热。

发热激活物由于相对分子质量大而不能通过人体的血脑脊液屏障，不能直接作用于体温调节中枢引起发热。

（二）内生致热原

内生致热原（EP）是指在发热激活物作用下，由产内生致热原细胞产生和释放的，可引起体温升高的一类物质。体内能够产生并释放内生致热原的细胞称为产内生致热原细胞，主要包括巨噬细胞、淋巴细胞、单核细胞、星状细胞以及肿瘤细胞等。发热激活物与体内产内生致热原细胞结合后将其激活，细胞质内即合成内生致热原并释放入血。

内生致热原相对分子质量小，可通过血脑脊液屏障直接作用于体温调节中枢引起发热。

二、发热的发生机制

大量研究证明，目前认为的发热的机制主要由三个基本环节：①致热原信息传入中枢；②体温调节中枢调定点上移；③调温效应器反应。

发热的机制可概括为：发热激活物与机体产内生致热原细胞结合，使其产生和释放 EP，EP 再经血脑脊液屏障进入脑内，作用于下丘脑前部的体温调节中枢，致其释放中枢发热介质，引起的体温调节中枢调定点上移。机体在新的体温水平进行调节，交感神经兴奋，释放儿茶酚胺，皮肤、黏膜处的血管收缩，散热减少；同时，运动神经兴奋，骨骼肌收缩增强，产热增多。最终,产热多于散热,体温逐步升高到与新的调定点水平相适应,从而引起发热(图5-2)。

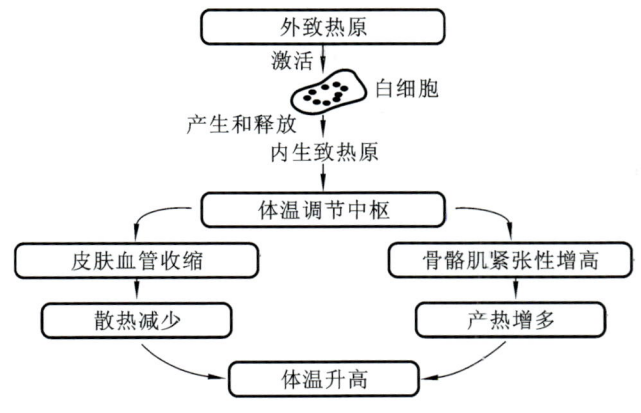

图 5-2 发热的发生机制示意图

知识链接

发热的分类

发热根据体温升高的程度分为:低热(38 ℃以下)、中热(38.1～39 ℃)、高热(39.1～41 ℃)、过高热(41 ℃以上)四类。另根据热型(即体温曲线)不同分为五类:①稽留热:体温持续在39～40 ℃甚至更高,24 h内波动不超过1 ℃,常见于大叶性肺炎、伤寒等。②弛张热:持续高热,24 h内波动超过1 ℃,可达2～3 ℃,常见于风湿热、败血症等。③间歇热:体温骤升至39 ℃以上,持续数小时后又降至正常水平,每日或隔日反复一次,常见于疟疾、急性肾盂肾炎等。④回归热:也称波浪热,指体温升高至39 ℃以上,数日后逐渐下降至正常,持续数日后又逐渐升高,可见于回归热、霍奇金病等。⑤不规则热:热型曲线不规律,发热持续时间不定,可见于结核病、小叶性肺炎等。

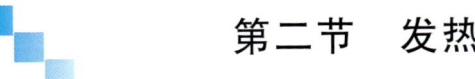

第二节 发热的过程

发热的临床过程大致分为体温上升期、高热持续期和体温下降期(图5-3)。
各期的热代谢特征和临床表现等见表5-1。

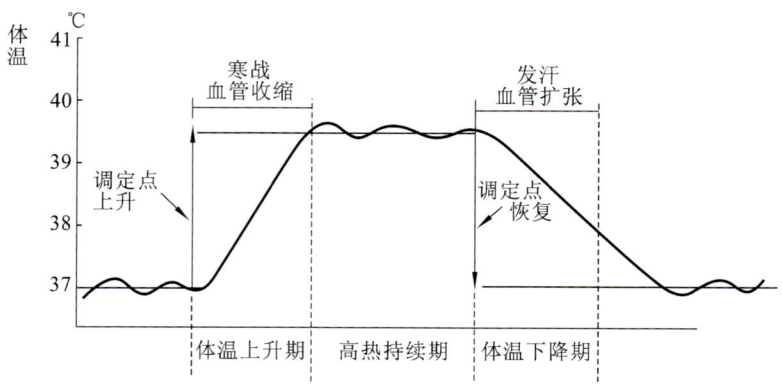

图 5-3　发热的分期

表 5-1　发热的各期特征

分期	调定点变化	热代谢特征	机制和临床表现
体温上升期	上移	产热＞散热	1. 皮肤苍白：皮肤血管收缩，畏寒 2. 血流减少，温度下降 3. 寒战：运动神经兴奋，骨骼肌不随意收缩 4. "鸡皮疙瘩"：交感神经兴奋，竖毛肌收缩
高热持续期	保持在一定高度	产热＝散热	1. 肤色变红、寒战停止：皮肤血管扩张 2. 自觉发热：血流量增加，温度上升 3. 口唇干燥：皮肤温度升高，水分蒸发较多
体温下降期	下降至正常	产热＜散热	大量出汗：皮肤血管进一步扩张，汗腺分泌增加，严重者可脱水

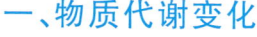

第三节　发热时机体的代谢与功能变化

一、物质代谢变化

发热时机体的物质分解代谢增强，这是体温升高的物质基础。一般而言，体温每升高 1℃，基础代谢率约提高 13％。由于发热时机体物质消耗明显增加，对于持久发热而营养物质没有及时补充的病人，会导致消瘦和体重下降。

1. 糖代谢　发热时因产热的需要，能量消耗大大增加，糖的分解代谢增强，从而使血糖增高。由于氧供应相对不足，葡萄糖无氧酵解增强，产生大量乳酸。这也是发热病人最容易出现代谢性酸中毒的原因。

2. 脂肪代谢　发热时，脂肪分解代谢明显增强，病人可出现消瘦、酮血症等表现。

3. 蛋白质代谢 机体蛋白质分解代谢增强,引起血浆蛋白质减少、氮质血症及尿素排出增多等。此时若蛋白质补充不足,可产生负氮平衡,机体抵抗力下降,组织修复能力下降。

4. 维生素代谢 发热导致维生素消耗增多,加上食欲不振,病人容易出现维生素缺乏,尤其缺乏 B 族维生素、维生素 C,应注意及时补充。

5. 水、电解质的代谢 在体温上升期及高热持续期,肾血管收缩导致尿量明显减少,体内水、钠潴留,血浆 Na^+、Cl^- 水平增高。而在体温下降期,病人因尿量增加,大量出汗和经皮肤、呼吸道蒸发的水分过多,可引起脱水,应注意适当补充电解质和水分。

二、机体功能变化

1. 中枢神经系统功能改变 中枢神经系统兴奋性增高,病人可出现头晕、头疼、烦躁、幻觉等症状。6 个月至 6 岁的儿童高热时,还可出现全身或局部肌肉抽搐,称为热惊厥,可能与小儿中枢神经系统发育不成熟有关。反复惊厥可造成小儿脑损伤、智力损害甚至癫痫,所以应对小儿发热时应密切观察。

2. 呼吸系统功能改变 发热时呼吸中枢兴奋,从呼吸道散发更多的热量,对机体有利,但是呼吸加快、加深,二氧化碳排出过多,可引起呼吸性碱中毒。

3. 消化系统功能改变 发热时交感神经兴奋,消化液分泌减少,水分蒸发较多,消化酶活性降低,胃肠道蠕动减慢,病人常有食欲减退、厌食、口干、便秘等症状。

4. 循环系统功能改变 发热时心率加快,一般体温每上升 1 ℃,心率平均增加 18 次/分,儿童增加更多,这可能与血液温度增高对窦房结的刺激有关。如果心率过快,增加心脏负荷反而会导致心输出量下降。因此,发热时建议安静休息,减少体力劳动,避免情绪激动,以避免诱发心力衰竭。

5. 泌尿系统功能改变 体温上升期,肾血管会收缩,尿量减少,尿比重增高;高热持续期,肾小管上皮细胞损伤,可出现轻度蛋白尿和管型尿;体温下降期,肾血管扩张,增加尿量,尿比重也逐渐正常。

（李　永）

🏥 直通护考

【A₁型题】

1. 有关发热概念的概述,下列哪一项是正确的?（　　　）
   A. 体温超过正常值 0.5 ℃　　　　　　　　B. 产热过程超过散热过程
   C. 是临床上常见的一种疾病　　　　　　　D. 由体温调节中枢调定点上移引起
   E. 由体温调节中枢调节功能障碍所致

2. 发热机制的中心环节是（　　　）。
   A. 外致热原的作用　　　　B. 体内产物的作用　　　　C. 产热大于散热
   D. 内生致热原的作用　　　E. 体温调节中枢的调定点上移

3. 体温调节中枢的高级部分是（　　　）。
   A. 视前区下丘脑前部　　　B. 延髓　　　　　　　　　C. 脑桥
   D. 中脑　　　　　　　　　E. 脊髓

4. 人体最重要的散热途径是（　　　）。

A. 肺   B. 皮肤   C. 尿   D. 粪便   E. 肌肉

5. 体温上升期的热代谢特点是（   ）。

A. 产热多于散热   B. 产热小于散热   C. 产热障碍

D. 散热障碍   E. 产热等于散热

6. 发热时可引起（   ）。

A. 心率加快   B. 消化不良   C. 分解代谢增加

D. 呼吸加快   E. 以上均可

7. 发热激活物的作用部位是（   ）。

A. 产内生致热原细胞   B. 体温调节中枢   C. 骨骼肌

D. 皮肤血管   E. 汗腺

8. 体温下降期的特点是（   ）。

A. 产热和散热平衡   B. 散热多于产热   C. 产热多于散热

D. 产热障碍   E. 散热减少

9. 下列不属于发热激活物的是（   ）。

A. 细菌   B. 类胆固醇代谢产物   C. 疟原虫

D. cAMP   E. 以上都不是

10. 体温上升期，病人不会出现的表现是（   ）。

A. 寒战   B. "鸡皮疙瘩"   C. 畏寒

D. 皮肤苍白   E. 皮肤潮红

11. 高热持续期，病人不会出现的表现是（   ）。

A. 皮肤温度增高   B. 自觉发热   C. 畏寒

D. 口唇干燥   E. 皮肤发红

12. 下列关于发热激活物的叙述，不正确的是（   ）。

A. 可激活产内生致热原细胞的物质

B. 可以是外致热原，也可以是体内产生的物质

C. 就是内生致热原

D. 可以是感染性的，也可以是非感染性的

E. 多通过内生致热原引起发热

13. 严重高热病人未经任何处理首先容易发生（   ）。

A. 低渗性脱水   B. 等渗性脱水   C. 高渗性脱水

D. 肾排水下降引起潴留   E. 热惊厥

【A₂型题】

14. 病人，女性，29岁。因车祸伤入院，经输血、输液治疗后，突然出现寒战和高热。试分析其治疗过程中发热的主要原因是（   ）。

A. 淋巴因素   B. 内毒素污染   C. 内生致热原的作用

D. 抗原抗体复合物   E. 类固醇产物

15. 病人，男性，4岁。因鼻塞、流涕、发热、咽喉痛入院就诊。体格检查：T 38.7 ℃，P 97次/分，R 34次/分。分析发热时病人若过度肺通气，CO_2排出过多，会发生哪种酸碱平衡紊乱？（   ）

A. 呼吸性碱中毒   B. 呼吸性酸中毒   C. 代谢性酸中毒

D. 代谢性碱中毒   E. 代谢性碱中毒合并呼吸性酸中毒

第六章　水、电解质代谢紊乱

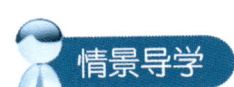 学习目标

1. 知识目标　掌握脱水、高钾血症、低钾血症的概念；熟悉脱水的原因及对机体的影响，钾代谢紊乱的原因及对机体的影响，水肿的概念及机制；了解常见类型水肿的临床特点及对机体的影响。

2. 能力目标　培养学生观察和识别水、电解质代谢紊乱病变特点的能力，具备水、电解质代谢紊乱病变护理的理论基础。

水和电解质是机体重要的组成成分，在生命活动中起着非常重要的作用。机体体液的容量、分布及其组成成分（电解质与非电解质两大类）都必须保持相对稳定，才能保证机体的代谢活动以及各器官、组织功能的正常进行。机体内的水、电解质的动态平衡主要是通过神经内分泌的调节来实现的，肾脏在维持体液平衡中起着至关重要的作用。机体对水平衡的调节，主要是通过下丘脑的口渴中枢和血管升压素（抗利尿激素，ADH）的作用来实现；对钠、钾离子浓度的调节，主要是通过醛固酮的作用来完成。许多疾病、病理过程、外界环境的急剧变化以及某些医源性因素，均可致水、电解质代谢紊乱，破坏机体内环境的相对稳定，从而导致全身各系统、各器官功能障碍，甚至危及生命。

第一节　水、钠代谢紊乱

情景导学

某患儿，不明原因出现腹泻、呕吐不止、不能进食，其精神萎靡，皮肤弹性减退、双眼凹陷、前囟塌陷。

请思考：该患儿皮肤弹性减退、双眼凹陷、前囟塌陷可能是哪些原因造成的？

水、钠代谢紊乱是临床上最为常见的水、电解质代谢紊乱，常导致体液容量和渗透压改变。临床上常表现为体液的丧失（脱水），体液在组织间隙过多积聚（水肿），机体内水过量引起稀释

性低钠血症(水中毒)等。本节主要讨论脱水和水肿。

一、脱水

脱水是指各种原因引起的体液容量明显减少,并出现一系列功能代谢变化的病理过程。正常血液中钠浓度为 $130\sim150$ mmol/L,血浆渗透压正常值为 $280\sim310$ mmol/L。根据脱水时细胞外液渗透压不同,可将脱水分为三种类型:高渗性脱水、低渗性脱水和等渗性脱水。

(一) 高渗性脱水

高渗性脱水是指失水多于失钠、以失水为主的脱水,脱水后血清钠浓度大于150 mmol/L,血浆渗透压大于310 mmol/L。

1. 原因

(1) 饮水不足　常见于沙漠迷路等水源断绝或因病不能或不会饮水者,如昏迷患者、咽喉或食管病症患者发生饮食障碍、婴幼儿、极度衰弱者或丧失口渴感者等。

(2) 失水过多　主要见于:①经皮肤、肺丢失:如高热患者或在高温作业的工人,由于出汗以及呼吸蒸发水分量增多。②经消化道丢失:婴幼儿水样腹泻或严重呕吐、腹泻者。③经肾丢失:如尿崩症患者可排出大量的低渗尿,或反复使用高渗溶液(如甘露醇、高渗葡萄糖等)可引起渗透性利尿。

2. 对机体的影响　本型脱水失水多于失钠,细胞外液呈高渗状态,水分由细胞内向细胞外转移。因此,细胞外液容量的减少不明显而细胞内液容量明显减少。其临床表现主要有:

(1) 口渴　细胞外液的渗透压增高,刺激下丘脑的口渴中枢产生口渴感。

(2) 尿量减少　细胞外液的渗透压增高,刺激下丘脑的渗透压感受器,引起抗利尿激素分泌增多,使肾小管对水分的重吸收增多,导致尿量减少而尿比重增加。

(3) 脱水热　严重脱水时,汗腺汗液分泌减少,散热减少,导致患者体温上升,临床上以婴幼儿最为多见。

(4) 中枢神经系统功能紊乱　细胞外液的渗透压升高可使脑细胞脱水,从而引起中枢神经系统功能紊乱。

(二) 低渗性脱水

低渗性脱水是指失钠多于失水、以失钠为主的脱水,脱水后血清钠浓度小于130 mmol/L,血浆渗透压小于280 mmol/L。

1. 原因

(1) 消化液大量丢失　一般多见于呕吐、腹泻、胃肠引流等。

(2) 经肾丢失　主要见于:①长期大量使用排钠利尿药,如呋塞米、依他尼酸等;②肾上腺皮质功能不全,导致醛固酮分泌不足,或肾小管上皮细胞病变对醛固酮的反应性下降,使肾小管重吸收钠减少;③急性肾功能衰竭的多尿期,水、钠排出量增多。

(3) 其他　如大量出汗、大面积烧伤、大量抽放胸水、腹水之后仅补充水分而未补充钠盐等。

在上述各种原因所引起的体液过多丢失,只补充水和葡萄糖溶液而未及时补充钠盐,均可发生低渗性脱水。

2. 对机体的影响　低渗性脱水,由于失钠多于失水,使细胞外液形成低渗状态,致使水分由细胞外向细胞内转移。因此,细胞内液的容量相对增多,而细胞外液的容量明显减少。

(1) 眼窝凹陷、皮肤弹性降低　这是因为水分由细胞外向细胞内转移,使组织间液明显减少而引起的脱水体征。

（2）尿量变化　早期,细胞外液处于低渗状态,抗利尿激素分泌减少,肾小管上皮细胞对水的重吸收减少,从而排出低渗尿,尿比重也降低;严重时,因为血容量不足,可以刺激容量感受器而使抗利尿激素分泌增多,肾重吸收水分也增多,致尿量减少、尿比重升高。

（3）外周循环衰竭（休克）　由于细胞外液的容量明显减少,患者早期就可以出现休克,如四肢厥冷、脉搏细速、血压下降、尿量减少等。

（4）细胞水肿　由于细胞外液向细胞内转移,从而导致细胞内水肿,如脑水肿等。

（三）等渗性脱水

等渗性脱水是指水与钠等比例丢失,脱水后血清钠浓度为 $130\sim150$ mmol/L,血浆渗透压为 $280\sim310$ mmol/L。

1. 原因　任何形式的等渗体液大量丢失所引起的脱水,在短时间内均属于等渗性脱水。此型脱水在临床上最常见,多见于:①胃肠液丢失,如严重呕吐、腹泻、胃肠引流等;②大面积烧伤,导致大量血浆丢失;③大量抽放胸水、腹水等。

2. 对机体的影响　等渗性脱水主要表现为细胞外液容量减少,而细胞内液容量变化不大。由于细胞外液的容量减少,使醛固酮和抗利尿激素分泌增多。患者表现出尿量减少、尿钠减少、尿液浓缩、尿比重增高等现象。若细胞外液的容量明显减少,则可出现外周循环衰竭。

等渗性脱水的患者,如未得到及时处理,则可因皮肤水分蒸发、呼吸等途径而不断丢失水分从而转变为高渗性脱水;若只给患者补充了水分而忽视了钠的补充,则可转变为低渗性脱水。

（四）脱水的防治原则

首先要防治原发病,其次补液按"缺什么、补什么""缺多少、补多少"的原则进行补充。

1. 高渗性脱水　在治疗原发疾病的基础上,则应该以补水为主,能口服者口服,不能口服者可输注 5% 葡萄糖溶液,之后再补充一定量的含钠溶液,以免细胞外液出现低渗状态。

2. 低渗性脱水　由于失钠大于失水,细胞外液呈低渗状态。临床表现为患者皮肤弹性降低、眼窝凹陷、休克等一系列的外周循环衰竭症状。因此,应该以补钠为主,适当补充一定量的 5% 葡萄糖溶液。

3. 等渗性脱水　由于水、钠等比例丢失,因此,此类脱水在补液时必须按生理盐水与 5% 葡萄糖溶液 $1:1$ 的比例补充,以防止转变为高渗性脱水或低渗性脱水。

三种类型脱水的比较见表 6-1。

表 6-1　三种类型脱水的比较

区别点	高渗性脱水	低渗性脱水	等渗性脱水
特征	失水多于失钠	失钠多于失水	水、钠等比例丢失
失水部位	细胞内液丢失为主	细胞外液丢失为主	细胞外液丢失为主
血钠浓度	大于 150 mmol/L	小于 130 mmol/L	$130\sim150$ mmol/L
血浆渗透压	大于 310 mmol/L	小于 280 mmol/L	$280\sim310$ mmol/L
主要临床表现	口渴、脱水热、尿少、尿比重高、中枢神经系统功能紊乱	眼眶凹陷、皮肤弹性降低	严重时血压下降
补液原则	补水为主	补钠为主	补水补钠

二、水肿

过多体液在组织间隙或体腔中积聚称为水肿。体液在体腔中过多积聚称为积水或积液，如胸腔积水(胸水)、腹腔积水(腹水)等。

水肿可有多种分类方法，根据水肿分布范围，可将水肿分为全身性水肿和局部性水肿；按水肿发生部位可分别称为脑水肿、肺水肿、皮下水肿等；也可按水肿发生的原因和机制命名，如心性水肿、肾性水肿、肝性水肿、营养不良性水肿、血管神经性水肿等。水肿不是一种独立性的疾病，而是许多疾病病程中的一项重要病理过程。

(一) 水肿发生的原因和发生机制

正常人体中的组织间液维持恒定的量，大约占体重的 15％。组织间液量之所以相对恒定，主要是依靠血管内外的体液交换和机体内外的体液交换两个方面的动态平衡来维持，其中任何一方面动态平衡发生了异常，都可引起水肿(图 6-1)。

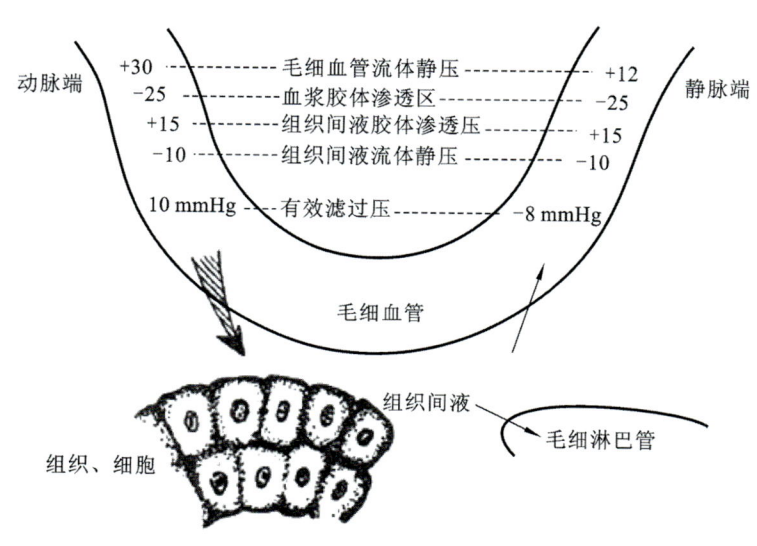

图 6-1　组织间液的生成与回流

1. 血管内外液体交换失平衡　维持机体血管内外液体交换处于动态平衡，取决于体内两种力量的对比，一种是促使液体由毛细血管内滤出到血管外的力量，即毛细血管流体静压(平均为 2.26 kPa)和组织间液胶体渗透压(平均为 0.67 kPa)；另一种是促使液体由血管外回流入毛细血管内的力量，即血浆胶体渗透压(平均为 3.72 kPa)和组织间液流体静压(平均为 −0.86 kPa)。这两种力量之间的差称为毛细血管有效滤过压，组织间液量的多少则取决于有效滤过压的大小。除此以外，毛细血管壁通透性和淋巴液的回流状态对体液交换也具有较大的影响。

正常的毛细血管有效滤过压为 0.07 kPa。通过有效滤过压所形成的这部分组织间液很快被淋巴管运走，再次进入血液循环，从而保持组织间液的生成和回流处于平衡状态。如果这种平衡遭到破坏就可能引起水肿。导致血管内外液体交换失平衡的原因有如下几项：

(1) **毛细血管流体静压增高**　最常见的原因是由于静脉淤血，引起静脉端的流体静压增高，致使组织间液生成增多而引起水肿。如右心衰竭可引起体循环静脉压升高导致全身性水肿；肝硬化可导致肝静脉回流受阻和门静脉高压引起腹水。

（2）血浆胶体渗透压降低　　血浆蛋白（尤其是清蛋白）的含量减低，致使血浆胶体渗透压降低，引起组织间液回流减少。常见原因有：①蛋白质摄入不足：多见于禁食、营养不良或胃肠道消化、吸收功能障碍。②蛋白质合成障碍：多见于严重肝功能不全（如肝硬化）。③蛋白质丢失过多：多见于肾病综合征，有大量蛋白质从尿液中排出。④蛋白质分解增加：多见于慢性消耗性疾病，如晚期恶性肿瘤等。

（3）毛细血管壁通透性增高　　血浆清蛋白经过通透性增高的毛细血管壁进入组织间隙，从而引起组织间液的胶体渗透压升高、血浆胶体渗透压降低以利于液体的滤出。常见于各种炎症、缺氧、变态反应、酸中毒等。

（4）淋巴回流受阻　　淋巴液的回流是维持血浆与组织间液液体平衡的重要因素之一。因此，当淋巴管道阻塞（如丝虫病、瘤细胞所致）或局部淋巴结摘除之后（如乳腺癌根治术的广泛淋巴结摘除等），致使淋巴回流受阻，血浆与组织间液液体交换失去平衡，从而发生水肿。

2. 机体内外液体交换失平衡　　正常人体主要是通过肾小球的滤过和肾小管的重吸收来调节水和钠盐的摄入量与排出量，维持它们之间的动态平衡，以保证体液总量和组织间液量的相对恒定。当某些因素引起球-管失平衡，就会造成水、钠潴留，从而引起水肿。

1）肾小球滤过率下降

（1）广泛肾小球病变　　主要见于：①急性肾小球肾炎：由于肾小球细胞发生增生、肿胀压迫肾小球内毛细血管，使肾小球毛细血管腔阻塞，肾小球滤过率下降。②慢性肾小球肾炎：由于肾单位遭到进行性破坏，使肾小球滤过面积减少，导致肾小球滤过率随之下降。

（2）有效循环血量下降　　当心力衰竭、肝硬化伴腹水时，引起机体有效循环血量减少，肾脏血流量随之减少，并激活肾素-血管紧张素系统，使肾脏血管收缩，肾血流量进一步减少，肾小球滤过率下降。

2）肾小管重吸收钠、水增多　　无论肾小球的滤过率是否有减少，只要肾小管和集合管对钠、水的重吸收增多，就可以引起钠、水潴留。这是导致全身性水肿的重要发病环节。

（1）近曲小管对钠、水的重吸收增加　　①肾小球滤过分数增加：多见于充血性心力衰竭等因素引起有效循环血量减少，肾小球出球动脉的收缩比入球动脉的收缩更加明显，使肾小球的滤过分数增高（滤过分数＝每分钟肾小球滤过率/肾血浆流量），促进近曲小管对钠、水的重吸收。②心房钠尿肽分泌减少：有效循环血量明显减少时，可使心房牵张感受器的兴奋性降低，致使心房钠尿肽的分泌减少，使近曲小管对钠、水的重吸收增加。

（2）远曲小管、集合管对钠、水的重吸收增加　　醛固酮、血管升压素（抗利尿激素）分泌增多，可促进远曲小管、集合管对钠、水的重吸收增加。而当心力衰竭、肝硬化并伴有腹水引起循环血量减少时，肾小球的血流量不足或肾小球的滤过率下降，均可以刺激肾脏球旁细胞分泌肾素，并可激活肾素-血管紧张素-醛固酮系统，使醛固酮的分泌增多，促进肾脏远曲小管和集合管对钠的重吸收，进而血钠浓度增高，血浆渗透压升高以及有效循环血量减少，使抗利尿激素的释放增加，肾脏远曲小管和集合管对水的重吸收增加，造成水、钠在体内过多潴留。醛固酮、抗利尿激素之所以增多，除了机体分泌增多以外，也可与激素灭活不全（肝功能不全）等因素有关。

3）肾脏血流重新分布　　肾脏皮质肾单位的髓袢较短，对钠、水的重吸收能力相对较弱，而近髓肾单位的髓袢较长，对钠、水重吸收能力相对较强。在某些病理情况下，如心力衰竭、肝硬化等可使有效循环血量减少，此时交感神经兴奋，肾素分泌增多，由此导致皮质肾单位血管收缩，肾内血液重新分布，致使皮质肾单位血流量明显减少，而近髓肾单位的血流量则明显增加,促使近髓肾单位髓袢对钠、水的重吸收增加。

临床上常见的水肿,仅由单一因素引起的并不多见,通常是由几种因素共同或相继作用而导致的结果。

(二)常见水肿的类型

1. 心性水肿 心性水肿主要指右心衰竭而引起的全身性水肿。形成机制主要是:

(1)心脏排血量减少,机体有效循环血量不足可导致:①肾脏血流量减少以及肾血管收缩,使肾小球滤过率随之下降而引起钠、水潴留;②肾素-血管紧张素-醛固酮系统活性增加,使肾远曲小管、集合管对钠、水的重吸收增加;③由于交感神经兴奋,致肾内血液出现重新分布以及肾小球的滤过分数增加,进而促使近髓肾单位的髓袢及近曲小管对钠、水的重吸收增多。

(2)静脉回流受阻 可引起静脉淤血、静脉内流体静压增高和淋巴液回流受阻,使组织间液的生成大于回流而引起水肿;此外,当肝脏、胃肠道淤血及蛋白质合成减少时,导致血浆胶体渗透压降低,以上因素均与水肿的发生有关。

2. 肾性水肿 肾性水肿主要是指肾脏在原发性疾病过程中所发生的水肿,多见于急性肾小球肾炎、肾病综合征等。由于疾病种类的不同,肾性水肿发生的机制亦不同。

(1)肾病综合征 主要是由于患者长期、大量的蛋白尿,导致血浆胶体渗透压降低,使组织间液回流减少。

(2)急性肾小球肾炎 肾小球的增生性病变可使其滤过率下降,从而引起钠、水潴留。

3. 肝性水肿 肝性水肿多为严重的肝脏疾病所引起的水肿,主要表现为腹水,全身性水肿往往不明显,最常见于各种肝硬化、肝癌。其形成机制主要是:

(1)血管内外的液体交换失平衡 包括:①毛细血管内流体静压增高:因门静脉压增高,可使胃肠静脉的血液回流受阻而导致淤血,使毛细血管内流体静压增高。②血浆胶体渗透压降低:因静脉血液的回流受阻而使胃肠道淤血,蛋白质消化吸收障碍。同时,肝脏功能障碍,使蛋白质合成减少,血浆蛋白含量随之减少,血浆胶体渗透压也随之降低。③毛细血管壁通透性增高:胃肠道淤血时,缺氧和酸中毒可致毛细血管壁通透性增高。④淋巴回流受阻:因肝脏内结缔组织增生,使再生的肝小叶受到压迫以及肝内静脉压的增高,均可限制淋巴液的回流。

(2)机体内外的液体交换失平衡 包括:①肾小球的滤过率下降:主要是因为机体有效循环血量减少所致。②肾小管重吸收钠、水增多:机体有效循环血量减少,使肾内的血液重新分布,醛固酮、抗利尿激素分泌增多。同时,肝功能障碍时肝脏对激素的灭活作用相应减弱,可使醛固酮、抗利尿激素的水平升高,均可导致肾小管重吸收钠、水增多。

4. 肺水肿 肺水肿是指肺组织内有过多的液体积聚。根据水肿液积聚的部位不同,可将肺水肿分为间质性肺水肿与肺泡水肿。肺泡水肿多是由间质性肺水肿发展而来。

在不同的疾病过程中,肺水肿的发生机制不尽相同,主要有:①肺静脉回流受阻:多见于二尖瓣狭窄或左心衰竭时,肺泡壁毛细血管血压升高,使组织液生成增多。②肺内血容量增多:当机体体循环血容量增多或短时间内进行过多、过快的输液时,可使肺内微血管的流体静压升高,而血浆胶体渗透压下降,从而导致组织液生成过多。③肺内微血管壁的通透性增高:这与肺部的炎症、氧中毒、吸入毒气、急性呼吸窘迫综合征(ARDS)等因素有关。④肺组织淋巴回流障碍:肺组织的淋巴回流是一种重要的抗水肿因素。肺癌、矽肺等病变均可引起肺组织淋巴回流障碍。

急性肺水肿多于左心衰竭时发生,患者可突发呼吸困难,多表现为端坐呼吸和心源性哮喘,可咳出白色或粉红色的泡沫样痰;慢性肺水肿的表现多不典型。

(三) 水肿的病变特点及对机体的影响

1. 水肿液的特点

(1) 渗出液　多见于由炎症引起的水肿,如结核分枝杆菌、化脓菌感染等。水肿液的蛋白质含量较高。

(2) 漏出液　指非炎症性原因所引起的水肿,常见于心力衰竭、肝硬化、营养不良性水肿等。水肿液内蛋白质含量较低(淋巴性水肿除外)。

2. 水肿组织的特点　发生水肿的组织或器官,可出现体积增大、包膜紧张、重量增加、色泽苍白而光亮、组织弹性降低、功能下降。水肿发生于体表时,由于液体大量积聚于组织间隙,用手指按压局部时可出现凹陷,故又称为凹陷性水肿。

3. 水肿的分布特点　不同原因引起的水肿,水肿部位分布的特点也有所不同,如心性水肿,水肿首先发生于身体的低垂部位;肾性水肿,水肿首先发生于眼睑或颜面部等疏松组织;肝性水肿则以腹水最为显著。

水肿对于机体的影响主要取决于水肿发生的部位、水肿发展的速度以及水肿持续的时间等。如果水肿发生于非重要生命器官,那么即使分布范围较广的水肿,也可无严重后果。例如,肢体水肿对机体并无太大影响;相反,若水肿发生于重要部位或重要生命器官,那么即使范围不大的水肿,也可带来相当致命的后果。如咽喉部的急性水肿,可导致气道阻塞,甚至窒息致死;脑水肿可引起患者颅内压增高,严重时可导致脑疝形成危及生命;急性肺水肿患者可因呼吸衰竭而危及生命。大量水肿液在组织间隙内积聚,可使细胞与毛细血管之间的距离加大,物质的弥散距离也相应增大,所以如果水肿持续时间过久,可导致组织细胞营养不良,慢性水肿的皮肤则容易发生溃疡,且溃疡不易愈合。水肿病灶对于感染的抵抗力降低,容易合并感染。

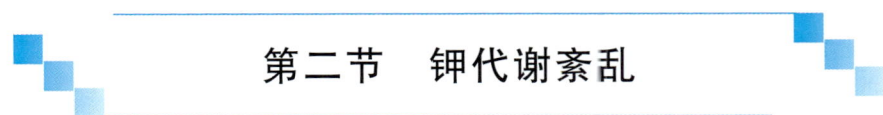

第二节　钾代谢紊乱

一、血钾平衡的调节

正常成人体内总钾量为 2 g/kg 左右,其中 98% 的钾存于细胞内,浓度约为 150 mmol/L,仅有 2% 的钾存在于细胞外,浓度约为 4.2 mmol/L,血清钾浓度为 3.5~5.5 mmol/L。

正常人钾的来源几乎全部从含钾丰富的食物中获取。排泄途径则主要是经过肾脏(占总排泄量 80%~90%)排泄,少量可随粪便、汗液排出。肾脏排泄钾的特点是"多吃多排、少吃少排、不吃也排"。

钾可以参与机体的物质代谢,当糖原、蛋白质合成时,会伴有钾进入细胞内。钾还可以通过细胞膜与细胞外液中的 H^+ 进行交换,参与机体酸碱平衡的调节。钾还能保持细胞膜的静息电位,维持心脏和神经肌肉的正常活动。钾代谢紊乱主要是指细胞外液中钾离子浓度变化异常。

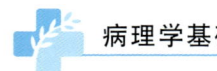

二、低钾血症

血清中钾离子浓度低于 3.5 mmol/L，称为低钾血症。

（一）原因

1. 钾摄入不足　多见于长期不能进食的患者，如手术后禁食、昏迷或消化道梗阻等患者。由于钾的来源不足而肾排钾正常，故引起血清中钾的减少。进食不足或禁食 3～4 天就可引起血清钾减少。

2. 钾的丢失过多　主要见于：①经消化道丢失：这是小儿失钾最常见、最重要的原因。当剧烈呕吐、腹泻或胃肠引流时，钾均可随着消化液从消化道丢失。②经肾脏丢失：这是成人丢失钾最重要的原因。常见于长期或者过多使用排钾利尿剂，使 K^+ 丢失过多；若长期大量使用肾上腺皮质激素，原发或继发性醛固酮增多症，或应激状态均使肾上腺皮质激素分泌亢进，促使钾排出增多；急性肾功能衰竭患者的多尿期亦可使 K^+ 丢失过多。③经皮肤丢失：如大量出汗。

3. 钾向细胞内转移　钾从细胞外向细胞内转移，可致低钾血症，但机体总钾量并未减少。主要见于：①碱中毒：细胞外液中的 H^+ 减少，细胞内的 H^+ 释出以补充，此时细胞外 K^+ 进入细胞内。②糖原合成增加：如应用大剂量的胰岛素治疗糖尿病酮症酸中毒时，血中 K^+ 随着葡萄糖大量进入细胞内，以合成糖原。③家族性周期性麻痹症：是一种遗传性疾病，发作时，细胞外液的钾移入细胞内从而发生低钾血症。

（二）对机体的影响

低钾血症对于机体的影响主要取决于血清中 K^+ 的减少速度和严重程度。一般而言，血清中 K^+ 低于 3.0 mmol/L 时才会出现严重的临床表现。

1. 神经肌肉兴奋性降低　主要表现在骨骼肌，患者出现四肢肌肉软弱无力，严重时可出现软瘫，甚至呼吸肌麻痹或麻痹性肠梗阻。形成的机制主要是：细胞外液中钾离子浓度急剧降低时，细胞内、外液当中钾离子浓度比值增大，使细胞内钾离子外流增多，细胞膜的静息电位负值增大而处于超极化阻滞状态，是肌细胞的兴奋性降低所致。

2. 对心脏的影响　其主要影响是心律失常。表现为：心肌兴奋性增高、自律性增高、收缩性增强、传导性降低，心电图可出现 T 波低平，U 波出现；可有 ST 段压低及 QRS 波增宽。

3. 对酸碱平衡的影响　低钾血症时，可引起细胞外液碱中毒，细胞内液酸中毒。此时肾小管上皮细胞排 H^+ 增加而排 K^+ 减少，使尿液呈酸性，故称为反常性酸性尿。

三、高钾血症

血清中钾离子浓度高于 5.5 mmol/L，称为高钾血症。

（一）原因

1. 钾排出减少　常见于：①急性或慢性肾功能衰竭时，可引起少尿或无尿，使肾脏排泄钾减少甚至不能排钾，这是引起高钾血症最常见的原因；②长期大量使用保钾利尿剂，如螺内酯、氨苯蝶啶等。

2. 钾输入过多　静脉输入钾盐过快、过多，或输入大量库存已久的血液，均可使血钾过高，引起高钾血症。

3. 细胞内钾释出过多　①酸中毒：细胞外液中 H^+ 增多，向细胞内转移，而细胞内的 K^+

则移向细胞外。②大量溶血、组织坏死、创伤及缺氧时，细胞内的 K^+ 过多释放，如果同时伴有肾功能障碍，患者出现少尿、无尿时，则更易引起高钾血症。③高钾血症型周期性麻痹症：是一种少见的遗传性疾病，发作时，常伴有血钾升高。

（二）对机体的影响

1. 对心脏的影响 高钾血症对心脏具有明显的毒性作用，可使心率减慢，出现严重的心律失常甚至导致心搏骤停。发生机制主要是高钾血症改变了心肌细胞的电生理特性，主要表现为心肌的兴奋性增高（严重时降低或消失），心肌的自律性、收缩性、传导性均降低。心电图则主要表现为 T 波高尖、QRS 波增宽。

2. 神经肌肉兴奋性增高 高钾血症时骨骼肌的兴奋性可随血钾的逐步升高经历先升高后降低的过程，患者表现为手足感觉异常，肌肉震颤，严重时甚至出现肌肉软弱无力、麻痹等症状。但是由于高钾血症时心脏的表现异常突出，常常会掩盖骨骼肌的临床表现。

3. 对酸碱平衡的影响 高钾血症可引起细胞外液酸中毒，细胞内液碱中毒。此时，肾小管上皮细胞向管腔分泌 H^+ 减少，使尿液呈碱性，称为反常性碱性尿。

四、钾代谢紊乱的治疗原则

（一）低钾血症的治疗原则

1. 病因治疗 防治原发疾病，去除引起缺钾的原因（如停用某些利尿剂等）。

2. 补钾原则 K^+ 进入细胞内是需要有一个过程的，短时间内不宜输注过多的钾，以免引起血钾过高，使心脏受到抑制。临床补钾需要注意以下几点原则：①口服或经鼻胃管给予氯化钾，仍被认为是首选的给药途径；②严格控制静脉补钾浓度、速度和每日总量；③静脉输入氯化钾浓度＞60 mEq/L 或速度＞20 mEq/h 时，应连续监测心电图，并每 2 h 测一次血清钾；④注意观察低钾血症和高钾血症的临床表现；⑤一旦发生异常情况，立即停止输入含钾液体并报告医生。

3. 促使钾由细胞外向细胞内转移 促使钾由细胞外向细胞内转移的措施包括：①静脉输注 5％碳酸氢钠溶液；②静脉输注葡萄糖溶液和胰岛素等。

4. 增加钾的排出 增加钾的排出的常见措施有：①应用排钾类的药物，如阳离子交换树脂聚磺苯乙烯等；②透析法等。

5. 抗心律失常 抗心律失常可静脉注射或滴注 10％葡萄糖酸钙溶液。

课 堂 讨 论

李某，男，42 岁。全身水肿 1 年。近日见面部及下肢水肿，按之凹陷，自感头晕、乏力，腰酸痛，小便黄少，面部有少数痤疮，面色发红。尿常规：尿蛋白（＋＋＋），红细胞少许，上皮细胞少许。

请讨论：该患者属于哪种类型的水肿？

（冯丽霞）

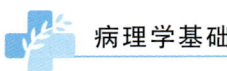 **直通护考**

【A₁型题】

1. 低渗性脱水主要的脱水部位是（　　）。

A. 血浆   B. 淋巴液   C. 细胞内液

D. 细胞外液   E. 体液

2. 眼眶凹陷、皮肤弹性较差，主要是哪个部位的体液丢失所导致的？（　　）

A. 血浆丢失   B. 组织间液丢失   C. 淋巴液丢失

D. 体腔内液丢失   E. 细胞内液丢失

3. 高钾血症对机体最严重的危害是（　　）。

A. 严重酸中毒   B. 呼吸麻痹   C. 急性肾功能衰竭

D. 对心肌的毒性   E. 对脑细胞的损伤

4. 钠、水潴留的主要机制是（　　）。

A. 肾小球滤过障碍   B. 球-管失平衡

C. 肾小球滤过分数增高   D. 血浆胶体渗透压下降

E. 毛细血管内压升高

5. 引起血浆胶体渗透压降低的主要因素是（　　）。

A. 血浆球蛋白减少   B. 血钾浓度降低   C. 血钠含量降低

D. 血浆纤维蛋白原浓度下降   E. 血浆清蛋白减少

6. 严重挤压伤患者会引起（　　）。

A. 高钠血症   B. 低钾血症   C. 高钾血症

D. 水肿   E. 低钠血症

7. 缺钾患者补钾时下列哪项严禁使用？（　　）

A. 无尿患者不宜补钾   B. 口服氯化钾

C. 静脉滴注补钾不宜过浓   D. 静脉滴注补钾不宜过快

E. 10%氯化钾溶液静脉注射

8. 下列哪项不是引起外科手术后低钾血症的原因？（　　）

A. 呕吐   B. 术后禁食

C. 术后注射大量葡萄糖溶液   D. 胃肠引流

E. 术后输入大量库存血

9. 判断机体是否有水肿的较理想的方法是（　　）。

A. 检查肾功能   B. 是否有凹陷性水肿   C. 肉眼观察

D. 测量体重   E. 活体组织病理检查

【A₂型题】

10. 某患者口渴、尿少、尿钠含量高、血钠160 mmol/L,其属于何种类型水、电解质代谢紊乱？（　　）

A. 等渗性脱水   B. 低渗性脱水   C. 水中毒

D. 高渗性脱水   E. 水肿

11. 某急性肾功能衰竭患者,血钾6.0 mmol/L,血钠140 mmol/L,其心电图可出现的变化是(　　)。

A. T 波低平

B. Q-T 间期缩短

C. T 波高尖,QRS 波增宽

D. ST 段压低

E. T 波倒置

12. 某患者因呕吐、腹泻 3 天入院,曾给予 5% 葡萄糖溶液 200 mL。查体:心率 105 次/分,血压 85/55 mmHg,眼窝凹陷,皮肤弹性差。血钠浓度为 125 mmol/L。该患者可能的诊断为(　　)。

A. 水中毒

B. 高钠血症

C. 等渗性脱水

D. 高渗性脱水

E. 低渗性脱水

【A_2 型题】

某患者因呕吐、腹泻 3 天入院。实验室检查:血钠浓度为 155 mmol/L、血浆渗透压 320 mmol/L。给予 5% 葡萄糖溶液补液及抗感染治疗后,查体:心率 105 次/分,血压 85/60 mmHg,眼窝凹陷,皮肤弹性差。血钠浓度为 125 mmol/L。

13. 该患者入院前可能诊断为(　　)。

A. 水中毒

B. 低钠血症

C. 等渗性脱水

D. 高渗性脱水

E. 低渗性脱水

14. 经治疗后诊断为(　　)。

A. 水中毒

B. 高钠血症

C. 等渗性脱水

D. 高渗性脱水

E. 低渗性脱水

第七章 缺 氧

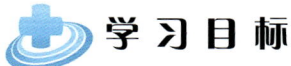

学习目标

1. 知识目标 掌握缺氧的概念及血氧指标；熟悉缺氧的类型、原因及特点；熟悉缺氧时机体功能代谢的改变；了解影响机体对缺氧耐受性的因素。

2. 能力目标 培养学生观察和识别缺氧状态特点的能力，具备应对缺氧病变护理的理论基础。

氧是人体生命活动不可缺少的物质之一，但人体内氧储量极少，有赖于外界环境氧的供给和通过呼吸、血液循环不断地完成氧的摄取和运输，以保证细胞生物氧化的需要。当组织供氧不足或利用氧障碍时，组织的代谢、机能甚至形态结构都可能发生异常变化，这一病理过程称为缺氧。缺氧是临床上很常见的一个基本病理过程，很多疾病（如休克、呼吸功能不全、心功能不全、贫血等）都可以引起缺氧。

情景导学

女工刘某，租住在某民房内。昨日天降大雪，天气寒冷，为取暖在房内生一煤火炉。次日，刘某昏迷不醒，唇周呈樱桃红色。

请思考：刘某昏迷原因何在？

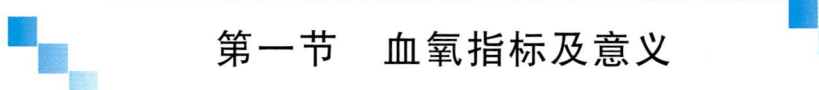

第一节 血氧指标及意义

血氧既能反应机体供氧情况，又能了解组织利用氧的能力，通过对血氧指标的监测可了解和判断组织的供氧情况。常用的血氧指标如下。

1. 血氧分压 血氧分压为溶解于血液中的氧产生的张力。正常动脉血氧分压（PaO_2）约为 100 mmHg，主要取决于吸入气体的氧分压和外呼吸功能；正常静脉血氧分压（PvO_2）约为 40 mmHg，取决于组织摄取和利用氧的能力。

2. 血氧容量 血氧容量为 100 mL 血液中的血红蛋白被氧充分饱和时的最大带氧量，它取决于血液中血红蛋白的质（与氧结合的能力）和量。血氧容量的大小反映血液携带氧的能力，正常值为 20 mL/dL。

3. 血氧含量　血氧含量为 100 mL 血液中实际的带氧量，主要取决于血氧分压和血氧容量。动脉血氧含量（CaO_2）约为 19 mL/dL。动-静脉血氧含量差简称为动静脉氧差，反映组织的摄氧量或组织对氧的消耗量，正常约为 5 mL/dL。

4. 血氧饱和度　血氧饱和度指血红蛋白结合氧的百分数，即血氧含量与血氧容量的百分比值。正常动脉血氧饱和度（SaO_2）为 93%～97%，静脉血氧饱和度（SvO_2）为 70%～75%。血氧饱和度高低主要取决于氧分压的高低，氧分压与血氧饱和度之间的关系，可用氧离曲线（图 7-1）来表示。

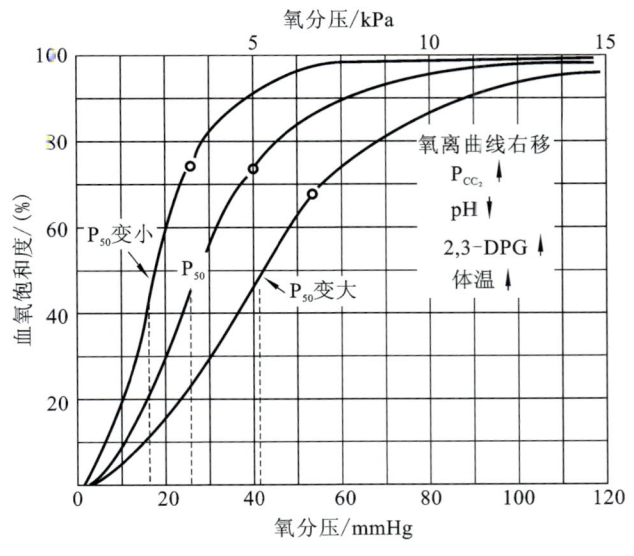

图 7-1　氧离曲线

血红蛋白与氧亲和力的高低，常用 P_{50} 表示。P_{50} 是指血液在 38 ℃、pH7.4、P_{CO_2} 5.32 kPa 的条件下，使血氧饱和度达到 50% 时的氧分压。正常成人 P_{50} 约为 3.59 kPa（27 mmHg）。血液 P_{CO_2} 升高、pH 降低、湿度升高或红细胞内 2,3-DPG 含量增加，都可使血红蛋白氧亲和力降低，氧离曲线右移，P_{50} 变大（图 7-1）；反之，使血红蛋白与氧亲和力升高，氧离曲线左移，P_{50} 变小。

动-静脉血氧含量差，即动脉血氧含量减去静脉血氧含量所得的差值，说明组织对氧的消耗量。由于各组织器官耗氧量不同，各器官动-静脉血氧含量差很不一样。正常动脉与混合静脉血氧含量差为 6～8 mL。动-静脉血氧含量差变化取决于组织从单位容积血液内摄取氧的多少。

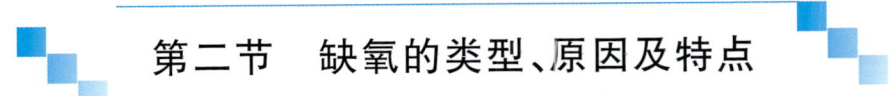

第二节　缺氧的类型、原因及特点

正常组织细胞氧的供应和利用是一个复杂的过程，主要包括以下几个环节：外呼吸、血液携带氧、氧的运输以及组织细胞对氧的利用，其中任何一个环节发生障碍都可引起机体的缺氧。根据缺氧的原因及血气变化特点将缺氧分为以下四种类型。

一、低张性缺氧(乏氧性缺氧)

低张性缺氧指由于吸入气体中氧分压降低或外呼吸功能障碍而引起的缺氧。其主要特点是动脉血氧分压的降低。

(一)原因

1. 吸入气氧分压过低 大气氧分压降低,多发生于海拔 $3000\sim4000$ m 以上的高原,也可见于通风不良的矿井和坑道,或吸入含有一定量惰性气体或麻醉药的空气时。此型缺氧又称为大气性缺氧。

2. 外呼吸功能障碍 由肺的通气或换气功能障碍所致,又称为呼吸性缺氧。

3. 静脉血分流入动脉 多见于先天性心脏病,如室间隔缺损伴肺动脉狭窄或肺动脉高压时。

(二)血氧指标的变化

由于病变的原因是动脉血摄取的氧气量减少,所以血氧指标的变化为动脉血氧分压、血氧含量和血氧饱和度均下降,血氧容量正常。当动脉血氧分压过低,弥散到组织内的氧减少,组织利用的氧减少,故动-静脉血氧含量差一般是减小的。但慢性缺氧时,组织利用氧的能力代偿性增强,则动静脉血氧含量差可维持在正常水平。当毛细血管内脱氧血红蛋白含量大于 50 g/L 时,病人皮肤和黏膜呈青紫色,称为发绀。

二、血液性缺氧(等张性缺氧)

由于血红蛋白量的减少或质的改变,引起血红蛋白携氧量减少,组织的供氧不足而导致的缺氧,称为血液性缺氧。其主要特点是血氧容量的降低。由于动脉血氧分压正常,又称为等张性缺氧。

(一)原因

1. 贫血 各种原因引起的严重贫血,使血红蛋白数量减少,血液携氧量减少而导致缺氧,又称为贫血性缺氧。

2. 一氧化碳中毒 一氧化碳与血红蛋白的亲和力是氧的 210 倍。当吸入气中有 0.1% 的一氧化碳时,约 50% 的血红蛋白与一氧化碳结合形成碳氧血红蛋白而失去携带氧的能力。另外,一氧化碳还能抑制红细胞内糖酵解,使氧合血红蛋白中的氧不易释出,从而加重缺氧。

3. 高铁血红蛋白血症 血红蛋白中的二价铁在氧化剂的作用下,可氧化成三价铁,形成高铁血红蛋白。高铁血红蛋白中的三价铁因与羟基牢固结合而丧失携带氧的能力,使组织缺氧。较常见的是食用大量新腌咸菜后,咸菜中硝酸盐经肠道细菌还原为亚硝酸盐使大量血红蛋白氧化成高铁血红蛋白,病人皮肤黏膜呈青灰色,称肠源性发绀。

(二)血氧指标的变化

动脉血氧分压、血氧饱和度正常,血氧容量、血氧含量降低,动-静脉血氧含量差低于正常。血液性缺氧的病人可有发绀,但严重贫血的病人面色苍白,即使合并低张性缺氧,其脱氧血红蛋白也不易达到 50 g/L,故不会出现发绀;碳氧血红蛋白颜色鲜红,故一氧化碳中毒的病人皮肤和黏膜呈樱桃红色；高铁血红蛋白呈棕褐色，病人皮肤和黏膜呈咖啡色或青石板色。

三、循环性缺氧（低动力性缺氧）

循环性缺氧是指由于血液循环障碍，供给组织的血液减少而引起的缺氧，又称低动力性缺氧。

（一）原因

1. 局部性循环障碍 局部性循环障碍见于血栓、栓塞和血管病变等。局部性循环障碍的后果主要取决于发生的部位。如缺血导致的心肌梗死是导致死亡的常见原因之一。

2. 全身性循环障碍 全身性循环障碍见于休克、心力衰竭。主要由于心输出量减少，导致全身组织严重缺氧。

（二）血氧指标的变化

动脉血氧分压、血氧容量、血氧含量、血氧饱和度均正常，动-静脉血氧含量差增大。循环性缺氧时，由于静脉血氧含量和氧分压较低，毛细血管中平均脱氧血红蛋白可超过 50 g/L 而引起发绀。

四、组织性缺氧

在供氧正常的情况下，由于组织细胞利用氧障碍所导致的缺氧称为组织性缺氧，又称为氧利用障碍性缺氧。

（一）原因

1. 毒物中毒 氰化物、硫化物等都可引起组织中毒，其中最为典型的是氰化物。各种氰化物经呼吸道、消化道或皮肤进入体内，迅速与呼吸链中的氧化型细胞色素氧化酶中的三价铁结合为氰化高铁细胞色素氧化酶，从而失去了传递电子的功能，使呼吸链中断，生物氧化停止，组织利用氧障碍。

2. 细胞损伤 大量放射线的照射、细菌的毒素作用可损伤线粒体使细胞生物氧化功能发生障碍，组织不能利用氧。

3. 维生素缺乏 某些维生素（如维生素 B_1、维生素 B_2 等）是细胞生物氧化相关酶的辅酶组成成分，当其缺乏时，细胞生物氧化障碍，引起氧利用障碍。

（二）血氧指标的变化

由于是组织利用氧障碍，故动脉血氧分压、血氧含量、血氧饱和度及血氧容量均正常。静脉血氧含量升高，动-静脉血氧含量差小于正常。同时毛细血管内氧合血红蛋白量高于正常，病人皮肤和黏膜呈玫瑰红色。

缺氧虽可分为上述四种类型，但在实际生活中所见的缺氧并不是单一类型的缺氧，而多是混合性的。例如，出血性休克既有血红蛋白量减少所致血液性缺氧，又有循环障碍所致循环性缺氧。

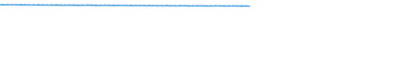

第三节 缺氧时机体功能和代谢的变化

缺氧时机体功能和代谢的变化,包括机体对缺氧的代偿反应和缺氧引起的功能障碍。不同类型缺氧所引起的变化不尽相同。以下主要以乏氧性缺氧为例,说明缺氧对机体的影响。

一、呼吸系统的变化

乏氧性缺氧使动脉血氧分压低于 60 mmHg 时,颈动脉体和主动脉体化学感受器受到刺激可反射性引起呼吸加深加快。呼吸运动的代偿意义在于:①使肺泡通气量增加,肺泡气氧分压升高,进而增加血氧分压;②胸廓呼吸运动的增强使胸腔负压增大,可促进静脉回流,增加心输出量和肺血流量,有利于氧的摄取和运输。

血液性缺氧和组织性缺氧因血氧分压不低,故呼吸一般不增强;循环性缺氧累及肺循环,及心力衰竭时引起肺淤血、水肿,呼吸可加快。

二、循环系统的变化

(一)心输出量的变化

缺氧时,交感-肾上腺髓质系统兴奋性增强,可引起心率加快,心肌收缩力增强,心输出量增加,但持续严重缺氧时,可使心肌收缩力减弱,每搏心输出量减少,甚至可出现心律失常、心力衰竭。

(二)器官血流分布的变化

缺氧时,交感-肾上腺髓质系统兴奋性增强,血液重新分布,皮肤、内脏血管收缩,血流量减少;而脑和冠状动脉血管舒张,血流量增多,从而保证了心、脑的血液供应。

(三)肺血管收缩

缺氧时,肺泡缺氧和动脉血氧分压下降可引起肺小动脉收缩,降低病变肺泡血流量,有利于维持肺泡通气量与血流比例。但肺血管广泛而持久收缩可引起肺动脉高压,增加右心的射血阻力,造成右心负荷增加而引起右心衰竭。

(四)毛细血管增生

长期慢性缺氧可使毛细血管增生,毛细血管的密度增加,使血氧至细胞的弥散距离缩短,增加对细胞的带氧量。

三、血液系统的变化

(一)代偿性反应

机体的代偿性反应有:①红细胞及血红蛋白增多:急性缺氧时,肝、脾等脏器储备血释放入血使红细胞及血红蛋白增多;慢性缺氧时,肾生成促红细胞生成素增加,促进骨髓造血,红细胞产生增多。②氧离曲线右移：缺氧时，红细胞糖酵解增强，2,3-二磷酸甘油酸增多、血液 pH 值降低，使氧离曲线右移，血红蛋白与氧的亲和力降低，有利于将结合的氧释出供组织利用。

（二）损伤性反应

血液中的细胞过度增加会引起血液黏滞度增高，血流阻力增大，使心脏阻力增大，心脏的后负荷增高，这是缺氧时发生心力衰竭的重要原因之一。在吸入气氧分压过度降低时，肺泡氧分压明显降低，供应组织的氧将严重不足。

四、中枢神经系统的变化

脑对缺氧十分敏感，对缺氧的耐受性差。缺氧直接损害中枢神经系统的功能。急性缺氧可出现头痛，情绪激动，思维、记忆力、判断力降低或丧失以及运动不协调，严重者可出现惊厥和昏迷。慢性缺氧时精神症状比较缓和，表现为注意力不集中、易疲劳、嗜睡及精神抑郁等症状。缺氧致中枢神经系统功能障碍与脑水肿和脑细胞受损有关。

五、组织细胞和代谢的变化

慢性缺氧时组织细胞可能通过增强对氧的储存和利用，增强无氧酵解过程等代谢变化来发挥代偿作用。表现：①肌红蛋白量增多，肌红蛋白和氧的亲和力较大，当氧分压明显下降时，肌红蛋白的增多有增加机体氧的储存作用；②细胞内线粒体数目和膜的表面积增加，氧化还原酶活性增强，增加组织利用氧的能力；③缺氧时糖酵解增加，在一定程度上可补充机体能量的不足，但同时乳酸生成增加，可发生代谢性酸中毒，导致细胞发生损伤。

第四节 影响机体对缺氧耐受性的因素

年龄、机体的机能状态、营养等诸多因素都可以影响机体对缺氧的耐受性，总体来说可归纳为以下两点。

一、机体的代谢耗氧率

基础代谢高者，如发热、机体过热或甲状腺功能亢进的病人，由于耗氧多，故对缺氧的耐受性较低。寒冷、体力活动、情绪激动等可增加机体耗氧量，也使其对缺氧的耐受性降低。体温降低、神经系统的抑制能降低机体的代谢耗氧率使机体对缺氧的耐受性升高。故低温麻醉可用于心脏外科手术，以延长手术所必须阻断血流的时间。

二、机体的代偿能力

机体通过呼吸、循环和血液系统的代偿性反应能增加组织的供氧。通过组织细胞的代偿性反应能提高利用氧的能力。这些代偿性反应存在着显著的个体差异，因而各人对缺氧的耐受性也很不相同。有心、肺疾病及血液病者对缺氧耐受性差，老年人因为肺和心脏的功能储备

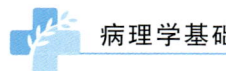
降低、骨髓的造血干细胞减少、外周血液红细胞数减少，以及细胞某些呼吸酶活性降低等原因，均可导致对缺氧的适应能力下降。另外，代偿能力是可以通过锻炼提高的。轻度的缺氧刺激可调动机体的代偿能力。例如，登高山者如采取缓慢的梯队性的上升要比快速上升者能更好地适应。慢性贫血的病人血红蛋白即使很低仍能维持正常活动，而急性失血病人血红蛋白量减少到同等程度时则可能引起严重的代谢功能障碍。

（王　景）

直通护考

【A₁型题】

1. 乏氧性缺氧又称为（　　　）。

A. 低张性缺氧　　　　　　　　B. 血液性缺氧　　　　　　　C. 缺血性缺氧

D. 淤血性缺氧　　　　　　　　E. 循环性缺氧

2. 严重贫血可引起（　　　）。

A. 循环性缺氧　　　　　　　　B. 低张性缺氧　　　　　　　C. 血液性缺氧

D. 组织中毒性缺氧　　　　　　E. 缺血性缺氧

3. 血液性缺氧时（　　　）。

A. 血氧容量正常、血氧含量降低　　　　　　B. 血氧容量降低、血氧含量正常

C. 血氧容量、血氧含量一般均正常　　　　　D. 血氧容量、血氧含量一般均降低

E. 血氧容量增加、血氧含量降低

4. 循环性缺氧时静脉的（　　　）。

A. 血氧分压正常、血氧饱和度和血氧含量均降低

B. 血氧饱和度正常、血氧分压和血氧含量均降低

C. 血氧含量正常、血氧分压和血氧饱和度均降低

D. 血氧分压、血氧饱和度和血氧含量均正常

E. 血氧分压、血氧饱和度和血氧含量均降低

5. 循环性缺氧可由下列何种原因引起？（　　　）

A. 大气供氧不足　　　　　　　　　　B. 血中红细胞数减少

C. 组织供血量减少　　　　　　　　　D. 血中红细胞数正常但血红蛋白减少

E. 肺泡弥散到循环血液中的氧量减少

6. 下列何种物质可使低铁血红蛋白变成高铁血红蛋白，失去结合氧的能力？（　　　）

A. 硫酸盐　　　　　　　　　B. 尿素　　　　　　　　　C. 亚硝酸盐

D. 肌酐　　　　　　　　　　E. 乳酸

7. 贫血时，血红蛋白低于下列哪一数值则可因心肌营养障碍而出现全心扩大甚至心力衰竭？（　　　）

A. 11 g/dL　　　　　　　　B. 9 g/dL　　　　　　　　C. 7 g/dL

D. 5 g/dL　　　　　　　　E. 3 g/dL

8. 组织中毒性缺氧是由于药物或毒物抑制下列何种细胞酶使递氢或递电子受阻而引起的生物氧化障碍？（　　　）

A. 溶酶体酶　　　　　　　　B. 呼吸酶　　　　　　　　　C. 磷脂酶

D. 丙酮酸脱氢酶　　　　　　E. ATP

9. 静脉血短路(分流)流入动脉可造成(　　)。

A. 血液性缺氧　　　　　　　B. 缺血性缺氧　　　　　　　C. 淤血性缺氧

D. 乏氧性缺氧　　　　　　　E. 组织中毒性缺氧

10. 缺氧是由于(　　)。

A. 向组织供氧不足或组织利用氧障碍　　　B. 吸入气中氧含量减少

C. 血液中氧分压降低　　　　　　　　　　D. 血液中氧含量降低

E. 血液中氧容量降低

11. 正常人进入高原或通风不良的矿井中发生缺氧的原因是(　　)。

A. 吸入气的氧分压降低　　　B. 肺气体交换障碍　　　　　C. 循环血量减少

D. 血液携氧能力降低　　　　E. 组织血流量减少

12. 血氧容量正常,动脉血氧分压和氧含量正常,而动-静脉血氧含量差变小见于(　　)。

A. 心力衰竭　　　　　　　　B. 呼吸衰竭　　　　　　　　C. 室间隔缺损

D. 氰化物中毒　　　　　　　E. 慢性贫血

13. 缺氧引起冠状血管扩张主要与哪一代谢产物有关?(　　)

A. 钙离子　　　　　　　　　B. 钾离子　　　　　　　　　C. 肾上腺素

D. 尿素　　　　　　　　　　E. 腺苷

【A_2型题】

14. 某游客,在登上海拔 3200 m 的某风景区时出现呼吸困难,唇周青紫,该游客可能出现了(　　)。

A. 循环性缺氧　　　　　　　B. 乏氧性缺氧　　　　　　　C. 血液性缺氧

D. 组织中毒性缺氧　　　　　E. 缺血性缺氧

【A_3型题】

女工刘某,房内用煤火炉取暖,次日,昏迷不醒。查体:体温 37 ℃,脉搏 102 次/分,呼吸 24 次/分,血压 162/86 mmHg。

15. 刘某口唇颜色为(　　)。

A 樱桃红色　　　　　　　　B. 青紫色　　　　　　　　　C. 苍白色

D 灰色　　　　　　　　　　E. 其他

16. 病人缺氧的类型为(　　)。

A. 循环性缺氧　　　　　　　B. 乏氧性缺氧　　　　　　　C. 血液性缺氧

D. 组织中毒性缺氧　　　　　E. 缺血性缺氧

17. 病人血氧特点有(　　)。

A. 血氧含量降低　　　　　　B. 血氧容量正常　　　　　　C. 动脉血氧分压降低

D. 动-静脉血氧含量正常　　　E. 血液携氧能力增强

第八章 休 克

⊕ **学习目标**

1. **知识目标** 掌握休克的概念、分期及临床特点;熟悉休克的病因、分类及发生机制;了解休克对机体的影响。
2. **能力目标** 培养学生对休克发生的严重性、复杂性及迅速进展的认识,具备及早识别、预防及处理休克的能力。

情景导学

患儿,因发热、咳嗽入院治疗。在予以青霉素治疗 10 min 左右,患儿突然出现呕吐、面色苍白、唇周发绀、烦躁等症状。医生果断停药,对症急救,患儿症状缓解。

请思考:1. 该患儿发生休克了吗? 属于哪种类型? 处于哪一期?
　　　　2. 该患儿为何出现呕吐、面色苍白、唇周发绀、烦躁?

休克是指机体在各种强烈致病因素作用下,有效循环血量急剧减少,组织微循环血液灌流量严重不足的一种全身性病理过程。主要临床表现为血压下降、心率加快、脉搏细弱、皮肤湿冷、面色苍白或发绀、尿量减少、神志淡漠甚至昏迷。休克发生、发展急骤,进展迅速,如不及时抢救,可危及生命。

一、病因及分类

(一) 病因

1. 体液丢失与失血 剧烈呕吐和腹泻、肠梗阻、大汗淋漓导致体液丢失,引起有效循环血量锐减,引起低血容量性休克。大量失血也可引起失血性休克,见于外伤、溃疡出血、食管静脉曲张出血及产后大出血等。一般 15 min 内失血少于全血量的 10% 时,机体可通过代偿使血压和组织灌流量保持稳定。若快速失血量超过总血量的 25%～30%,即可引起休克,超过总血量 50% 则往往导致迅速死亡。

2. 烧伤 大面积烧伤,伴有血浆大量丢失,可引起烧伤性休克,早期与疼痛及低血容量有关,晚期可继发感染,发展为感染性休克。

3. 创伤 严重创伤可导致创伤性休克,尤其是在战争时期多见,与疼痛和失血有关。

4. 感染 严重感染特别是革兰阴性细菌感染常可引起感染性休克。感染性休克常伴有败血症,故又称为败血症性休克。

5. 过敏　过敏体质者注射某些药物、血清制剂或疫苗时可引起过敏性休克。过敏性休克和感染性休克都引起血管床容量增加，有效循环血量相对不足，导致组织灌流及回心血量减少。

6. 心源性疾病　大面积急性心肌梗死、急性心肌炎、心脏压塞及严重的心律失常，引起心输出量明显减少，有效循环血量和灌流量下降，称为心源性休克。

7. 强烈的神经刺激　剧烈疼痛、高位脊髓麻醉或损伤，可引起神经源性休克。

知识链接

休克认识和发展的四个阶段

1. 症状描述阶段　19世纪末，Warren和Crile仅从临床角度认识休克，将休克描述成为"面色苍白或发绀、四肢湿冷、脉搏细速、脉压变小、尿量减少、神态淡漠和血压降低"，并称之为"休克综合征"。

2. 急性循环衰竭阶段　两次世界大战期间，大量伤病员死于休克，促使人们对休克的机制进行了较系统的研究。当时认为休克的本质是急性循环衰竭，主要应用肾上腺素类药抢救。临床实践表明，采用肾上腺素治疗后部分病人获救，但一些病人病情反而恶化。

3. 微循环学说阶段　休克的关键不在于血压而在于血流-微循环障碍。该学说认为，不同原因引起的休克都有一个共同的发病环节，即交感-肾上腺髓质系统强烈兴奋所导致的微循环障碍。

4. 细胞分子水平研究阶段　20世纪80年代以来，人们认为休克的发生发展除了与微循环障碍有关外，还存在细胞分子方面的机制，与细胞损伤、血管通透性增加及促炎或抗炎的细胞因子的大量释放有关。

(二)分类

1. 根据病因分类　分为失血性休克、烧伤性休克、创伤性休克、感染性休克、过敏性休克、心源性和神经源性休克。

2. 根据休克发生的起始环节分类　分为低血容量性休克、血管源性休克和心源性休克。

3. 根据休克时血流动力学特点分类　分为高动力型休克(又称"暖休克")和低动力型休克(又称"冷休克")。

二、病变过程及机制

尽管休克的发生原因不同，始动环节不同，发展过程也有所差异，但其本质都是微循环障碍。微循环是指介于微动脉及微静脉之间的血液循环，包括三条血流通路(图8-1)。根据血流动力学和微循环变化的规律，一般可将休克过程分为三期，即微循环缺血期、微循环淤血期和微循环衰竭期，又分别称为休克初期、休克中期和休克晚期。正确掌握休克的发展规律对防治休克十分有益。

(一)休克初期(微循环缺血期)

休克初期的微循环变化特点是微动脉、后微动脉、毛细血管前括约肌痉挛性收缩，大量真毛细血管关闭和微静脉收缩。因而微循环处于缺血状态，导致组织细胞代谢紊乱。

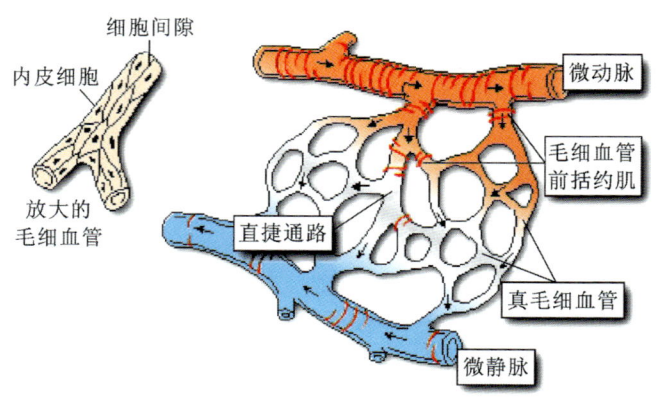

图 8-1 微循环示意图

发生微循环缺血的主要机制是：①在低血容量、内毒素、疼痛、血压降低等因素作用下，通过不同途径导致交感-肾上腺髓质系统兴奋，使儿茶酚胺大量释放，导致血管收缩；②交感神经兴奋、儿茶酚胺增多及血容量减少均可引起肾缺血，使肾素-血管紧张素-醛固酮系统活性增高，产生大量血管紧张素Ⅱ，致使血管强烈收缩；③血容量减少可反射性地使下丘脑分泌超生理剂量的抗利尿激素，引起内脏小血管收缩；④增多的儿茶酚胺可刺激血小板产生更多的缩血管物质血栓素，当其作用超过血管内皮细胞产生的扩血管物质前列腺环素的作用时，小血管发生收缩；⑤胰腺在缺血、缺氧时，其外分泌腺细胞内的溶酶体破裂，释出蛋白水解酶，蛋白水解酶分解组织蛋白而生成的心肌抑制因子(MDF)，可使腹腔内脏的小血管收缩(图 8-2)。

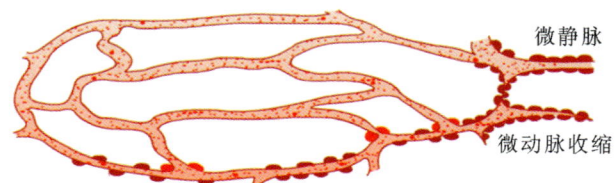

图 8-2 休克初期

此期微循环变化对机体有一定的代偿意义，主要表现在：①保证心、脑的血液供应：由于脑血管的交感缩血管纤维分布最少，α受体密度也低，因而对交感神经兴奋、儿茶酚胺的反应较弱，此期脑血管无明显改变。冠状动脉受α、β受体双重支配，但α受体密度低，同时由于心脏活动加强，代谢产物(如腺苷等扩血管物质)增多，因而使冠状动脉扩张。此外，休克初期的动脉血压正常，也保证了心、脑的血液供应。②回心血量增加，心输出量增多：交感神经兴奋和儿茶酚胺增多，使含有较多交感缩血管纤维、α受体占优势的皮肤、腹腔内脏和肾的小动脉、细动脉、微动脉、微静脉和毛细血管前括约肌发生收缩，尤其是微动脉和毛细血管前括约肌(前阻力血管)的收缩更明显。结果，既提高了总外周血管阻力维持正常血压，又降低了微循环血管内的血压，使其血流量减少，有助于组织间液回流入毛细血管，使回心血量增加。此外，醛固酮与抗利尿激素增多，可使肾小管对钠、水重吸收增强，增加循环血量。由于静脉回心血量增多引起的心室舒张末期血容量增多和交感、肾上腺髓质系统兴奋，均可引起心率加快、心肌收缩力加强，导致心输出量增多。③动脉血压维持正常：在外周血管总阻力增高，回心血量增多和心输出量增加的作用下，休克初期动脉血压常维持正常或略升高，此时，机体发生明显的血液重新分布，一方面保证了心、脑的血液供应，表现出休克早期的代偿特点；另一方面引起皮肤、腹腔内脏、肾等许多组织器官的缺血、缺氧改变,进一步造成组织细胞的代谢紊乱和组织细胞的损伤。

本期病人因应激反应可出现轻度烦躁、精神紧张,表现为支肤苍白、四肢厥冷、出冷汗、尿量减少、血压正常、脉压减小、心率加快等。此期是抢救休克的良好时机,应积极消除病因,采用各种有效措施如及时止血、镇痛、保温、清创、控制感染、补充足够血容量,改善组织灌流等以解除微循环缺血,而使休克逆转。

(二) 休克中期(微循环淤血期)

由于休克初期未得到及时、合理的防治,使微循环持续性缺血,进而发展为微循环淤血期,表现为外周血管总阻力降低,动脉血压明显下降,病情显著恶化。

微循环淤血发生的主要机制是:①微循环持续性缺血使组织缺氧而发生乳酸性酸中毒。由于微动脉和毛细血管前括约肌对酸性物质耐受性小,因而对儿茶酚胺等反应性降低,致使血管舒张;而微静脉对酸性物质耐受性强,故仍对儿茶酚胺产生反应而收缩;酸中毒还使毛细血管网大量开放。结果微循环灌入大于流出而发生微循环淤血。②组织缺氧、内毒素激活补体系统所形成的 C_{3a} 与 C_{5a} 以及引起过敏性休克的变应原再次进入机体都能使肥大细胞释放组胺。组胺使微循环前阻力血管强烈舒张和毛细血管通透性升高(而毛细血管后阻力降低不明显),因而微循环淤血,大量血浆外渗,血液浓缩,血细胞比容升高、红细胞聚集、白细胞嵌塞及血小板黏附和聚集,导致血流阻力增加,血流缓慢甚至淤滞,故回心血量减少。③细菌内毒素可激活凝血因子Ⅻ形成凝血因子Ⅻa,促进凝血;同时可激活补体系统形成 C3b,C3b 能激活激肽释放酶系统而形成大量的激肽,激肽类物质具有较强的扩张小血管和使毛细血管通透性增高的作用。④休克时,内啡肽在脑和血液中增多,它对心血管系统有抑制作用,表现为心肌收缩力减弱、血管扩张和血压下降,故使微循环淤血加重。⑤由于缺氧,组织内某些代谢产物如腺苷、核苷酸等增多,对微血管有扩张作用(图 8-3)。

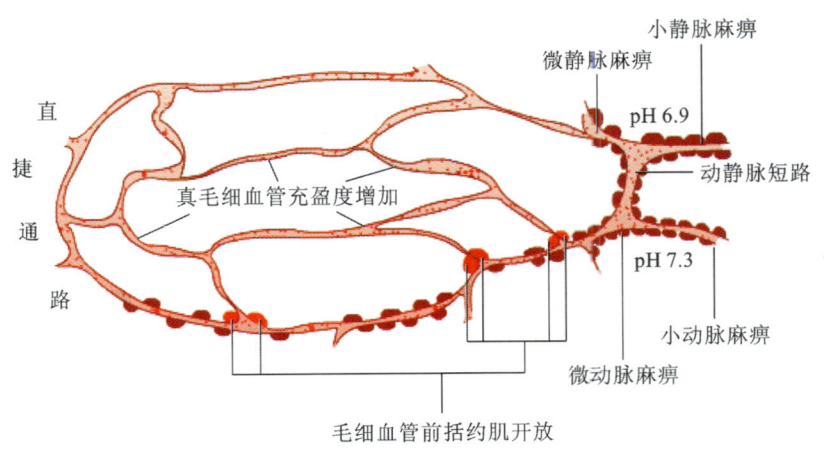

图 8-3　休克中期

上述变化的结果是微循环内血液淤滞,血管通透性增强,血浆外渗,有效循环血量减少,血压明显下降,心、脑供血不足,微循环缺氧更加严重,使休克进一步恶化。本期全身组织器官处于严重淤血性缺氧状态,可出现休克的典型临床表现。如因脑缺血而出现神志淡漠、意识模糊,甚至昏迷;皮肤因淤血缺氧而出现发绀、花斑纹;由于心输出量急剧减少,血压进行性下降,脉压缩小,心率加快,脉搏细速;肾血流量急剧减少而致尿量更少,甚至无尿;回心血量减少,使中心静脉压降低及出现静脉塌陷。休克中期,病情逐渐恶化,抢救的关键是疏通微循环,解除微循环淤血。为此,应立即补充血容量,合理选用血管活性药物,纠正酸中毒和防止发生 DIC。

(三)休克晚期(微循环衰竭期)

由于严重的淤血、缺氧和酸中毒使微血管高度麻痹、扩张,并使其对活性物质失去反应,同时血管内皮受损、高度淤血使血流更加缓慢,血小板和红细胞易于聚集。这些改变均有利于启动凝血过程而发生 DIC。严重缺氧和酸中毒可使细胞内的溶酶体膜破裂,释出的溶酶体酶可造成细胞损伤,导致全身各重要器官功能和代谢严重障碍,致使休克转入难治阶段,故此期又称为休克难治期或不可逆期(图 8-4)。

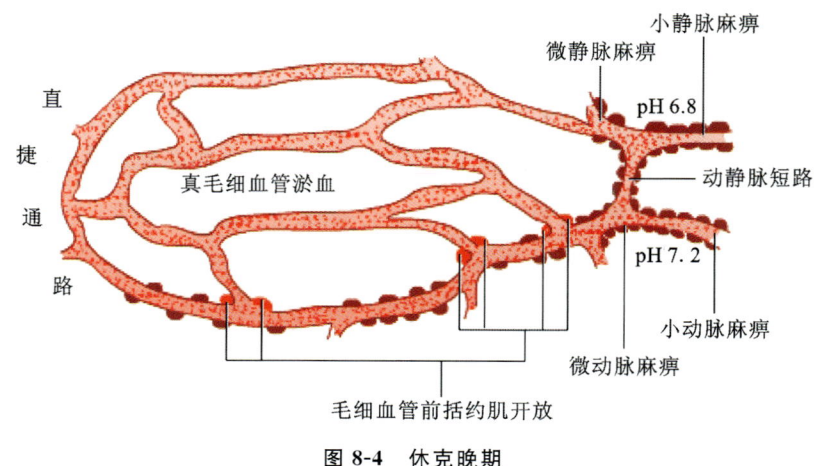

图 8-4 休克晚期

不是所有休克都依次经历上述三期变化。一般说低血容量性休克、心源性休克和部分感染性休克可从微循环缺血期开始,而过敏性休克多从微循环淤血期开始,严重烧伤性休克,可能一开始即出现微循环衰竭期表现。在临床工作中既要掌握和运用休克发生发展的共同规律,又要具体分析各型休克病人的变化特点,做到积极抢救,合理治疗。

三、休克对机体的影响

休克过程中各器官功能和结构常发生异常改变,尤其是心、脑、肾、肺等重要器官的功能衰竭,成为休克难治的重要因素,也是休克病人死亡的常见原因。

(一)心

心源性休克的起因即为原发性心功能障碍,故休克早期就表现为心脏收缩力减弱或舒张期充盈不足,以致心输出量急剧减少,动脉血压明显降低。其他类型休克的初期,由于冠状血管舒张和动脉血压的维持,基本上保证了心内微循环血液的灌流,因此心功能仍能维持正常或有代偿性加强。随着休克过程的发展,相继产生多种有害因素作用于心肌,使心功能障碍,甚至可出现心力衰竭。

(二)脑

休克初期,由于机体内的血液发生重新代偿性分布,血压无明显改变,脑血流量保持正常,病人意识清楚,脑功能无明显障碍。随着休克的发展,动脉血压降低和 DIC 的形成等导致脑内微循环障碍,脑组织缺血、缺氧和酸中毒,使脑细胞膜和脑微血管通透性增高,引起脑细胞水肿和脑血管源性水肿及颅内压增高。大脑皮质可因缺氧不断加重而由兴奋转为抑制,表现出神志淡漠、意识模糊,甚至昏迷。

(三) 肾

肾是休克时最易损伤的器官。休克初期即可发生功能性急性肾功能衰竭,又称休克肾,在动脉血压降低之前即可出现少尿,甚至无尿。因此,临床上常以尿量的变化作为判断内脏微循环灌流量状况的重要指标之一,如尿量每小时少于 20 mL,即可提示微循环灌流不足,在休克原因存在下应考虑为休克初期。这时的肾功能改变属于功能性急性肾功能衰竭,是可逆性的,如能及时治疗使休克逆转,泌尿功能可恢复正常。若休克持续时间较长,肾缺血持续性加重,可引起急性肾小管坏死,发生器质性急性肾功能衰竭。

(四) 肺

在休克过程中,肺功能变化一般由早期的轻度呼吸功能障碍发展为休克肺。早期,呼吸加快,通气过度,引起呼吸性碱中毒;随着休克的进展,可出现急性呼吸衰竭,称为急性呼吸窘迫综合征或休克肺。

(五) 肝

休克时由于肝动脉、门静脉血流量减少,肝内微循环障碍和形成 DIC,致使肝细胞缺血缺氧,引起肝结构破坏和功能障碍。

(六) 胃肠

胃肠也是休克时最易损伤的器官之一,早期引起肠壁淤血水肿,消化液分泌减少,甚至形成应激性溃疡和出血。

(七) 多器官功能衰竭

休克晚期常出现两个或两个以上的器官相继或同时发生功能衰竭,称多器官功能衰竭。多器官功能衰竭是休克病人致死的重要原因。随着衰竭的器官增多,病死率也相应增高。

课 堂 讨 论

王某,男性,40 岁,入院前一天解黑便 2 次。有多年胃溃疡病史。入院查体:神志淡漠,血压 60/40 mmHg,脉搏 130 次/分,脉细而弱,皮肤冰冷。入院后病人又解黑便 1 次。以往血常规检查在正常范围。给予止血治疗,输液和输血共 1000 mL。病人 24 h 尿量约 50 mL。

请讨论:1. 该病人发生休克了吗? 属于哪种类型? 处于哪一期?

　　　　2. 该病人血压为何降低?

　　　　3. 该病人尿量为什么减少?

　　　　4. 该病人为何出现皮肤冰冷、神志淡漠、脉细而弱?

(孙彦龙)

直通护考

【A₁型题】

1. 休克的发生主要由于( )。

A. 中枢神经系统在剧烈震荡与打击下由兴奋转入超限抑制

B. 血管运动中枢麻痹,小动脉扩张,血压下降

C. 交感-肾上腺髓质系统衰竭与麻痹

D. 血量减少,回心血量不足,心输出量减少

E. 重要生命器官低灌流和细胞功能代谢严重障碍

2. 以下哪种情况不引起心源性休克?( )

A. 大面积心肌梗死   B. 严重心律失常   C. 急性心肌炎

D. 充血性心力衰竭   E. 心脏压塞

3. 成年人急性失血,至少一次失血量超过总血量的多少才能引起休克?( )

A. 15%   B. 20%   C. 30%

D. 40%   E. 50%

4. 失血性休克血压下降早期主要与( )。

A. 交感神经-肾上腺髓质系统衰竭有关

B. 低血容量引起回心血量不足、心输出量降低有关

C. 血管紧张度下降、外周阻力降低有关

D. 血液灌流不足、微循环血管大量扩张有关

E. 细胞严重缺氧、能量代谢障碍有关

5. 过敏性休克属( )。

A. Ⅰ型变态反应   B. Ⅱ型变态反应   C. Ⅲ型变态反应

D. Ⅳ型变态反应   E. 混合型变态反应

6. 休克缺血性缺氧期的心脑灌流量( )。

A. 明显增加   B. 明显减少   C. 无明显改变

D. 先增加后减少   E. 先减少后增加

7. 下列临床表现中哪一项不是早期休克的表现?( )

A. 脸色苍白   B. 四肢冰凉   C. 脉搏细速

D. 尿量减少   E. 神志昏迷

8. 所谓"不可逆"性休克是指休克发展到( )。

A. DIC 期   B. 淤血性缺氧期   C. 器官功能衰竭期

D. 休克难治期   E. 缺血性缺氧期

9. 休克时发生心力衰竭与下列哪种因素无关?( )

A. 心肌供血量减少   B. 酸中毒、高钾血症

C. 心肌内的 DIC 使心肌受损   D. 心肌抑制因子的作用

E. 心脏前负荷增加

10. 休克时最常出现的酸碱失衡是( )。

A. 代谢性碱中毒   B. 呼吸性酸中毒

C. AG 正常性代谢性酸中毒　　　　　　　D. AG 升高性代谢性酸中毒

E. 混合性酸中毒

【A₂型题】

11. 病人,男,49 岁,急性腹膜炎手术治疗后第 2 天,血压 80/56 mmHg,心率 130 次/分,CVP 1.18 kPa(12 cmH₂O),血 pH 7.33,此时的治疗应首选(　　)。

A. 快速大量补液　　　　　　B. 应用缩血管药物　　　　　　C. 纠正酸中毒

D. 应用强心剂　　　　　　　E. 快速补充全血或血浆

12. 病人,男,18 岁,左胸部刀刺伤半小时,意识处于浅昏迷状态,口唇明显发绀,血压 58/40 mmHg、脉搏 148 次/分,估计失血量为(　　)。

A. 800~1000 mL　　　　　　B. 1000~1200 mL　　　　　　C. 1200~1400 mL

D. 1400~1600 mL　　　　　　E. >1600 mL

13. 病人,女,26 岁,因右下腹疼痛 1 h 就诊,诊断为宫外孕。此时病人烦躁不安,皮肤苍白、湿冷,血压 90/70 mmHg,脉搏 118 次/分,应属于(　　)。

A. 休克前期　　　　　　　　B. 休克早期　　　　　　　　C. 休克期

D. 休克晚期　　　　　　　　E. DIC 期

【A₃型题】

病人,男,22 岁,2 h 前因车祸致腹部撞伤,双下肢骨折。体检:神志淡漠、面色苍白、四肢冰冷;右上腹皮肤淤斑并有较多血迹附着,腹部膨隆,右上腹及中下腹有明显压痛、反跳痛;双下肢明显肿胀,有多处伤口。血压 62/46 mmHg,心率 146 次/分。

14. 该病人目前处于(　　)。

A. 休克前期　　　　　　　　B. 休克早期　　　　　　　　C. 休克期

D. 休克晚期　　　　　　　　E. DIC 期

15. 导致该病人休克的原因不包括(　　)。

A. 剧烈疼痛　　　　　　　　B. 大量失血　　　　　　　　C. 外周血管过度收缩

D. 多发性创伤　　　　　　　E. 有效循环血量下降

16. 此时,首要的急救措施是(　　)。

A. 立即行剖腹探查止血术　　B. 即刻应用止血药　　　　　C. 立即应用升压药

D. 迅速补充血容量　　　　　E. 立即纠正酸中毒

第九章　临床常见疾病

学习目标

1. 知识目标　掌握大、小叶性肺炎的病理变化及临床表现,呼吸衰竭的概念及功能与代谢的变化,动脉粥样硬化、原发性高血压、风湿病的概念及病理变化,心力衰竭的概念与功能变化,慢性胃炎、消化性溃疡、病毒性肝炎、肝硬化的病理变化,常见肾炎病变特点,结核病的概念、基本病理变化,糖尿病、细菌性痢疾、血吸虫病的病理变化;熟悉慢性支气管炎的病理变化,呼吸衰竭的病因与发病机制,动脉粥样硬化、风湿病的发病机制,高血压的分类及发病机制,消化性溃疡、肝硬化的病理临床联系及并发症,肾小球肾炎临床综合征、糖尿病的特点;了解肺气肿、肺心病、肺癌的特点,动脉粥样硬化、原发性高血压、风湿病、心力衰竭的病因,慢性胃炎、肝硬化、肝癌的病因,肺外结核的病理特点。

2. 能力目标　具有初步识别和判断临床常见疾病发生、发展的基本能力和基本护理理论。

第一节　慢性支气管炎

慢性支气管炎是发生于支气管黏膜及其周围组织的慢性非特异性炎性疾病,是一种常见病、多发病,老年人常见临床表现为反复发作的咳嗽、咳痰或伴有喘息症状,且症状每年至少持续3个月,连续2年以上。晚期常并发肺气肿及慢性肺源性心脏病。

(一) 病因和发病机制

1. 感染因素　上呼吸道反复的病毒和细菌感染是慢性支气管炎主要病因之一。主要病原菌有腺病毒和呼吸道合胞病毒及流感嗜血杆菌、肺炎球菌、奈瑟球菌等。

2. 理化因素　吸烟对慢性支气管炎的发病起着重要作用。据统计,吸烟者较不吸烟者患病率高2～10倍,且患病率与吸烟量成正比。香烟烟雾中含有的焦油、尼古丁和镉等有害物质能损伤呼吸道黏膜,降低局部抵抗力而引发感染。另外,大气污染及气候因素与慢性支气管炎也有明显的因果关系。

3. 过敏因素　喘息型慢性支气管炎病人往往有过敏史,提示本病与过敏因素有关。

4. 其他因素　机体抵抗力降低、呼吸系统功能受损及内分泌功能失调等与本病的发生、发展密切相关。

（二）病理变化

早期病变常局限于较大的支气管，随病情进展逐渐累及较小的支气管和细支气管。主要病变为：①黏液-纤毛排送系统受损，纤毛粘连、呈倒状甚至脱矢，纤毛柱状上皮变性、坏死而脱落，甚至发生鳞状上皮化生；②黏膜上皮杯状细胞增多，黏膜下腺体增生、肥大和浆液腺泡部分发生黏液化，导致黏液分泌增多，这是病人咳嗽、咳痰的病理学基础；③管壁充血水肿，淋巴细胞、浆细胞浸润（图 9-1）；④晚期管壁平滑肌断裂、萎缩（喘息型者平滑肌束增生、肥大），弹性纤维纤维化，软骨可变性、萎缩或骨化。

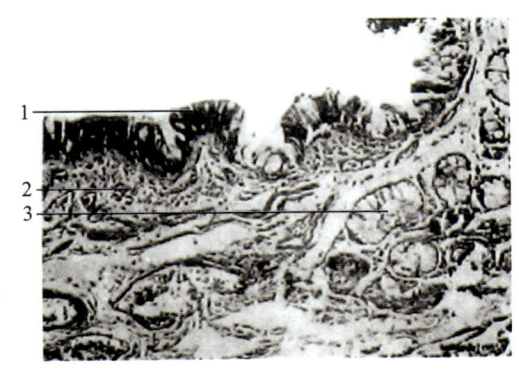

图 9-1　慢性支气管炎

注：1 为支气管黏膜上皮杯状细胞增生；2 为固有层及黏膜下层充血水肿、淋巴细胞浸润；3 为黏液腺增生、肥大。

慢性支气管炎反复发作，引起管壁纤维性增厚，管腔狭窄甚至发生纤维性闭锁；炎症向管壁周围组织及肺泡扩展，形成细支气管周围炎。

（三）临床病理联系

病人因支气管黏膜受炎症的刺激及分泌的黏液增多而出现咳嗽、咳痰的症状。一般为白色黏液、泡沫状痰。继发感染时，咳嗽加剧，并出现脓性黏液或脓性痰。支气管的痉挛或狭窄及黏液和渗出物阻塞管腔常致喘息。体格检查时，双肺听诊可闻及哮鸣音，干、湿啰音。随病程延长和病变发展可并发阻塞性肺气肿和慢性肺源性心脏病。

（四）结局及并发症

1. 肺气肿　肺气肿是末梢肺组织（呼吸性细支气管、肺泡管、肺泡囊和肺泡）因含气量过多，呈持久性扩张并伴肺泡间隔破坏，肺组织弹性减弱，导致肺体积膨大、功能降低的一种疾病状态。慢性支气管炎时，痰液的堵塞、管壁纤维化增生所致的管腔狭窄及支气管壁和肺泡弹力纤维大量破坏都会导致肺残气量进一步增多而出现肺气肿。病人因肺组织过度充气使胸廓肋间隙增宽，前后径加大，形成桶状胸。镜下，肺泡扩张，肺泡间隔变窄或断裂，相邻肺泡融合成大小不一的囊腔；肺泡间隔内毛细血管床数量减少。

2. 慢性肺源性心脏病　简称肺心病。慢性支气管炎并发阻塞性肺气肿使肺毛细血管床减少、小动脉痉挛引起肺循环阻力增加、肺动脉压升高而导致右心衰竭。病变以右心室为主。心脏重量增加，可达 850 g，心室壁肥厚，心室腔扩张，扩大的右心室占据心尖部，外观钝圆。右心室前壁肺动脉圆锥显著膨隆，右心室内乳头肌和肉柱显著增粗，室上嵴增厚。通常以肺动脉瓣下 2 cm 处右心室前壁肌层厚度超过 5 mm（正常为 3～4 mm）作为诊断肺心病的病理形态标准。病人除原有肺疾病的临床症状和体征外,逐渐出现呼吸功能不全的临床表现(呼吸困难、气急、发绀)和右心衰竭的临床表现(心悸、心率增快、全身淤血、肝脾肿大、下肢水肿)。

第二节　肺　炎

　　肺炎是指肺的急性渗出性炎症,是呼吸系统的常见病、多发病,它可以是原发的独立性疾病,也可以是其他疾病的并发症。由于致病因子和机体的反应性不同,其病变性质和累及范围亦不同,可形成不同类型的肺炎。常见的肺炎根据病因可分为细菌性、病毒性、支原体性等肺炎。根据病变累及的部位和范围不同可分为大叶性、小叶性和间质性肺炎。大叶性肺炎和小叶性肺炎均属细菌性肺炎,而病毒性肺炎和支原体性肺炎均属间质性肺炎。本节仅介绍较为常见的大叶性肺炎、小叶性肺炎。

一、大叶性肺炎

　　大叶性肺炎是主要由肺炎球菌引起的以肺泡内弥漫性纤维蛋白渗出为主的炎症,病变往往累及肺大叶的大部或全部(图9-2)。本病多见于青壮年,临床起病急,主要症状为寒战、高热、胸痛、咳嗽、呼吸困难和咳铁锈色痰,有肺实变体征及外周血白细胞计数增加等。一般经5～10天,体温下降,症状和体征消退,细菌被吞噬细胞吞噬清除,渗出物被溶解,或经淋巴管吸收或被咳出。大叶性肺炎时,肺组织常无坏死,肺泡壁结构也未遭破坏,愈复后,肺组织可完全恢复其正常结构和功能。

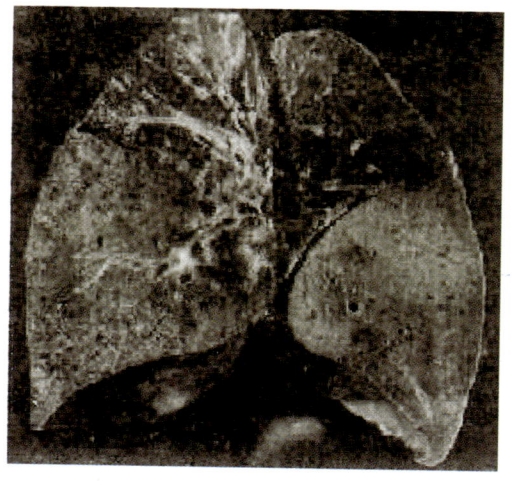

图9-2　大叶性肺炎

(一)病因

　　大叶性肺炎绝大多数由肺炎链球菌引起,少数由溶血性链球菌、肺炎杆菌、金黄色葡萄球菌、流感嗜血杆菌引起。大叶性肺炎经呼吸道感染,健康人咽部存有肺炎链球菌,但由于机体抵抗力强及呼吸道的防御功能,可不发病。当受凉、疲劳、胸部外伤、醉酒、麻醉等诱因存在时,肺炎链球菌则可从上呼吸道向下蔓延进入肺泡并通过肺泡间孔,由周围肺泡扩散而引起整个大叶迅速发生炎性反应。

(二)病理变化

大叶性肺炎病变多局限于一侧肺的一个肺段或一个肺大叶。病理特征是肺泡内有明显纤维素渗出。典型的病变发展过程大致可分为以下四期(图9-3)。

1. 充血水肿期 发病后的第1～2天。肉眼观察:病变肺叶肿胀、暗红色。镜下观察:肺泡壁毛细血管扩张、充血,肺泡腔内有较多浆液性渗出物。

2. 红色肝样变期 发病后3～4天。肉眼观察:病变肺叶肿胀、暗红色,质地变实如肝。镜下观察:肺泡壁毛细血管扩张、充血,肺泡腔内有大量纤维素及红细胞,肺泡内已几乎无气体。

3. 灰色肝样变期 发病后的第5～6天。肉眼观察:病变肺叶肿胀、灰白色,质地变实如肝。镜下观察:此期特征为肺泡毛细血管受压缺血,肺泡腔内充满大量纤维素性渗出物及中性粒细胞(图9-4)。

4. 溶解消散期 发病后1周左右进入此期。肉眼观察:肺质地变软,肺实变消失,逐渐恢复正常结构。镜下观察:纤维素等炎性渗出物逐渐溶解、吸收及咳出,肺泡重新充气。

上述大叶性肺炎的病理变化是一个连续的过程,彼此间无绝对的界限。临床上由于早期应用抗生素治疗,大叶性肺炎的病程明显缩短,也很难见到典型的四期病变过程。

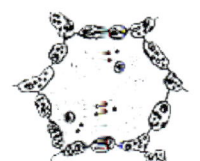
(a) 充血水肿期

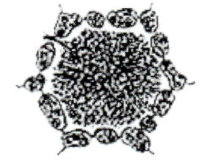
(b) 红色肝样变期

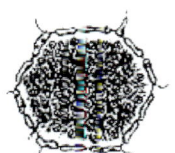
(c) 灰色肝样变期

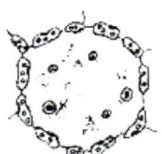
(d) 溶解消散期

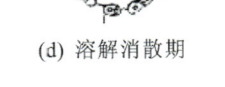

图9-3 大叶性肺炎发展过程示意图

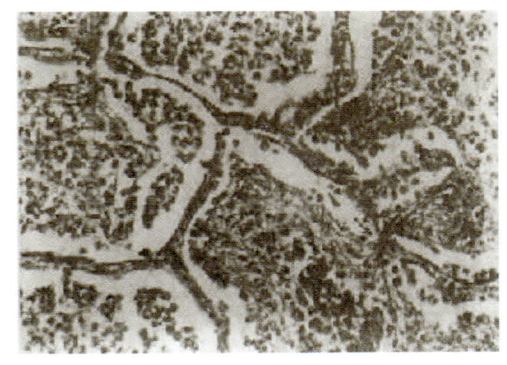

图9-4 灰色肝样变期

(三)临床病理联系

1. 寒战、高热 与毒血症有关。

2. 外周血白细胞计数增高 细菌感染时机体防御机制的一种表现。

3. 咳嗽、咳铁锈色痰 渗出到肺泡腔内的红细胞崩解后形成的含铁血黄素随痰液咳出,使痰呈铁锈色,这是大叶性肺炎的典型表现,在发病后3～4天时最明显。第5天后逐渐转为黏液脓痰。

4. 发绀、呼吸困难 因渗出使肺泡通气和换气功能障碍引起动脉血氧含量降低所致。

5. 胸痛 病变常波及胸膜,引起不同程度的纤维素性胸膜炎。

6. 肺实变体征 在发病后3～6天,常有肺泡呼吸音消失等明显肺实变体征,与此期肺泡内有大量纤维素渗出导致肺组织实变有关。

7. 胸部 X 线检查　　发病第 1 天,因肺组织无明显实变,X 线影像无明显改变,或仅在病变区内有肺纹理增加,或局限于一个肺段有密度较淡的片状模糊阴影。第 3 天后,随肺泡内纤维素大量渗出,肺组织明显实变,胸部 X 线检查呈大片状均匀致密阴影。后期随着肺实变的逐渐消失,胸部 X 线阴影密度逐渐减低、消失。

大叶性肺炎经过治疗大多可痊愈,少数病人可出现并发症。常见并发症如下。

(1)肺肉质变　　由于肺泡腔内渗出的中性粒细胞数量过少,释放的蛋白溶解酶不足以完全溶解肺泡腔内的纤维素,大量纤维素被增生的肉芽组织取代发生机化,使病变肺组织呈褐色肉样外观,称肺肉质变(图 9-5)。

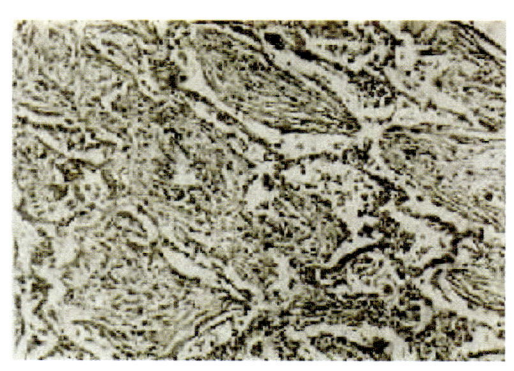

图 9-5　肺肉质变

(2)肺脓肿、脓胸　　当细菌毒力强尤其是机体合并金黄色葡萄球菌感染时,易并发肺脓肿、脓胸。

(3)败血症或脓毒败血症　　因细菌毒力强或机体免疫力低下,细菌侵入血液大量繁殖并产生毒素所致。

(4)感染性休克　　见于重症病例,表现为微循环衰竭及严重的全身中毒症状。

二、小叶性肺炎

小叶性肺炎是以细支气管为中心的肺急性化脓性炎症,故又称支气管肺炎。每个病灶范围相当于一个肺小叶,病变首先起于细支气管,并向周围和末梢肺组织发展,形成以小叶为单位,呈灶状散布的肺化脓性炎症。临床上常有发热、咳嗽、咳痰等症状,肺部可闻及分散的湿啰音。本病多见于小儿、老年人、体弱或久病卧床的病人,冬春季多见。

(一)病因

小叶性肺炎常为多种细菌混合感染所致。常见的致病菌通常为口腔及上呼吸道内致病力较弱的常驻寄生菌,如肺炎球菌、葡萄球菌、铜绿假单胞菌、大肠杆菌、流感嗜血杆菌等。当机体抵抗力下降,呼吸系统防御功能受损时,细菌可沿支气管侵入肺组织,在局部繁殖,发挥致病作用,引起支气管肺炎。支气管肺炎可以是原发的,但更多是在某些诱因(如病人营养不良、慢性心力衰竭、昏迷、全身麻醉等)的影响下发病。因此,小叶性肺炎常是某些疾病的并发症,如麻疹后肺炎、手术后肺炎、吸入性肺炎等。

(二)病理变化

小叶性肺炎的病变特征是以细支气管为中心的肺组织化脓性炎症。常分布于两肺各叶,以背侧和下叶较多见。病灶大小不等,直径多在 1 cm 左右(相当于肺小叶范围),形状不规则,暗红或带黄色(图9-6)。严重者,病灶互相融合甚或累及全叶,形成融合性支气管肺炎。镜下,病灶中支气管、细支气管及其周围的肺泡腔内流满脓性渗出物,纤维蛋白一般较少(图9-7)。病灶周围肺组织充血,可有浆液渗出、肺泡过度扩张等变化。由于病变发展阶段的不同,各病灶的病变表现和严重程度亦不一致。有些病灶完全化脓,支气管和肺组织遭破坏,而另一些病灶内则可又见浆液性渗出,有的还停留于细支气管及其周围炎阶段。

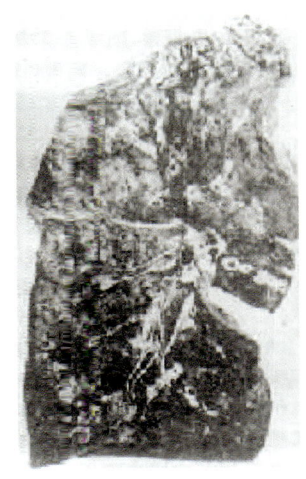

图9-6　小叶性肺炎

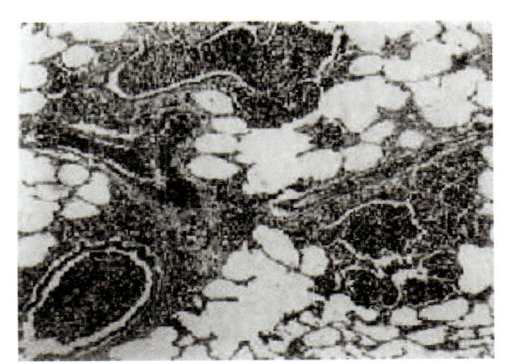

图9-7　小叶性肺炎镜下观

(三) 病理临床联系

因小叶性肺炎多为其他疾病的并发症,其临床症状常为原发性疾病所掩盖。小叶性肺炎病人由于支气管黏膜的炎症刺激而引起咳嗽,痰呈黏液脓性。因病变常呈灶状散布,肺实变体征一般不明显。病变区细支气管和肺泡内含有渗出物,听诊可闻及湿啰音。X 线检查,可见肺野内散在不规则小片状或斑点状模糊阴影。本病发现及时,治疗得当,肺内渗出物可完全吸收而痊愈。但婴幼儿、年老体弱者,特别是并发于其他严重疾病时,预后大多不良。

1. **寒战、高热**　因细菌、毒素等致热原引起异常的体温调节所致。

2. **咳嗽、咳黏液脓痰**　由于支气管壁受炎症刺激,黏液分泌增多等引起。痰液为黏液脓性,与细支气管内化脓有关。

3. **肺实变体征**　因实变病灶较小且分散,故无明显肺实变体征。

4. **湿啰音**　听诊可闻及湿啰音,这是病变区支气管及肺泡腔内含有炎性渗出液,在吸气过程中,气体通过液体而产生的一连串水泡破裂声。

5. **呼吸困难及发绀**　因大量肺小叶内细支气管和肺泡腔内有许多脓性渗出物,严重影响肺通气功能,造成缺氧引起。

6. **胸部 X 线检查**　两肺散在不规则小片状或斑点状模糊阴影,是两肺散在分布多发性细小实变病灶在 X 线的表现。

小叶性肺炎经及时、有效治疗,大多可以痊愈。但婴幼儿、年老体弱者,特别是并发其他严重疾病者,预后大多不良。常见的并发症如下。

(1) 呼吸衰竭　炎症渗出可导致通气与换气功能障碍,明显缺氧及二氧化碳潴留可引发呼吸衰竭。常见于严重的融合性小叶性肺炎。

（2）心力衰竭　若肺部病灶广泛，炎症和淤血使肺循环阻力增加，又因缺氧和中毒使心肌细胞变性坏死，右心负担加重而引起心力衰竭。在幼儿常导致急性心力衰竭。

（3）肺脓肿和脓胸　多见于金黄色葡萄球菌引起的小叶性肺炎。

（4）支气管扩张症　见于支气管破坏严重且病程较长者。

大叶性肺炎和小叶性肺炎的比较见表9-1。

表 9-1　大叶性肺炎和小叶性肺炎的比较

	大叶性肺炎	小叶性肺炎
病原菌	肺炎球菌	葡萄球菌、肺炎链球菌、流感嗜血杆菌、铜绿假单胞菌、大肠杆菌等
易感人群	青壮年	婴幼儿及年老体弱者
病变特点	纤维素性炎	以细支气管为中心的肺组织的化脓性炎
病变范围	起始于肺泡→肺段或整个肺叶	起始于细支气管→肺小叶
形态变化	病变肺泡大量纤维素渗出，呈典型四期病变	病变支气管及所属肺组织充血、水肿，中性粒细胞浸润
结　局	预后较好，少数病人可发生肺肉质变、胸膜肥厚、肺脓肿及脓胸、败血症、感染性休克	及时治疗多可痊愈，婴幼儿及年老体弱者可并发心力衰竭、呼吸衰竭、肺脓肿及脓胸、支气管扩张症

第三节　肺　癌

肺癌是我国最常见的恶性肿瘤之一。本病发病年龄在 40 岁以上，男性多于女性，吸烟者多于非吸烟者。

一、病因

（一）吸烟

吸烟是肺癌发病的最危险因素之一。大量研究证明吸烟者肺癌的发病率比普通人高 20～25 倍，且与吸烟的量和吸烟时间的长短成正比。日吸烟量越大，开始吸烟年龄越小，患肺癌可能性越大。

（二）空气污染

污染的空气（工业废气、汽车尾气）中 3,4-苯并芘、二乙基亚硝胺及砷等致癌物的含量均较高，故大城市肺癌发病率远高于农村。近年来，吸入家居装饰材料散发的氡及氡子体等物质也是肺癌发病的危险因素。

(三) 职业因素

从事特定职业的人群,如长期接触放射性物质(铀)或吸入含石棉、镍、砷等化学致癌粉尘的工人,肺癌发生率明显增高。

二、病理变化

(一) 大体类型

1. 中央型(肺门型) 最常见。肺癌发生于主支气管或叶支气管,在肺门部形成肿块(图9-8)。

2. 周围型 不多见。癌发生在段或段以下支气管,常在靠近胸膜的肺组织内形成孤立的结节状或球形癌结节,直径在 2~8 cm 之间,与支气管的关系不明显(图9-9)。

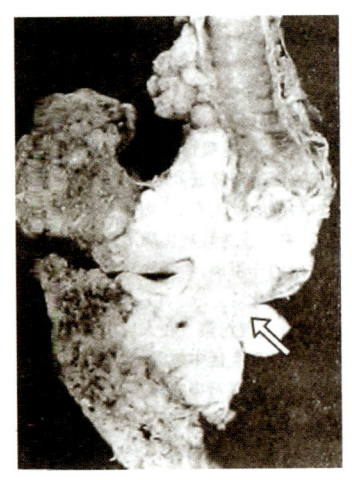

图 9-8 右主支气管中央型肺癌
注:主支气管管壁增厚,埋没于巨大分叶状癌块中。

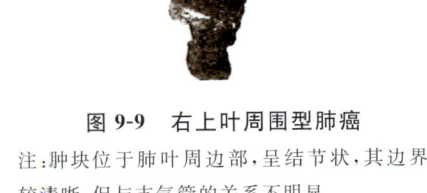

图 9-9 右上叶周围型肺癌
注:肿块位于肺叶周边部,呈结节状,其边界较清晰,但与支气管的关系不明显。

3. 弥漫型 罕见。癌组织起源于末梢的肺组织,沿肺泡管及肺泡呈弥漫性浸润生长,形成多数粟粒大小结节布满肺大叶的一部分或全肺叶,或呈大叶性肺炎样(图9-10)。

对于早期肺癌,目前医学界一般认为发生于段支气管以上较大支气管者,即中央型早期肺癌,其癌组织仅局限于管壁内生长,包括腔内型和管壁浸润型,后者不突破外膜,未浸及肺实质,且无局部淋巴结转移;发生于小支气管者,即为周围型早期肺癌,在肺组织内呈结节状,直径小于 2 cm,无局部淋巴结转移。

隐性肺癌一般指肺内无明显肿块,影像学检查阴性而痰细胞学检查癌细胞阳性,手术切除标本经病理学证实为支气管黏膜原位癌或早期浸润癌而无淋巴结转移。

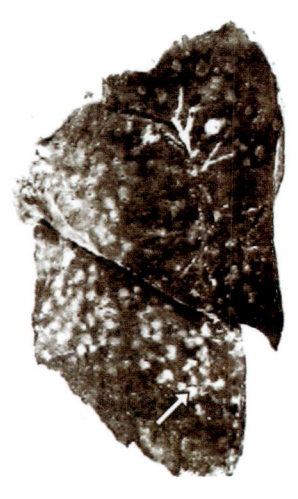

图 9-10 弥漫型肺癌
注:肺内满布无数灰白色小癌结节。

（二）组织学类型

肺癌一般分为鳞状细胞癌、腺癌、小细胞癌、大细胞癌、腺鳞癌和肉瘤样癌6个基本类型。

1. 鳞状细胞癌（简称鳞癌） 最常见。病人绝大多数为中老年人且大多有吸烟史。多发生于段以上大支气管，支气管纤维镜检查易发现。根据分化程度，又可分为高分化、中分化和低分化鳞状细胞癌（图 9-11）。

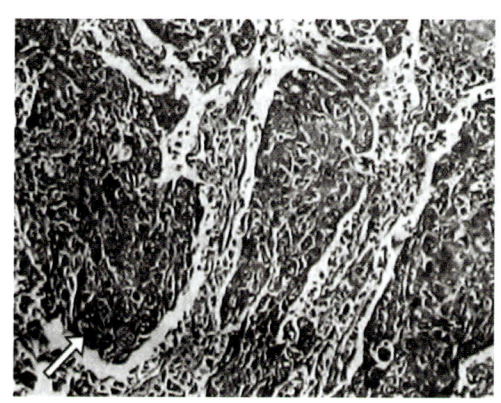

图 9-11　肺低分化鳞状细胞癌
注：癌细胞构成癌巢，但无角化珠形成。

2. 腺癌 腺癌发生率仅次于鳞癌。女性多见，占一半以上，可能与被动吸烟或厨房油烟有关。常发生于较小支气管上皮，故大多数为周围型肺癌。肺腺癌临床治疗效果及预后不如鳞癌，手术切除后 5 年存活率不到 10%。镜下癌组织分化程度不等，高分化如细支气管肺泡癌，形似腺样结构，常有乳头形成（图 9-12）。低分化肺腺癌常无腺样结构，呈实心条索状，分泌现象少见，细胞异型性明显。

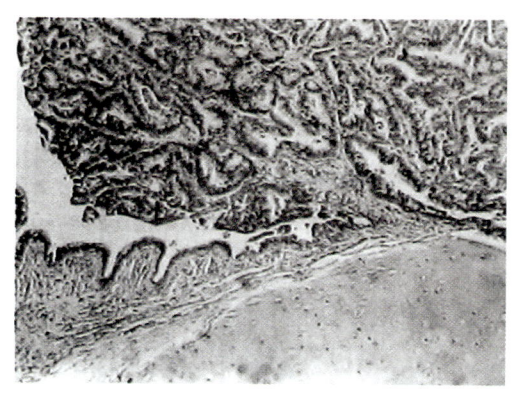

图 9-12　肺高分化腺癌
注：腺癌自叶支气管黏膜发生，突入管腔内，癌组织由腺样癌巢构成。

3. 小细胞癌 小细胞癌又称小细胞神经内分泌癌。病人多为中老年男性，且与吸烟密切相关。在肺癌中恶性程度最高，预后差，存活期大多不超过 1 年。手术切除效果差，但对放疗及化疗敏感。镜下癌细胞小，常呈圆形或卵圆形，像淋巴细胞，但较大；也可呈梭形或燕麦形，胞质少，似裸核，癌细胞呈弥漫分布或呈片状、条索状排列，称燕麦细胞癌（图 9-13）。

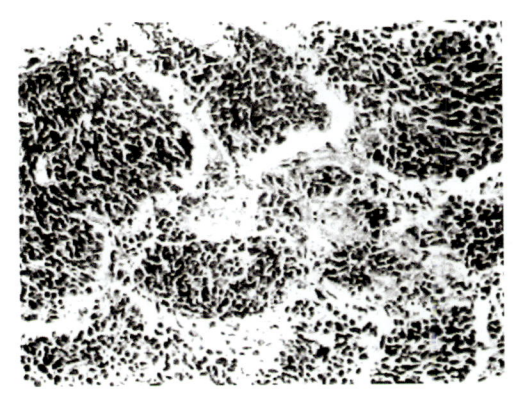

图 9-13 肺小细胞癌

注：短梭形癌细胞平行排列，群集成团（燕麦细胞癌）。

4．大细胞癌 大细胞癌也称大细胞未分化癌。多发生于大气管，肿块较大。癌细胞体积大，胞质丰富，均质淡染，核呈圆形、卵圆形或不规则，染色深，异型性明显，核分裂象多见。

5．腺鳞癌 较少见。肺癌组织内含有腺癌和鳞癌两种成分，且在数量上大致相等。

6．肉瘤样癌 为近年来 WHO 新列出的一种肺癌类型。少见，高度恶性。

三、扩散途径

（一）直接蔓延

中央型肺癌常直接侵入纵隔、心包及周围血管，或沿支气管蔓延。周围型肺癌可直接侵犯胸膜并长入胸壁。

（二）转移

肺癌转移常较早、较快。淋巴道转移时先转移到支气管、肺门淋巴结，再扩散到纵隔、锁骨上、腋窝及颈部淋巴结。血道转移常见于脑、肾上腺、骨、肝、肾、胰、甲状腺等。

四、临床病理联系

早期常无明显临床症状，中晚期可有呛咳、痰中带血、胸痛等症状。常因癌组织破坏可引起肺不张、肺气肿、胸腔积液等病变而出现相应症状和体征。肺尖部肿瘤可侵犯交感神经丛而发生以眼睑下垂、瞳孔缩小、胸壁皮肤无汗为特征的交感神经麻痹综合征（Horner 综合征）；侵犯喉返神经可引起声音嘶哑。

肺癌病人预后大多不良，早发现、早诊断、早治疗对于提高治愈率和生存率至关重要。40岁以上，特别是长期吸烟者，若出现咳嗽、气急、痰中带血和胸痛或刺激性咳嗽、干咳无痰等症状应高度警惕并及时进行 X 线等相关检查，以期尽早发现，提高治疗效果。

（王 景）

第四节　呼　吸　衰　竭

　　呼吸是机体摄取氧并排出二氧化碳的过程,其全过程包括三个相互联系的环节,即外呼吸、气体在血液中运输、内呼吸。

　　呼吸衰竭是指外呼吸功能严重障碍,机体在静息状态下呼吸空气时动脉血氧分压(PaO_2)低于 60 mmHg(8 kPa),或伴有二氧化碳分压($PaCO_2$)高于 50 mmHg(6.67 kPa)的病理过程。

　　呼吸衰竭的类型:①按血气变化特点是否伴 $PaCO_2$ 升高分为Ⅰ型呼吸衰竭(仅有低氧血症)和Ⅱ型呼吸衰竭(低氧血症伴高碳酸血症);②按发病缓急不同分为急性和慢性呼吸衰竭;③按发病机制不同分为通气性和换气性呼吸衰竭;④按原发病变部位不同分为中枢性和外周性呼吸衰竭。

　　某游客,24 岁,在途经青藏高原时,出现呼吸困难、嘴唇青紫、心跳加快、全身乏力无法行走,迅速被送到医院诊治。

　　请思考:该游客是否有呼吸衰竭? 是否有缺氧? 缺氧和呼吸衰竭有何联系与区别?

一、病因与发病机制

　　外呼吸包括肺通气和肺换气两个过程,呼吸衰竭的产生主要是由肺通气和(或)肺换气功能障碍引起。外呼吸的正常有赖于呼吸中枢的调节、呼吸肌的舒缩功能及其神经支配,完整的胸廓及胸膜、通畅的气道、完整的肺泡及间质与正常的肺循环。外界病因只要损害其中一个或多个环节,就可使肺通气和(或)肺换气功能障碍而引起呼吸衰竭。

(一)肺通气功能障碍

　　肺通气是在呼吸中枢的调控下,机体通过呼吸肌的收缩和松弛,使胸廓和肺做节律性的扩大和缩小,以完成肺与外界之间气体交换的过程。正常成人静息状态下肺通气量为 6～8 L/min,其中有效通气量为 4 L/min。气道阻塞或肺泡扩张受限都可引起肺通气障碍,肺泡通气量减少,最后导致呼吸衰竭。肺通气功能障碍包括限制性通气不足和阻塞性通气不足。

　　1. 限制性通气不足　吸气时肺泡扩张受限制所引起的肺泡通气不足称为限制性通气不足。肺通气动力减弱或弹性阻力增加是肺泡扩张受限制的常见原因,具体表现为:

　　(1)呼吸肌运动障碍　外伤、重症肌无力、低钾血症等均可引起呼吸肌收缩功能障碍导致肺通气不足;呼吸肌疲劳、营养不良所致呼吸肌萎缩均可累及呼吸肌收缩功能而引起限制性通气不足。

（2）神经调节受损 脑外伤、脑血管意外、脑炎等中枢神经受损可直接损害呼吸中枢；严重缺氧、过量使用麻醉剂、镇静剂等抑制了呼吸中枢，可使呼吸变浅、变慢甚至停止导致肺通气不足，而脊髓外伤、多发性神经炎等支配呼吸肌的神经病变可使呼吸无力，肺通气不足。

（3）胸廓或肺顺应性降低 胸廓或肺的顺应性是指胸廓与肺扩张的难易程度，是弹性阻力的倒数，如肺弹性阻力大，肺不容易扩张，即肺顺应性降低；相反，肺弹性阻力小，肺容易扩张，即顺应性增高。胸腔积液、胸膜粘连、胸廓畸形等疾病可致胸廓扩张困难，胸廓顺应性降低；肺实变、肺水肿、呼吸窘迫综合征使肺泡表面活性物质缺乏及肺纤维化，导致肺组织扩张受阻，肺顺应性降低。

2. 阻塞性通气不足 阻塞性通气不足指呼吸道狭窄或阻塞使呼吸道阻力增加所致的通气障碍。根据呼吸道阻力产生的部位可分为：

（1）中央气道阻塞 中央气道阻塞指气管分叉处以上的气道阻塞。若阻塞位于胸外（如喉头水肿、炎症、异物、肿瘤压迫等），吸气时气道内压小于大气压，压力差可使气道阻塞加重；呼气时则刚好相反，因气道内压大于大气压而使阻塞减轻，病人表现为吸气性呼吸困难（图 9-14(a)）。若阻塞位于胸内，吸气时由于胸内压降低使气道内压大于胸内压（胸内压为负压），气道扩张，阻塞减轻；呼气时由于胸内压上升而压迫气管，使气道阻塞加重，病人表现为呼气性呼吸困难（图 9-14(b)）。

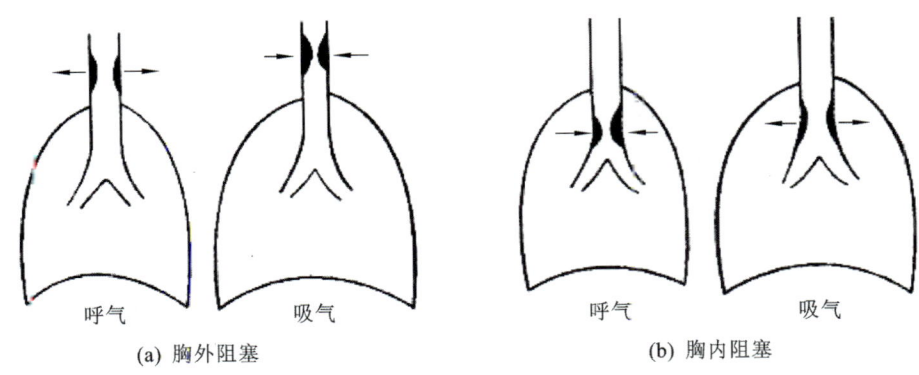

(a) 胸外阻塞　　　　　　　　　　　　(b) 胸内阻塞

图 9-14　不同部位中央气道阻塞时呼气与吸气的气道阻力变化

（2）外周气道阻塞 外周气道阻塞又称小气道阻塞，常发生于内径小于 2 mm 的细小支气管，如慢性支气管炎、支气管哮喘等。引起呼吸道阻力增加的主要机制是小气道炎性充血、水肿、分泌物增加以及支气管平滑肌痉挛使管壁增厚、管腔狭窄所致。

肺通气功能障碍时，肺泡通气量减少，肺泡气氧分压下降、二氧化碳分压升高，因而流经肺泡毛细血管的血液不能充分进行气体交换，导致 PaO_2 降低和 $PaCO_2$ 升高，均属 Ⅱ 型呼吸衰竭。

（二）肺换气功能障碍

肺换气是指肺泡与血液之间的气体交换过程。换气功能障碍主要包括弥散障碍、肺泡通气与血流比值失调以及解剖分流增加三种情况。

1. 弥散障碍 氧与二氧化碳通过呼吸膜进行交换的过程发生障碍称为弥散障碍，与肺泡表面积减少、弥散距离增大、弥散时间过短等因素有密切关系。

（1）肺泡表面积减少 正常成人肺泡总表面积约为 80 m^2，而机体静息仅需 35～40 m^2 面积肺泡参与呼吸即可。故只有当肺泡表面积减少一半以上时，才会发生换气功能障碍。肺叶切除、肺不张、肺实变等病变使肺泡表面积严重减少，常可导致弥散障碍的发生。

（2）弥散距离增大　弥散距离是气体交换必须经过的路径，由呼吸膜（即肺泡表面液体层、肺泡上皮细胞和基膜、毛细血管基膜和内皮）以及血管内血浆、红细胞膜共同构成，总厚度为 $1\sim4~\mu m$，故正常气体交换很快。肺水肿、肺泡透明膜形成、间质性肺炎、肺纤维化、肺泡毛细血管扩张等可使弥散距离增大。

（3）弥散时间过短　正常静息时，血液流经肺泡壁毛细血管的时间约为 $0.75~s$，而血液和肺泡气氧分压达到平衡的时间只需要 $0.25~s$。当肺泡表面积减少或弥散距离增大时，虽然弥散速度减慢，但在静息时气体交换仍可在 $0.75~s$ 内达到血气和肺泡气的平衡，而不至于发生弥散障碍。只有在体力活动、感染、发热时心输出量增加、肺血流加快、血液流经肺泡壁毛细血管时间过短的情况下，才会出现气体交换不充分而发生低氧血症。

由于 CO_2 弥散速度比 O_2 快 20 倍，故单纯弥散障碍常仅有低氧血症，属 Ⅰ 型呼吸衰竭。若机体代偿性通气过度，CO_2 排出过多，$PaCO_2$ 甚至可降低。

2. 肺泡通气与血流比值失调　有效的肺换气不仅要有足够的肺泡通气和充足的肺毛细血管血流，而且两者还要有一个恰当的比值。正常成人在静息状态下，肺泡通气量（V_A）约为 4 L/min，肺血流量（Q）约为 5 L/min，二者比值（V_A/Q）约为 0.8（图 9-15（a））。当肺发生病变时，由于病变轻重不等及分布不均，使肺内 V_A/Q 失调，不利于血气之间进行气体交换，造成肺换气功能障碍。

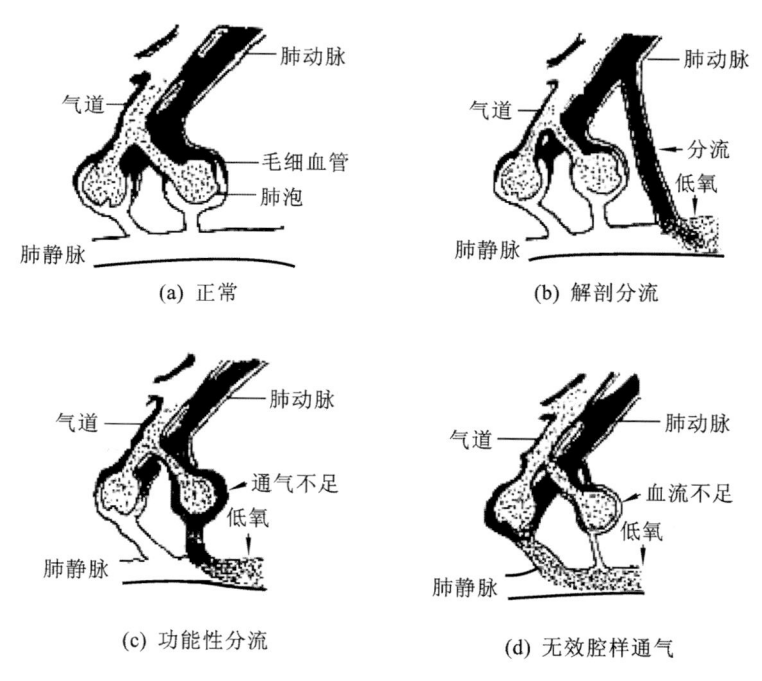

图 9-15　肺泡通气与血流比值失调模式图

（1）部分肺泡通气不足　慢性阻塞性肺疾病的呼吸道阻塞，肺实变、肺水肿、肺纤维化等肺组织的病变，使部分肺泡通气减少甚至失去通气功能，而流经病变肺组织的血流并未相应减少，甚至增多（如大叶性肺炎早期），V_A 减少，Q 不变甚至增加，V_A/Q 降低。此时流经通气不足肺泡的静脉血未能充分氧合而流入动脉血，导致 PaO_2 降低（图 9-15（c））。这种情况类似动-静脉短路,故称功能性分流,又称静脉血掺杂。

(2) 部分肺泡血流不足　如肺动脉栓塞、肺气肿、DIC 等使部分肺泡血流减少而通气基本正常,引起 V_A/Q 增高。此时肺泡通气不能被充分利用,形成无效腔样通气,结果 PaO_2 降低(图 9-15(d))。

功能性分流、无效腔样通气所致呼吸衰竭时,若病人代偿性通气很强,CO_2 排出过多,则 $PaCO_2$ 可低于正常,属 I 型呼吸衰竭;反之则 $PaCO_2$ 可升高,属 II 型呼吸衰竭。

3. 解剖分流增加　生理情况下,肺内有一小部分静脉血不经过肺泡进行气体交换而直接通过肺动-静脉吻合支、支气管静脉与肺静脉之间的交通支流入肺静脉,称为解剖分流。解剖分流的血流往往只占心排出量的 $2\% \sim 3\%$,不会对 PaO_2 产生影响。严重创伤、休克时,可因肺微循环栓塞和肺小动脉收缩,使肺循环阻力升高,引起肺内动-静脉短路开放,解剖分流增加,导致 PaO_2 显著下降(图 9-15(b))。

肺严重病变(如肺不张和肺实变等)时,部分肺泡的通气完全停止,但仍有血液流经病变肺泡,不能氧合便流入动脉血,类似解剖分流。有人把这种完全未经气体交换的血液分流和解剖分流称为真性分流。真性分流时,吸入纯 O_2 并不能显著提高 PaO_2。而功能性分流时,吸入纯 O_2 可提高 PaO_2,使低氧血症得到显著改善。

必须指出,在呼吸衰竭发病过程中,单纯由通气障碍或换气障碍导致者很少见,往往是多种因素同时或相继发生作用。如慢性阻塞性肺疾病是引起慢性呼吸衰竭的常见疾病。其发生呼吸衰竭的机制既有炎症损伤使部分管腔塌陷的阻塞性通气障碍,又有 II 型肺泡上皮受损等引起的表面活性物质减少的限制性通气障碍,还有肺泡壁损伤使肺泡表面积减少和弥散距离增大的弥散功能障碍、肺泡毛细血管床数目减少及微血栓形成使部分肺泡血流不足引起无效腔样通气等。

二、机体代谢与功能的变化

呼吸衰竭所致的低氧血症和高碳酸血症,可导致全身各系统代谢和功能改变。

(一) 酸碱平衡失调及电解质紊乱

呼吸衰竭时病人出现的酸碱平衡失调包括呼吸性酸中毒、代谢性酸中毒、呼吸性碱中毒、代谢性碱中毒,且多为混合型酸碱平衡失调。

II 型呼吸衰竭时,大量 CO_2 潴留体内,使体内 H_2CO_3 含量原发性地增加,可引起呼吸性酸中毒。若使用人工呼吸机不当,病人通气过度,排除 CO_2 过多,而此时机体已通过代偿增多的 HCO_3^- 不能及时排除,导致血浆中 HCO_3^- 增多,可形成代谢性碱中毒。呼吸性酸中毒时,体内电解质的变化有:①血清 K^+ 浓度增高:主要因为酸中毒时,H^+-K^+ 交换使细胞内 K^+ 外移和肾小管排 K^+ 减少。②血清 Cl^- 浓度降低:通气障碍使 CO_2 潴留时,红细胞内的 CO_2 在碳酸酐酶的催化下形成了 H_2CO_3,H_2CO_3 解离生成 HCO_3^- 增多并与细胞外 Cl^- 交换使 Cl^- 移入细胞内,血清 Cl^- 浓度降低。

I 型呼吸衰竭时,由于肺过度通气,CO_2 排除过多,病人可出现呼吸性碱中毒。此时血清 K^+ 浓度可降低,血清 Cl^- 浓度因 HCO_3^- 移入红细胞内使 Cl^- 移出红细胞内而升高。

无论 I 型呼吸衰竭还是 II 型呼吸衰竭,病人都有低氧血症,机体缺氧则无氧酵解增强,乳

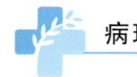

酸等酸性代谢产物增多,常并发代谢性酸中毒。

呼吸衰竭的病人通常都不是单一的酸碱平衡紊乱,多表现为混合型酸碱平衡失调。如Ⅱ型呼吸衰竭病人,由于既有缺氧,又有 CO_2 潴留,故可同时发生代谢性酸中毒合并呼吸性酸中毒;Ⅰ型呼吸衰竭病人,如果肺通气过度则可发生代谢性酸中毒合并呼吸性碱中毒。

(二)各器官功能变化

1. 呼吸系统 当 $PaO_2 < 60$ mmHg(8 kPa)时,可通过刺激颈动脉体和主动脉体化学感受器,反射性增强肺通气,但当重度缺氧($PaO_2 < 30$ mmHg)时,则对呼吸中枢起直接抑制作用。$PaCO_2$ 升高主要作用于中枢化学感受器,使呼吸中枢兴奋,呼吸加深加快。但当 $PaCO_2 > 80$ mmHg(10.7 kPa)后,反而抑制呼吸中枢。此时呼吸中枢兴奋性的维持主要依赖低氧对主动脉体和颈动脉体化学感受器的刺激,如果此时给予高浓度氧吸入,反而使呼吸抑制。

呼吸衰竭病人呼吸运动的变化,还与原发病有关。不同病因所致的呼吸衰竭,呼吸运动的变化不尽一致。如中枢性呼吸衰竭时呼吸浅慢、节律紊乱;阻塞性通气障碍时,可表现为吸气性呼吸困难(中央气道胸外阻塞)或呼气性呼吸困难(中央气道胸内阻塞、外周气道阻塞)。

当呼吸功能转为失代偿时,呼吸的深度、频率和节律也发生变化,一般由深快变为浅慢,并出现节律紊乱,如潮式呼吸、间歇呼吸、抽泣样呼吸、叹气样呼吸等。潮式呼吸的特点是呼吸逐渐加强,又逐渐减弱,直至暂停,周而复始。其发生机制可能是呼吸中枢兴奋性过低时,血中正常浓度的 CO_2 不足以刺激呼吸中枢兴奋,呼吸逐渐减弱乃至暂停。在呼吸暂停期间,$PaCO_2$ 升高,PaO_2 降低,直接和反射地刺激呼吸中枢使之兴奋,唤起呼吸的再现并逐渐加强。随着 CO_2 呼出和缺氧得到改善,呼吸再度减弱并停止,周而复始,形成潮式呼吸的特殊形式。

2. 循环系统 低氧血症与高碳酸血症对心血管的影响相似,两者具有协同作用。其直接作用是抑制心肌活动并使血管扩张,但轻度的 PaO_2 降低和 $PaCO_2$ 升高可通过反射机制兴奋心血管运动中枢,使心率加快,心肌收缩力加强,外周血管收缩,血压升高,加之呼吸运动增强使静脉回流增加,心排出量增加。严重缺氧和 CO_2 潴留抑制心血管中枢,导致血压下降,心肌收缩力减弱和心律失常等。

3. 中枢神经系统 中枢神经系统对缺氧及 CO_2 潴留是最为敏感的。轻度缺氧表现为注意力不集中,中度缺氧表现为疲劳、淡漠、嗜睡等皮质抑制症状及欣快、多语等皮质下中枢兴奋症状,重度缺氧者出现谵妄、昏迷等临床表现。CO_2 潴留对中枢神经系统有明显的危害,当 $PaCO_2 > 80$ mmHg(10.7 kPa)时,可引起头痛、头昏、烦躁不安、言语不清、精神错乱、扑翼样震颤、嗜睡、昏迷等,临床上称为"二氧化碳麻醉"。

呼吸衰竭引起的脑功能障碍称为肺性脑病。其发生机制与下列因素有关:

(1) CO_2 潴留与酸中毒 CO_2 潴留不仅抑制中枢神经系统功能,而且还可直接扩张脑血管,使毛细血管通透性增高,导致脑间质水肿,甚至脑疝形成。同时 CO_2 潴留使脑脊液内碳酸含量增加,可降低脑组织和脑脊液的酸碱度,酸中毒使脑细胞的损害进一步加重。

(2) 缺氧 缺氧也可使脑血管扩张,毛细血管通透性增高,脑间质水肿。缺氧时酸性物质生成增多引起代谢性酸中毒,能量生成障碍使细胞膜泵功能降低,引起脑细胞水肿。

此外,由于缺氧、酸中毒导致脑血管内皮细胞损伤引起血管内凝血,也是肺性脑病的发病因素。

知识链接

吸　氧

缺氧是呼吸衰竭最主要的表现,对呼吸衰竭病人应尽快给氧,合理提高 PaO_2。Ⅰ型呼吸衰竭只有缺氧而无 CO_2 潴留,可吸入较高浓度氧,但浓度一般不超过50%;Ⅱ型呼吸衰竭应低流量(1~2 L/min)、低浓度(30%)持续给氧,使 PaO_2 上升到 60 mmHg(8 kPa)即可。给氧过程中如呼吸困难缓解,心率减慢,表示给氧有效;若呼吸过缓或意识障碍加深,须警惕 CO_2 潴留加重,应给予呼吸兴奋剂或辅助呼吸。

4. 泌尿系统　呼吸衰竭时,由于缺氧和 CO_2 潴留可引起肾小动脉收缩,肾血流量减少,肾小球滤过率降低。轻者尿中出现蛋白、红细胞、白细胞及管型等,严重者可出现少尿、氮质血症、代谢性酸中毒等急性肾功能衰竭的表现。

5. 消化系统　严重缺氧可使胃壁血管收缩,降低胃黏膜的屏障作用; CO_2 潴留可增强胃壁细胞碳酸酐酶的活性,使胃酸分泌增多,故呼吸衰竭时常出现胃黏膜糜烂、溃疡,导致消化道出血。

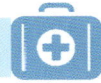

课 堂 讨 论

病人,男,70岁,因咳嗽、咳痰、气急10余年。近10天咳嗽加剧,咳痰不畅伴意识障碍2天入院。查体:T 37.8 ℃,P 120 次/分,R 35 次/分,BP 100/70 mmHg。意识模糊、唇绀、皮肤潮红、多汗,肝肋下 3 cm,肝颈静脉回流征(+),脾未触及,两下肢轻度凹陷性水肿。实验室检查:WBC $13.2×10^9/L$,中性粒细胞绝对值0.83。血气分析: PaO_2 50 mmHg、 $PaCO_2$ 65 mmHg。

请讨论:病人是否有呼吸衰竭?依据是什么?护士应如何合理给氧?

(肖少华)

直通护考(呼吸系统疾病)

【A 型题】

1. 慢性支气管炎病人咳痰的主要原因是(　　)。

A. 支气管黏膜上皮细胞变性、坏死、脱落

B. 支气管壁腺体增生、肥大,黏膜上皮内杯状细胞增多

C. 支气管壁充血、水肿、淋巴细胞和浆细胞浸润

D. 支气管壁平滑肌、软骨破坏

E. 以上都是

2. 慢性支气管炎时,支气管黏膜上皮最常见的化生为(　　)。

A. 杯状上皮化生　　　　　　B. 移行上皮化生　　　　　　C. 鳞状上皮化生

D. 腺上皮化生　　　　　　　E. 以上均不是

3. 大叶性肺炎病人咳铁锈色痰是在（　　　　）。

A. 充血水肿期　　　　　　　B. 红色肝样变期　　　　　　C. 灰色肝样变期

D. 溶解消散期　　　　　　　E. 以上均是

4. 大叶性肺炎病变性质属于（　　　　）。

A. 浆液性炎　　　　　　　　B. 纤维素性炎　　　　　　　C. 化脓性炎

D. 出血性炎　　　　　　　　E. 变质性炎

5. 小叶性肺炎病变性质属于（　　　　）。

A. 浆液性炎　　　　　　　　B. 纤维素性炎　　　　　　　C. 化脓性炎

D. 出血性炎　　　　　　　　E. 变质性炎

6. 下列哪项对肺炎球菌肺炎的诊断最有价值？（　　　　）

A. 高热、咳铁锈色痰　　　　B. 白细胞升高伴核左移

C. 肺部湿啰音　　　　　　　D. 胸片大片状均匀一致密影呈肺叶或肺段分布

E. 痰培养肺炎球菌阳性

7. 肺癌较常见的类型是（　　　　）。

A. 腺癌　　　　　　　　　　B. 未分化癌　　　　　　　　C. 肺泡细胞癌

D. 鳞状细胞癌　　　　　　　E. 小细胞肺癌

8. 早期肺癌，首选的治疗方法是（　　　　）。

A. 药物治疗　　　　　　　　　　　　B. 放射疗法

C. 放射治疗加化学药物治疗　　　　　D. 手术切除

E. 免疫疗法

9. 真性分流是指（　　　　）。

A. 部分肺泡通气不足而血流无相应减少　　B. 部分肺泡完全不通气但仍有血流

C. 部分肺泡通气不足而血流增多　　　　　D. 部分肺泡血流不足

E. 肺泡膜面积减少、增厚，气体交换减少

10. 与功能性分流不符的是（　　　　）。

A. 静脉血掺杂

B. 部分肺泡通气明显减少而血流无相应减少

C. 正常人也有功能性分流

D. 肺不张时也引起功能性分流

E. 功能性分流部分的静脉血不能充分动脉化而出现低氧高碳酸血症

【A₂型题】

11. 病人，女，30岁，5天前淋雨后发冷发热、胸痛、咳嗽、气短。既往有结核病史。查体：左肺下部叩诊呈浊音，听诊可闻及水泡音，痰结核菌素试验阴性，白细胞 $32 \times 10^9/L$，胸片提示左肺下叶大片状致密阴影。考虑诊断为（　　　　）。

A. 浸润型肺结核　　　　　　B. 阻塞性肺炎　　　　　　　C. 肺脓肿

D. 肺炎球菌肺炎　　　　　　E. 病毒性肺炎

12. 病人，女，55岁，既往健康。3周前急性起病，发冷发热、较多脓血痰、呼吸困难、发绀。体征：右肺叩诊呈浊音，听诊有水泡音，白细胞 $25 \times 10^9/L$，中性粒细胞百分比 92%。胸片提示右下肺大片状阴影，边界不清楚，其中有数个空洞和液平面，伴有局限性液气胸。诊断最可能是（　　　　）。

A．支原体肺炎　　　　　　　　B．过敏性肺炎　　　　　　　　C．病毒性肺炎

D．肺结核继发感染　　　　　　E．金黄色葡萄球菌肺炎

13．病人，男，20 岁，突然寒战、高热、咳嗽，咳少量黏液痰，时有铁锈色痰，可能患有下列哪种疾病？（　　　）

A．支气管炎继发感染　　　　　B．病毒性肺炎　　　　　　　　C．支原体肺炎

D．肺炎球菌肺炎　　　　　　　E．肺炎杆菌肺炎

14．病人的 pH 值为 6.92，HCO_3^- 浓度为 8 mmol/L，$PaCO_2$ 5.3 kPa（40 mmHg），提示可能是（　　　）。

A．代谢性酸中毒　　　　　　　B．代谢性酸中毒合并呼吸性酸中毒

C．呼吸性酸中毒　　　　　　　D．呼吸性碱中毒

E．呼吸性碱中毒合并代谢性酸中毒

【A_3 型题】

病人，男，25 岁，突发畏寒、发热伴胸痛 3 天，咳铁锈色痰，胸片见右肺大片状阴影。

15．病人最可能患的疾病是（　　　）。

A．链球菌肺炎　　　　　　　　B．病毒性肺炎　　　　　　　　C．真菌性肺炎

D．支原体肺炎　　　　　　　　E．过敏性肺炎

16．本病病程为（　　　）。

A．2～3 天　　　　　　　　　　B．3～5 天　　　　　　　　　　C．5～10 天

D．10～15 天　　　　　　　　　E．15～30 天

【A_4 型题】

患儿，8 个月，咳嗽、咳痰 2 天，喘息伴发绀 1 h 入院，查体：体温 37.9 ℃，心率 150 次/分，呼吸 68 次/分，呼吸困难，口周发绀。胸片显示双肺大小不等的片状阴影。

17．患儿最可能的诊断是（　　　）。

A．支气管炎　　　　　　　　　B．支气管肺炎　　　　　　　　C．支气管哮喘

D．腺病毒性肺炎　　　　　　　E．哮喘性支气管炎

18．本病的病变性质为（　　　）。

A．化脓性炎　　　　　　　　　B．纤维素性炎　　　　　　　　C．浆液性炎

D．变质性炎　　　　　　　　　E．增生性炎

19．本病累及范围为（　　　）。

A．肺大叶　　　　　　　　　　B．肺小叶　　　　　　　　　　C．肺间质

D．肺泡　　　　　　　　　　　E．肺段

第五节　原发性高血压

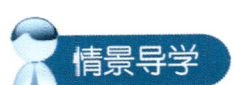

情景导学

李阿姨，45 岁，近几天感头晕，稍有头痛，今晨起床小便时自觉左手、左下肢无力而摔倒，

剧烈头痛、呕吐,很快昏迷,大小便失禁,鼾声呼吸。

请思考:李阿姨患了何种疾病?病情是如何演变的?现场如何急救?

高血压是以体循环动脉血压持续升高[成人收缩压≥140 mmHg(18.6 kPa)和(或)舒张压≥90 mmHg(12.0 kPa)]为主要表现的疾病,可分为原发性高血压和继发性高血压两类。继发性高血压是指继发于其他疾病(如慢性肾小球肾炎、肾动脉狭窄、肾上腺和垂体腺瘤等)所引起的血压升高,是一种临床症状,称为症状性高血压。原发性高血压是一种原因尚未完全明了的独立性疾病,又称为高血压病。高血压分期标准见表9-2。

表 9-2　高血压分期标准

分　　期	收缩压/mmHg	舒张压/mmHg
正常血压	<120	<80
正常高值	120~139	80~89
高血压Ⅰ期	140~159	90~99
高血压Ⅱ期	160~179	100~109
高血压Ⅲ期	≥180	≥110

原发性高血压是我国常见的心血管疾病,多见于中老年人,病程漫长,常因不易坚持治疗而发展至晚期。

一、病因和发病机制

(一) 病因

原发性高血压病因和发病机制尚未完全清楚,目前比较明确的病因及致病机制有如下几种。

1. 遗传因素　原发性高血压病人有明显的家族集聚性,约75%的原发性高血压病人有遗传病史。目前认为原发性高血压是一种受多基因遗传影响,在多种后天因素作用下,正常血压调节机制失调而致的疾病。

2. 膳食因素　摄钠过多可引起本病。日均摄盐量高的人群,本病患病率高于日均摄盐量少的人群。WHO建议每人每日摄盐量应控制在 5 g 以下,可起到预防本病的作用。钾摄入量与 Ca^{2+} 摄入量不足也易导致本病,高钙饮食可降低发病率。

3. 职业和社会心理应激因素　精神处于紧张状态的职业,能引起严重心理障碍的社会应激因素,本病的患病率比对照组高。

4. 其他因素　超重或肥胖、吸烟、年龄增长和缺乏体力活动等,也是血压升高的重要危险因素。肥胖儿童本病的患病率是正常体重儿童的 2~3 倍,本病病人中,约 1/3 有不同程度肥胖。

(二) 发病机制

原发性高血压发病机制尚未完全清楚,目前原发性高血压多是由相互影响的多种因素共同引起的结果。

(1)长期精神不良刺激,导致大脑皮质兴奋和抑制失调,皮层下血管收缩中枢冲动占优势,通过交感神经收缩血管节后纤维分泌去甲肾上腺素,作用于细小动脉平滑肌 α 受体,引起细小动脉收缩,致血压升高。

（2）交感神经兴奋导致肾缺血,刺激球旁装置的 e 细胞分泌肾素。肾素使血管紧张素原转变为血管紧张素Ⅰ;在血管紧张素转化酶（ACE）的作用下,形成血管紧张素Ⅱ。一般认为血管紧张素Ⅱ可引起细小动脉强烈收缩,引起血压升高,但现在认为血管紧张素Ⅱ也主要作用于中枢神经系统的中心,控制交感神经兴奋和刺激肾上腺释放醛固酮。醛固酮作用于肾小管增加钠离子的重吸收。因此,肾素-血管紧张素系统（RAS）升高血压的三种主要机制包括:①增加交感神经的兴奋性;②增加肾上腺皮质激素的分泌;③引起血管收缩。肾素-血管紧张素-醛固酮系统可以被心房钠尿肽（ANP）拮抗,ANP 是一种心房特殊细胞分泌的激素。心房的扩张可控制 ANP 的分泌,这可能是血容量增加的结果或尚不清楚的内分泌机制的相互作用。

（3）水钠潴留可使细胞外液增加,致心排出量增加,引起小动脉壁含水量增多,外周阻力增加,血压升高。

二、类型和病理变化

（一）良性高血压病

良性高血压病也称缓进型高血压病,一般起病隐匿,病程长,进展缓慢,多见于中、老年人,最终常死于心、脑病变。根据病变进程可将本病分为三期。

1. 功能紊乱期　基本病变为全身细小动脉痉挛,无血管及心、肾、脑等器质性病变。病人血压升高,但血压时而升高时而正常。病人可有头痛、头昏。头痛多发生于清晨,枕部明显,活动后减轻。

2. 动脉系统病变期　①细动脉硬化:细动脉硬化表现为细动脉玻璃样变,是良性高血压病的基本病变。由于细动脉反复痉挛,血管内膜缺氧,通透性升高,血浆蛋白沉着于下间隙;同时内皮细胞及中膜平滑肌细胞分泌细胞外基质沉着在血管壁内导致血管壁发生玻璃样变,管壁增厚、管腔狭窄,失去弹性而变硬。②小动脉硬化:主要累及肾弓形动脉、小叶间动脉及脑的小动脉等。由于小动脉长期处于高压状态,内膜胶原纤维及弹力纤维增生,内弹力膜分裂,中膜平滑肌细胞增生、肥大,最终导致血管壁增厚,管腔狭窄。此期病人血压进一步升高,并持续在较高水平,失去波动性。

3. 内脏器官病变期

（1）心脏　心脏的病变主要为左心室肥大。由于外周阻力增加,血压持续升高,左心室因压力负荷增加发生代偿性肥大。心脏肥大,重量增加,可达 400 g 以上（正常为 250～350 g）。左心室壁增厚,可达 1.5～2.5 cm（正常值<1.2 cm）,乳头肌和肉柱增粗、变圆,但心腔不扩张,甚至略缩小,称为向心性肥大。光镜下,心肌细胞变粗、变长,核大而深染。病变继续发展,肥大的心肌细胞与间质毛细血管供血不相适应,肥大心肌细胞逐渐出现供血不足,心肌收缩力减弱,左心室失代偿,心腔扩张,称为离心性肥大。

（2）肾脏　良性高血压病病人晚期,肾脏可以表现为原发性颗粒性固缩肾或细动脉性肾硬化:①双侧肾对称性体积缩小,质地变硬,重量减轻,单侧肾重量一般小于 100 g（正常成年人单肾重约 150 g）;②表面呈均匀弥漫的细小颗粒状;③切面见肾皮质变薄（≤2 mm,正常厚 3～5 mm）,皮、髓质分界模糊;④肾盂周围脂肪组织增多。光镜下,肾入球动脉的玻璃样变及肌型小动脉（弓形动脉、叶间动脉）硬化,病变严重区域的肾小球因缺血发生萎缩、纤维化和玻璃样变,所属肾小管因缺血及功能废用而萎缩、消失。间质结缔组织增生及淋巴细胞浸润。该处

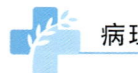
由于肾实质萎缩和结缔组织收缩而形成凹陷的固缩病灶。周围相对健存的肾小球发生代偿性肥大，所属肾小管扩张，使局部肾组织向表面隆起，形成肉眼所见的无数细小颗粒状。

（3）脑　高血压时，由于脑的细小动脉痉挛和硬化，病人可出现一系列脑部变化：①脑水肿：由于脑内细小动脉痉挛、硬化、缺血，引起毛细血管通透性增加，发生脑水肿，可出现头痛、头晕、眼花等。②高血压脑病：脑细、小血管病变及痉挛致血压骤升，毛细血管通透性升高，引起急性脑水肿和颅内高压，导致以中枢神经功能障碍为主要表现的症候群称高血压脑病。其临床表现为剧烈头痛、呕吐、抽搐，甚至昏迷。③脑软化：脑的细、小动脉硬化、痉挛，导致其供血区域脑组织缺血性梗死，形成质地疏松的直径小于 1.5 cm 的筛网状病灶。脑软化灶数量多且较小，称微梗死灶。④脑出血：是高血压最严重且具有致命性的并发症。脑出血常发生在基底节、内囊，其次为大脑白质、桥脑和小脑干。脑出血的原因为脑血管壁病变致使其弹性下降，管壁膨出，形成微小动脉瘤，当血压突然升高，可致微小动脉瘤破裂出血；脑血管的细、小动脉硬化使血管壁变脆，血压升高时可破裂出血。基底节、内囊易出血，除上述原因外还因豆纹动脉从大脑中动脉呈直角分出，直接承受压力较高的血流冲击，易使已有病变的豆纹动脉破裂出血。临床表现常因出血部位的不同、出血量多少而异。内囊出血者可引起对侧肢体偏瘫及感觉丧失；出血破入脑室时，病人发生昏迷，常导致死亡。桥脑出血可引起同侧面神经麻痹及对侧上、下肢瘫痪。左侧脑出血常引起失语。脑出血尚可引起颅内高压，并引起脑疝。

（4）视网膜　视网膜血管变化与各期细小动脉病变一致，眼底检查可见血管迂曲，反光增强呈银丝状，动静脉交叉处压痕等现象。严重者，出现视乳头水肿、视网膜出血、视物模糊等症状。

（二）恶性高血压病

恶性高血压病也称急进型高血压病，较少见，多见于青壮年。可由缓进型高血压病恶化而来，但多为原发。临床上起病急，进展快，血压升高明显，常超过 230/130 mmHg。恶性高血压病特征性病变表现为增生性小动脉硬化和坏死性细动脉炎。增生性小动脉硬化主要发生在肾小叶间动脉及弓形动脉等处，主要表现为内膜显著增厚，内弹力膜分裂，平滑肌细胞增生肥大，胶原纤维增多，使血管壁呈同心层状增厚，如洋葱皮样。坏死性细动脉炎主要累及肾入球小动脉，使小动脉内膜、中膜发生纤维素样坏死。恶性高血压病病变主要累及肾和脑血管，常致肾、脑发生缺血性坏死和出血等，严重损害肾、脑功能。病人大多死于尿毒症、脑出血或心力衰竭。

知识链接

高血压病的三级预防

高血压病预防分为三级：一级预防既针对高血压病高危人群，也针对普通人群，是在存在危险因素而尚未发生高血压病时采取预防措施。二级预防是针对已诊断为高血压病的病人进行系统的有计划的全面治疗，以防止病情加重或发生并发症。三级预防是指对高血压病危重病人的抢救，防止并发症的发生，减少死亡，同时也包括抢救成功后的康复治疗。显然，高血压病预防重点在一级预防和二级预防。

第六节　动脉粥样硬化

动脉粥样硬化是一种与血脂异常及血管壁成分改变有关的动脉疾病。病变主要累及大中动脉血管，病变特征是血中脂质在动脉内膜下沉积，引起平滑肌细胞和结缔组织增生，引起内膜灶纤维性增厚及粥样斑块形成，使动脉壁变硬，管腔狭窄。

一、病因和发病机制

（一）危险因素

动脉粥样硬化的病因至今仍不十分清楚，下列因素被视为危险因素。

1. 高脂血症　高胆固醇和高甘油三酯血症是动脉粥样硬化的最主要危险因素。血脂以脂蛋白的形式在血液循环中进行转运，因此高脂血症实际上是高脂蛋白血症。低密度脂蛋白（LDL）是动脉粥样硬化和冠状动脉性心脏病的主要致病因素。极低密度脂蛋白（VLDL）和乳糜微粒（CM）也与动脉粥样硬化发生有密切关系。高密度脂蛋白（HDL）有抗氧化作用，防止LDL氧化，并可通过竞争机制抑制LDL与血管内皮细胞受体结合而减少其摄取。因此，HDL具有抗动脉粥样硬化和冠状动脉性心脏病发病作用。

2. 高血压　高血压时血流对血管壁的机械性压迫和冲击作用可引起内皮损伤和（或）功能障碍，使内膜对脂质的通透性增加，促进脂蛋白内膜下沉积、血小板和单核细胞黏附、中膜平滑肌细胞迁入内膜等变化，促进动脉粥样硬化发生和发展。

3. 吸烟　大量吸烟导致内皮细胞损伤和血内一氧化碳（CO）浓度升高，碳氧血红蛋白增多。血中CO浓度升高刺激内皮细胞释放生长因子，促使中膜平滑肌细胞向内膜迁入、增生，参与动脉粥样硬化的发生。大量吸烟可使血中LDL易于氧化，氧化LDL有更强的致动脉粥样硬化的作用。烟内含有一种糖蛋白，可激活凝血因子Ⅻ及某些致突变物质，后者可引起血管壁平滑肌细胞增生。吸烟可以增强血小板聚集功能，升高血中儿茶酚胺浓度及降低HDL水平。这些都有助于动脉粥样硬化发生。

4. 糖尿病和高胰岛素血症　糖尿病和高胰岛素血症是与继发性高脂血症有关的疾病。糖尿病病人血中VLDL水平明显升高，而HDL水平降低，与动脉粥样硬化和冠状动脉性心脏病关系极为密切。高血糖可致LDL糖基化和高甘油三酯血症，有利于LDL促进血单核细胞迁入内膜而转为泡沫细胞。血中胰岛素水平越高，HDL含量越低，冠心病发病率和死亡率越高。

5. 遗传因素　家族性高胆固醇血症、家族性脂蛋白脂酶缺乏症等病人动脉粥样硬化的发病率显著高于对照组，提示遗传因素是动脉粥样硬化的危险因素。

6. 其他因素　①年龄：动脉粥样硬化检出率和病变程度的严重性随年龄增加而增高，并与动脉壁的年龄性变化有关。②性别：女性绝经前HDL水平高于男性，LDL水平低于男性，患冠心病的概率低于同年龄组男性。绝经后，两性间发病率差异消失。③体重超重或肥胖。

④感染：有实验报道某些病毒感染可能与动脉粥样硬化发生有关。

二、基本病理变化

（一）脂纹

脂纹是动脉粥样硬化的早期病变。肉眼观：动脉内膜见黄色针头大小的斑点或宽为1～2 mm、长短不一的条纹，平坦或略隆起，在血管分支开口处更明显（图9-16）。镜下观：脂纹处内皮细胞下有充满脂质的泡沫细胞大量聚集，体积较大，胞质呈空泡状（图9-17）。泡沫细胞由从血中迁入内膜的单核细胞和由中膜迁入内膜的平滑肌细胞吞噬脂质而形成。

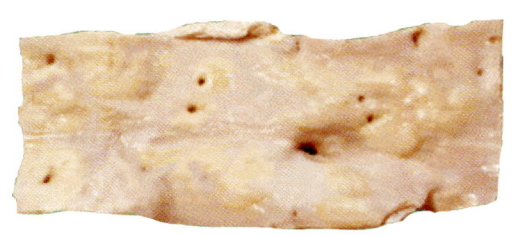

图9-16　主动脉粥样硬化的脂纹和脂斑

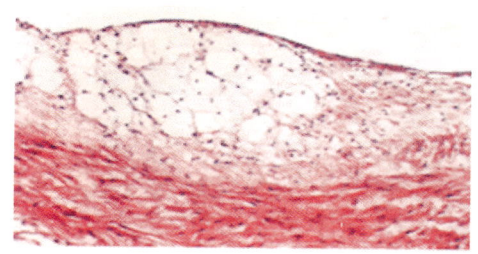

图9-17　动脉粥样硬化镜下观

（二）纤维斑块

脂纹进一步发展演变为纤维斑块。肉眼观：纤维斑块初为隆起于内膜表面的灰黄色斑块，后因斑块表层胶原纤维的增多及玻璃样变而呈瓷白色，如蜡滴状（图9-18）。镜下观：典型的病变主要由三个区组成：①纤维帽位于内皮下，由密集的胶原纤维、散在性平滑肌细胞、弹力纤维组成；②脂质区，由泡沫细胞、细胞外脂质和坏死碎片组成，该区较小或不明显；③基底部由增生的平滑肌细胞、结缔组织和炎细胞组成。

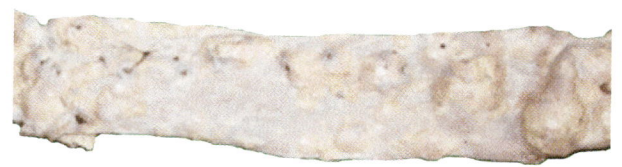

图9-18　主动脉后壁见灰黄色纤维斑块

（三）粥样斑块

粥样斑块简称粥瘤。肉眼观：动脉内膜面见明显隆起的灰黄色斑块。切面见纤维帽的下方有黄色粥糜样物。镜下观：在玻璃样变的纤维帽的深部为大量无定形坏死物质，其中可见胆固醇结晶（HE染色片中为针形或梭形空隙）及钙化。坏死物底部及周边可见肉芽组织、少量泡沫细胞和淋巴细胞。病灶处中膜平滑肌受压萎缩而变薄。外膜可见毛细血管新生、结缔组织增生及淋巴细胞、浆细胞浸润。

（四）复合性病变

复合性病变指在纤维斑块和粥样斑块的基础上的继发改变，包括：

1. 斑块内出血　斑块内新生的毛细血管破裂出血，或斑块纤维帽破裂而血液流入斑块，斑块迅速增大并突入管腔，使管径变窄甚至闭塞，导致急性供血中断。

2. 斑块破裂　破裂常发生在斑块周边部,因该处纤维帽最薄,抗张力差。斑块破裂时粥样物自裂口处排入血流,遗留粥瘤性溃疡而易导致血栓形成。

3. 血栓形成　病灶处内皮细胞受损和粥瘤性溃疡,使动脉壁胶原纤维暴露,引起血小板黏附、聚集形成血栓,从而加重病变动脉的狭窄,甚至阻塞管腔导致梗死形成,如心和脑的梗死。如血栓脱落,可导致栓塞。

4. 钙化　钙化多发生在陈旧的病灶内。钙盐沉着在纤维帽及粥瘤灶内。钙化导致动脉壁变硬变脆,易于破裂。

5. 动脉瘤形成　严重粥样斑块由于其底部中膜平滑肌萎缩变薄,弹性减弱,不能承受血流压力而向外局限性扩张,形成动脉瘤,动脉瘤破裂可致大出血。另外,血流可从粥瘤溃疡处侵入主动脉中膜,或中膜内血管破裂出血,均可造成中膜撕裂,形成夹层动脉瘤。

三、冠状动脉粥样硬化及冠心病

冠状动脉粥样硬化最常好发于左冠状动脉前降支,其次为右主干、左主干或左旋支、后降支。冠状动脉粥样硬化会导致管腔狭窄,根据狭窄程度可分为 4 级:Ⅰ级,管腔狭窄≤25%;Ⅱ级,管腔狭窄为 26%～50%;Ⅲ级,管腔狭窄为 51%～75%;Ⅳ级,管腔狭窄≥76%。冠状动脉管腔狭窄会降低心脏血供,诱发冠状动脉性心脏病。

冠状动脉性心脏病简称冠心病,是指因冠状动脉狭窄、供血不足而引起的心肌功能障碍或器质性病变。引起冠心病的原因有很多种,但最主要原因是冠状动脉粥样硬化。

临床上冠心病的表现有以下几种:

(一) 心绞痛

心绞痛是冠状动脉供血不足和(或)心肌耗氧量骤增致使心肌急剧地、暂时性缺血、缺氧所引起的一种临床综合征。典型表现为阵发性胸骨后部的压榨性或紧缩性疼痛感,可放射至心前区或左上肢,持续数分钟,可因休息或用硝酸酯制剂而缓解消失。

心绞痛分为:①稳定型劳累性心绞痛,指劳累性心绞痛的性质、强度、部位、发作次数、诱因等在 1～3 个月内无明显改变者,多伴有较稳定的冠状动脉粥样硬化性狭窄(>75%);②恶化型劳累性心绞痛,指原为稳定型心绞痛而在 3 个月内疼痛的频率、程度、时限、诱因经常变动,进行性恶化者,常在原有斑块病变基础上附加有部分血栓形成和(或)动脉痉挛;③自发型变异性心绞痛,常于休息或梦醒时发作,无明显诱因。

(二) 心肌梗死

心肌梗死指冠状动脉供血中断引起的心肌坏死,临床上可见剧烈而较持久的胸骨后疼痛,休息及硝酸酯类不能完全缓解,伴发热、白细胞增多、红细胞沉降率加快、血清心肌酶活力增高及进行性心电图变化,可并发心律失常、休克或心力衰竭。

心肌梗死多发生于中老年人,男性略多于女性,冬春季发病较多。部分病人发病前有诱因。

心肌梗死病人的冠状动脉因粥样硬化而高度狭窄,并多数有复合病变及痉挛,常累及一支以上的冠状动脉支。根据梗死的范围和深度可将其分为心内膜下心肌梗死和区域性心肌梗死。

1. 类型

(1)心内膜下心肌梗死:心内膜下心肌梗死指梗死仅累及心室壁内侧 1/3 的心肌,并波及肉柱及乳头肌。常表现为多发性、小灶性(0.5～1.5 cm)坏死,分布区域不限于某一支冠状动脉的供血区,而是不规则地分布于左心室四周,严重者可融合或累及整个左心室内膜下心肌引起环状梗死。

(2)区域性心肌梗死:也称透壁性心肌梗死。心肌梗死的部位与闭塞的冠状动脉支供血区一致,病灶较大,最大径在2.5 cm以上,并累及心室壁全层(如未累及全层而深达心室壁2/3以上则可称厚层梗死)。最常见的部位是左前降支供血区,即左心室前壁、心尖部、室间隔前2/3及前内乳头肌,约占全部心肌梗死的50%。其次是右冠状动脉供血区,即左心室后壁、室间隔后1/3及右心室,并可累及窦房结。再次为左旋支供血区,即左心室侧壁、膈面及左心房,并可累及房室结。

2. 病理变化 心肌梗死的形态变化是一个动态演变过程。①梗死后6 h内,无肉眼可见变化。②6 h后,坏死灶心肌呈苍白色。③8～9 h后呈土黄色。光镜下:心肌纤维早期呈凝固性坏死改变,如核碎裂、核消失,肌质均质红染或呈不规则粗颗粒状,间质水肿、漏出性出血及少量中性粒细胞浸润。④第4天后,梗死灶外周出现充血出血带,光镜下:该带内血管充血、出血,有较多的嗜中性粒细胞浸润。心肌纤维肿胀,肌质内出现颗粒状物及不规则横带。另一部分心肌细胞有空泡变性,继而肌原纤维及核溶解消失,肌纤维呈空管状。⑤第7天后,边缘区开始出现肉芽组织。⑥第2～8周梗死灶机化及瘢痕形成。

心肌缺血30 min内,心肌细胞内糖原即消失。此后,肌红蛋白逸出。细胞坏死后,心肌细胞内的谷氨酸草酰乙酸转氨酶(GOT)、谷氨酸丙酮酸转氨酶(GPT)、肌酸磷酸激酶(CPK)及乳酸脱氢酶(LDH)透过细胞膜释放入血,引起相应酶在血液内浓度升高。其中尤以CPK对心肌梗死的临床诊断有一定的参考意义。

3. 合并症 心肌梗死,尤其是透壁性心肌梗死,可合并下列病变。

(1)急性左心衰竭:乳头肌功能失调主要累及二尖瓣乳头肌,可导致二尖瓣关闭不全而诱发急性左心衰竭,多发生于心肌梗死后的3天以内。其病变为梗死的乳头肌断裂、乳头肌附着部坏死的左心室壁膨胀,其次为乳头肌收缩能力损伤或心力衰竭导致的左心室普遍扩张。

(2)心脏破裂:实为透壁性梗死灶向外破裂,占心肌梗死致死病例的3%～13%。在心肌梗死后2周内任何时间均可发生,以4～7天最多见。原因是梗死灶失去弹性,坏死的心肌细胞,尤其是坏死的中性粒细胞和单核细胞释放大量蛋白水解酶所致的酶性溶解作用。心室内血液自破裂口流入心包腔,造成心脏压塞引起猝死。

(3)室壁瘤:有10%～38%的心肌梗死合并室壁瘤或室壁膨胀瘤,可发生于心肌梗死的急性期,但更常发生在梗死灶已纤维化的愈合期。室壁瘤是梗死心肌或瘢痕组织在心室内压作用下形成的局限性向外膨隆,多见于左心室前壁近心尖处。可继发附壁血栓、乳头肌功能不全、心律失常及左心衰竭。X线检查可见心缘有局部膨出,该处搏动减弱或反常搏动。

(4)附壁血栓形成:因心内膜受损及室壁瘤等病变而诱发血栓形成。可脱落引起栓塞,亦可机化。

(5)急性心包炎:透壁性心肌梗死可诱发急性浆液纤维素性心包炎,常在心肌梗死后2～4天发生。

(三)心肌纤维化

心肌纤维化是由于中至重度的冠状动脉粥样硬化性狭窄引起心肌纤维持续性和(或)反复加重的缺血缺氧所产生的结果。肉眼观:心脏增大,所有心腔扩张;心壁厚度可能正常,伴有多灶性白色纤维条块,甚至透壁性瘢痕;心内膜增厚并失去正常光泽,有时可见机化的附壁血栓。

镜下:广泛性、多灶性心肌纤维化,伴邻近心肌纤维萎缩和(或)肥大,常有部分心肌纤维肌质空泡化,尤以内膜下区明显。临床上可以表现为心律失常(心律失常型冠心病)或心力衰竭(心力衰竭型冠心病)。

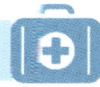

课堂讨论

病人,男,60岁,患有动脉粥样硬化10余年,一星期前感胸闷、胸痛,家属急送医院.抢救无效死亡。尸检:心脏增大,重92 g,左心室前壁心肌可见明确的梗死灶,心肌细胞大片凝固性坏死。部分坏死心肌纤维渐溶解吸收,见灶状肉芽组织形成。主动脉增厚见纤维斑块病变,未见明显粥瘤形成。左冠状动脉前降支内膜呈半月形增厚,可见粥样斑块形成伴明显钙化,管腔高度狭窄超过3/4,狭窄近端可见红色血栓形成。心腔内含血凝块,房室壁未见破裂及其他病变,肺动脉内未见泡沫,肺动脉主干及左右分支未见血栓。

请讨论:1. 粥样斑块的复合性变化包括哪些?

2. 动脉粥样硬化引起病人死亡的原因有哪些?

(吴惠兰)

直通护考(心血管系统疾病(一))

【A₁型题】

1. 良性高血压病晚期会引起( )。

A. 继发性固缩肾 B. 肾水变性 C. 原发性固缩肾

D. 肾凹陷性瘢痕 E. 肾盂积水

2. 高血压病的血管壁玻璃样变主要发生于( )。

A. 细小动脉 B. 毛细血管 C. 大动脉

D. 中动脉 E. 细小静脉

3 高血压病失代偿期心脏改变为( )。

A. 左心室向心性肥大 B. 左心室明显扩张

C. 左心室乳头肌明显增粗 D. 左心室肌收缩力加强

E. 心肌出现弥漫性纤维化

4. 高血压病性脑出血最好发的血管是( )。

A. 大脑前动脉 B. 大脑后动脉 C. 大脑中动脉

D. 豆纹动脉 E. 基底动脉

5. 动脉粥样硬化主要发生在( )。

A. 细、小动脉 B. 大、中动脉 C. 细、小静脉

D. 大、中静脉 E. 毛细血管

6. 冠状动脉粥样硬化,最常受累的动脉分支是哪个?( )

A. 右冠状动脉主干 B. 左冠状动脉主干 C. 右冠状动脉内旋支

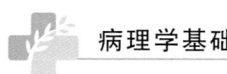

D. 左冠状动脉内旋支　　　　　E. 左冠状动脉前降支

7. 后果最为严重的动脉粥样硬化常发生于（　　）。

A. 大动脉　　　　　　　　B. 中动脉　　　　　　　　C. 小动脉

D. 细动脉　　　　　　　　E. 微动脉

8. 脑动脉粥样硬化最严重的部位是（　　）。

A. 大脑前动脉和大脑中动脉　　　　　　B. 大脑中动脉和大脑后动脉

C. 大脑后动脉和基底动脉　　　　　　　D. 大脑中动脉和基底动脉

E. 大脑前动脉和基底动脉

【A₂型题】

9. 病人，男，65岁，自觉头晕、头痛等，血压165/95 mmHg，休息后好转，应考虑为（　　）。

A. 症状性高血压　　　　　B. 临界高血压　　　　　C. 高血压病早期

D. 高血压病中期　　　　　E. 高血压病晚期

10. 病人，男，40岁，发现血压升高，并已排除继发性高血压。下列哪项可判断其为高血压Ⅰ期？（　　）

A. 收缩压160 mmHg　　　B. 舒张压100 mmHg　　　C. 病程5年

D. 未发现心、脑、肾损害　　E. 服降压药效果好

11. 冠心病病人，心绞痛发作，经舌下含服硝酸甘油得到缓解，经检查血脂升高，该病人血脂哪项改变明显？（　　）

A. CM升高　　　　　　　B. LDL升高　　　　　　C. HDL升高

D. VLDL升高　　　　　　E. 以上均升高

12. 病人，男，60岁，突发前胸部剧痛并向左肩放射，伴恶心、呕吐，检查心率缓慢，皮肤苍白而潮湿，心电图ST段升高，诊断为急性心肌梗死。心肌梗死常见原因是（　　）。

A. 冠状动脉炎症性疾病　　　　　　　　B. 冠状动脉管腔狭窄

C. 冠状动脉血栓形成　　　　　　　　　D. 冠状动脉粥样硬化合并血栓形成

E. 主动脉狭窄

【A₃型题】

病人，男，60岁，诊断冠心病5年，咳嗽1周，诉上腹痛、呕吐2 h，伴气短，难以平卧，血压100/70 mmHg，病人出冷汗。

13. 冠心病的主要危险因素不包括（　　）。

A. 冠心病家族史　　　　　B. 血脂紊乱　　　　　　C. 吸烟

D. 适量饮酒　　　　　　　E. 糖尿病

14. 患者的诊断不应忽视下列哪种疾病的可能性？（　　）

A. 糖尿病酮症酸中毒　　　B. 急性胃炎　　　　　　C. 食物中毒

D. 急性心肌梗死　　　　　E. 急性肺炎

15. 最不应该遗漏的检查是（　　）。

A. 胸部X线　　　　　　　B. 心电图　　　　　　　C. 肌钙蛋白

D. 适当补液　　　　　　　E. 电解质检查

【A₄型题】

病人，52岁，发现原发性高血压病（Ⅱ期）已2年，今日上午血压突然升高至230/130 mmHg，伴剧烈头痛、恶心、呕吐及嗜睡，经治疗后血压下降。

16. 该病人首先考虑为（　　）。

　　A. 高血压危象　　　　　　　B. 高血压脑病　　　　　　C. 高血压病脑出血

　　D. 脑栓塞　　　　　　　　　E. 短暂性脑缺血发作

17. 对于高血压病人的降压治疗,下述哪项是不对的?（　　）

　　A. 除危重病例外,降压药物从小剂量开始　　B. 绝大多数病人需要长期用药

　　C. 血压降至正常时,即可停药　　　　　　　D. 首选一线降压药物

　　E. 根据个体化原则选用降压药物

病人 男,60 岁,近 1 个月来每日午睡或夜间 2 点发生胸骨后压榨性疼痛,每次持续 20 min,含硝酸甘油 5 min 缓解。

18. 该病人最可能的诊断是（　　）。

　　A. 心绞痛　　　　　　　　　B. 心肌梗死　　　　　　　C. 心肌硬化

　　D. 左心衰竭　　　　　　　　E. 右心衰竭

19. 诊断本病的最重要依据为（　　）。

　　A. 典型症状　　　　　　　　B. 运动平板　　　　　　　C. 静息心电图

　　D. 冠状动脉造影　　　　　　E. 心肌核素成像

20. 病变发作的典型部位为（　　）。

　　A. 胸骨下段　　　　　　　　B. 胸骨中、上段胸骨后　　C. 心前区

　　D. 心尖部　　　　　　　　　E. 剑突下

第七节　风　湿　病

风湿病是一种与 A 组乙型溶血性链球菌感染有关的变态反应性炎性疾病。病变主要累及结缔组织,形成典型病理变化风湿小体。最常累及心脏和关节,其次为皮肤、皮下组织、脑和血管等,其中以心脏病变最为严重。常反复发作,急性期称为风湿热,为风湿活动期,临床上除有上述脏器病变的症状、体征外,常伴有发热、关节痛、白细胞增多、血沉加快、血中抗链球菌溶血素“O”的滴度增高及心电图示 P-R 间期延长等表现。多次反复发作后,常造成轻重不等的心瓣膜器质性损害,可带来严重后果。

风湿病男女患病率无差别。但患病率以西部四川最高,南方广东最低。风湿病以秋冬多发。

一、病因和发病机制

本病的发生与 A 组乙型溶血性链球菌感染有关。风湿病发病前 1~2 周病人常有咽喉炎等链球菌感染史,病人血中抗链球菌溶血素“O”抗体的滴度增高,因此抗链球菌治疗可减少风湿病的发作与复发。但风湿病不是化脓性炎症,发病在链球菌感染 1~2 周后,典型病变不见于链球菌感染的原发部位,而是在远离感染灶的心、关节、脑及皮肤;在典型病变区找不到链球菌,说明风湿病并不是 A 组乙型溶血性链球菌直接导致发病。

风湿病的发病机制仍然不十分清楚,多数认为本病可能是因链球菌感染引起的变态反应性炎所致。链球菌细胞壁的 C 抗原(糖蛋白)与 M 抗原(蛋白质)引起的抗体可与人体结缔组织的糖蛋白发生交叉反应造成组织损伤。

二、基本病理变化

风湿病典型病变分为以下三期。

1. 变质渗出期 病变部位结缔组织发生黏液样变性和纤维素样坏死,同时有充血、浆液、纤维素渗出及少量淋巴细胞、浆细胞、嗜酸性粒细胞和中性粒细胞浸润。此期约持续 1 个月。

2. 增生期或肉芽肿期 病灶部位巨噬细胞聚集吞噬纤维素样坏死物后,转变成风湿细胞或阿少夫细胞(Aschoff cell)。风湿细胞体积大,圆形、多边形,胞质丰富、均质而微嗜双色。核大,圆形或卵圆形,核膜清晰,染色质集中于中央,横切面呈枭眼状,纵切面呈毛虫状。纤维素样坏死、成团的风湿细胞及伴随的淋巴细胞、浆细胞等共同构成了特征性的肉芽肿即风湿小体或阿少夫小体(Aschoff body),呈球形、椭圆形或梭形,常位于心肌间质小血管旁(图 9-19)。典型的风湿小体是风湿病具有诊断意义的特征性病变。此期持续 2~3 个月。

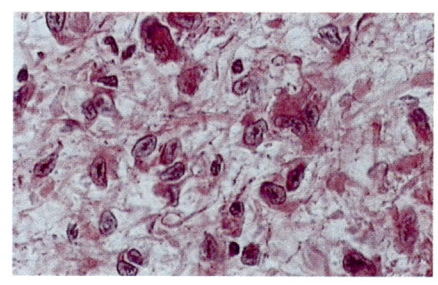

图 9-19 纤维素样坏死、成团的风湿细胞及伴随的淋巴细胞、浆细胞等构成风湿小体

3. 纤维化期或愈合期 纤维素样坏死物被溶解吸收,风湿细胞转变为成纤维细胞,细胞间出现胶原纤维,使原来的风湿小体逐渐纤维化,最终成为梭形小瘢痕。此期持续 2~3 个月。

上述整个病程为 5~7 个月。由于风湿病常有反复急性发作,因此受累器官中可有新旧病变并存。病变持续反复进展,可致较严重的纤维化和瘢痕形成。

三、风湿病各器官的病变

(一)风湿性心脏病

风湿性心脏病(简称风心病)包括风湿性心内膜炎、风湿性心肌炎、风湿性心外膜炎及风湿性全心炎。

1. 风湿性心内膜炎 病变主要侵犯心瓣膜,以二尖瓣最多见,其余二尖瓣和主动脉瓣联合受累,主动脉瓣、三尖瓣、肺动脉瓣极少受累。

在急性期,心瓣膜肿胀,间质发生黏液样变性和纤维素样坏死,闭锁缘内皮细胞受瓣膜开、关的摩擦及血流冲击易发生脱落,暴露其下的胶原,诱导血小板在该处沉积、凝集形成白色血栓,称疣状赘生物。赘生物大小如粟粒(1~3 mm),灰白色,半透明,常成串珠状单行排列于瓣膜闭锁缘,与瓣膜粘连紧密,不易脱落,故称疣状心内膜炎(图 9-20)。赘生物多时,可呈片状累及腱索及邻近内膜。病变后期,赘生物发生机化,瓣膜本身发生纤维化及瘢痕形成。若反复发生,可导致瓣膜增厚、变硬、卷曲、短缩,瓣膜间相互粘连,腱索增粗、短缩,最终导致瓣膜病。

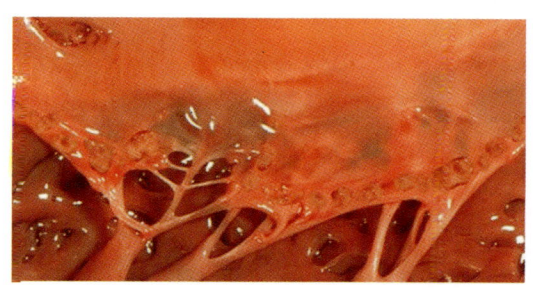

图 9-20　疣状赘生物

2. 风湿性心肌炎　病变主要累及心肌间质结缔组织。发生于成人者,常表现为灶性间质性心肌炎,以心肌间质内小血管附近出现风湿小体为特征。风湿小体多见于室间隔和左心室后壁上部,其次为左心室后乳头肌、左心房后壁及心耳。此外可见间质水肿、淋巴细胞浸润。反复发作者,可致心肌间质小瘢痕形成。发生于儿童者,常表现为弥漫性间质性心肌炎,严重者可出现心力衰竭。

3. 风湿性心外膜炎　风湿主要累及心外膜,以纤维素和(或)浆液渗出为主。心包腔内有大量浆液渗出,则形成心包积液。当渗出以纤维素为主时,覆盖于心包表面的纤维素可因心脏搏动牵拉而成绒毛状,称为绒毛心(干性心包炎)。活动期后,各种渗出成分均可被溶解吸收,仅少数病人的心包表面纤维素性渗出未被溶解吸收而发生机化粘连,甚至形成缩窄性心包炎。

(二) 风湿性关节炎

风湿性关节炎多见于成人,病变常侵犯大关节,如膝、踝、肩、肘等关节;关节先后受累呈游走性,反复发作,关节出现红、肿、热、痛、功能障碍。本病预后良好,时间短,不留后遗症。

> **知识链接**
>
> **类风湿关节炎**
>
> 　　类风湿关节炎是以多发性的对称性、增生性滑膜炎为主要表现的慢性全身性自身免疫病。关节病变主要累及手足小关节,呈多发对称性,晚期可出现不可逆性关节强直畸形。病理变化为慢性关节滑膜炎,其表现为:①滑膜细胞增生肥大;②滑膜下结缔组织有大量慢性炎细胞浸润;③大量新生血管形成;④增生的滑膜在关节软骨表面形成血管翳,不断破坏关节软骨,最终充满关节腔并纤维化、钙化,导致关节永久性强直。

(三) 皮肤的风湿性病变

少数病人皮肤会出现环形红斑和皮下结节。①环形红斑:为淡红色环状红晕,直径约 3 cm,中央皮肤色泽正常,多见于躯干和四肢。②皮下结节:为典型的风湿小体,呈圆形或椭圆形,直径为 0.5~2 cm,质硬,边界清楚,可活动,无压痛,多见于腕、肘、膝、踝等大关节伸侧结缔组织内。

(四) 风湿性动脉炎

大小动脉均可累及,以小动脉为主。急性期,血管壁结缔组织发生黏液样变性、纤维素样坏死和炎细胞浸润,可形成阿少夫小体。后期,血管壁增厚,管腔狭窄甚至闭塞。

（五）风湿性脑病

风湿性脑病多见于5～12岁女孩。病变主要累及大脑皮质、基底节、丘脑及小脑皮质，病变为脑组织风湿性动脉炎和皮质下脑炎。当病变累及锥体外系时，患儿出现面肌和肢体不自主运动，称为小舞蹈症。

课 堂 讨 论

病人，女，25岁，因咳嗽、发热3天，咯鲜红色血痰而入院。平时劳动后出现心慌、气短，既往有风心病病史。体检：T 39.6 ℃、P 100 次/分、R 22 次/分、BP 正常，精神紧张，咽充血，两颊及口唇轻度发绀，颈静脉无怒张，心尖搏动明显，心脏轻度扩大，HR 100 次/分，心律齐，可闻及心尖部舒张期隆隆样杂音。

请讨论：此病人最大的可能性诊断是什么？

（吴惠兰）

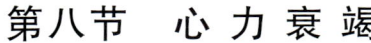

第八节　心　力　衰　竭

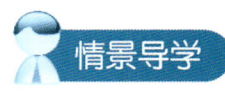

教师刘某，63岁，有心力衰竭病史。昨日受凉感冒后病情发作，深夜从睡梦中惊醒，端坐呼吸，惊恐大叫。

请思考：病人出现了什么情况？作为一名医生如何帮助该患者？

心力衰竭是指在各种致病因素作用下，心脏收缩和（或）舒张功能发生障碍，使心输出量绝对或相对减少，以致不能满足机体代谢需要的病理过程。病人出现心输出量减少和循环淤血的症状和体征。

一、心力衰竭的病因、诱因及分类

（一）病因

心肌舒缩功能障碍和心脏负荷过度是导致心力衰竭的两个基本病因。

1. 心肌舒缩功能障碍　心肌舒缩功能障碍是引起心力衰竭的重要原因，多见于心肌病变和心肌缺血缺氧。

（1）心肌病变：心肌病、心肌炎、心肌梗死等，均可直接引起心肌细胞变性、坏死，使心肌舒缩功能下降。

（2）心肌缺血缺氧：冠心病、严重贫血、休克、维生素 B_1 缺乏，均可引起心肌供血供氧不足，导致心肌舒缩功能障碍。

2. 心脏负荷过度　心脏的负荷分为压力负荷和容量负荷。压力负荷是指心脏收缩时所承受的大动脉根部和动脉血压的阻抗负荷，又称为后负荷；容量负荷是指心室舒张末期的血液充盈量，即心室在收缩前所承受的负荷，又称前负荷。

（1）压力负荷过度：高血压、主动脉瓣狭窄可导致左心室压力负荷过度；肺动脉狭窄、肺气肿、肺动脉高压可导致右心室压力负荷过度。

（2）容量负荷过度：主动脉瓣关闭不全、二尖瓣狭窄可导致左心室容量负荷过度；肺动脉关闭不全、房间隔/室间隔缺损并伴有左向右分流时，可导致右心室容量负荷过度。

（二）诱因

心力衰竭的发病过程，有 $60\%\sim90\%$ 与诱因有关。

1. 感染　各种感染是心力衰竭最常见的诱因。感染时，除细菌及其毒素对心肌的直接损伤作用外，还可因发热使心率加快，导致心肌耗氧量增加、心室舒张期缩短、心肌供养不足。如合并呼吸道病变，肺循环阻力的增大可加重右心室后负荷。

2. 心律失常　常见于快速型心律失常，可因心室充盈不足和（或）房室活动协调性紊乱，引起心输出量减少而诱发心力衰竭。心率过快一方面使心室舒张期缩短，冠状动脉血液灌流量减少，心肌缺血缺氧；另一方面可增加心肌的耗氧量。

3. 水、电解质代谢和酸碱平衡紊乱　过量、过快输液可使血容量增加，加重心脏前负荷而诱发心力衰竭；高钾血症和低钾血症可影响心肌的兴奋性、传导性、自律性和收缩性，容易造成心律失常，诱发心力衰竭。

4. 其他　妊娠、分娩、过度劳累、情绪波动、气温变化、洋地黄中毒、创伤及手术等均可诱发心力衰竭。

（三）分类

1. 按心力衰竭的发生部位分类

（1）左心衰竭：较多见，常由冠心病、风湿性心脏病、高血压性心脏病、心肌病等引起左心室损伤或负荷过度所致。

（2）右心衰竭：可由肺动脉高压、二尖瓣狭窄伴肺血管阻力增高及某些先天性心脏病（如法洛四联症）引起右心室压力负荷过度所致。

（3）全心衰竭：某些疾病（如风湿性心肌炎、严重贫血等）可使左右心同时受累而发生全心衰竭，也可由于长期左心衰竭使右心室负荷加重而并发右心衰竭，最终导致全心衰竭。

2. 按心力衰竭的发生速度分类

（1）急性心力衰竭：起病急，进展快，心脏功能常常来不及充分代偿。多见于急性心肌梗死、严重的心肌炎。

（2）慢性心力衰竭：起病缓慢，病程较长，大多在心血管系统病变不断加重、心脏的代偿功能逐渐减弱的基础上发生。主要见于心瓣膜病、高血压病和肺动脉高压等病变的后期。

3. 按心肌收缩和舒张功能的障碍分类

（1）收缩功能不全性心力衰竭（收缩性衰竭）：因心脏收缩功能障碍所致，多见于冠心病、高血压性心脏病。

（2）舒张功能不全性心力衰竭（舒张性衰竭）：因心肌舒张功能障碍，引起回心血量减少所致。多见于缩窄性心包炎、肥厚型心肌病、冠心病、二尖瓣或三尖瓣狭窄等。

二、心力衰竭的发病机制

心力衰竭发病机制比较复杂，迄今尚未完全阐明，不同原因所致的心力衰竭以及心力衰竭发展的不同阶段，其机制皆有所不同。

1. 血流动力学异常　当心输出量减少时，心室舒张末压升高，可致心功能障碍，左心室功能障碍引起组织灌注不足即出现肺淤血，右心功能障碍时则出现体循环淤血。

2. 神经激素系统的变化　包括在心力衰竭的发生和发展过程中，始终有神经激素系统激活的因素。其特征为交感神经和肾素-血管紧张素激活，心房钠尿肽激活等。神经激素系统激活可能短期维持循环与重要脏器灌注，长期活性增高则促使心肌重构和心室重塑持续进行，心室前后负荷增高，最终导致心力衰竭。

3. 心肌重构　由心室壁应力增高的机械信号，肾上腺素 α 或 β 受体刺激和血管紧张素 Ⅱ 受体刺激等化学信号及各种肽类生长因子所触发。结果是心肌肥厚，蛋白结构构成成分改变，生化反应和功能相应变化。此外，心肌重构时非心肌细胞成分的重构可影响心肌硬度。冠状动脉微血管周围纤维变化可使心肌供血受损，冠状动脉储备降低。

4. 心室重塑　包括心肌肥厚和重塑的变化，以及心室壁厚度、成分，心腔容积、形状，心肌硬度及心肌内冠状动脉结构的变化。压力超负荷时，肥大心肌的肌节横向增多，细胞直径增大，心室壁增厚而心腔容积不变或缩小，形成向心性肥厚。容量超负荷时，肥大的肌节纵向增多，心室壁相对变薄，胶原与心肌细胞成比例地生长，或胶原降解增多，心室腔顺应性增高，容积增大，形成离心性肥厚。心室壁肥厚、心腔扩大开始时有助于纠正增高的收缩期和舒张期心室壁应力，调整降低的心输出量，使之有所增高，即为心力衰竭的适应阶段。持续心室重塑则肥厚心肌重构所致的生化反应与功能异常，以及心肌硬度的增高，心腔的顺应性改变，使心室舒缩功能进行性减退，进入适应不良阶段。冠状动脉储备降低还使心肌重构所致能量供需失衡的矛盾加剧，均可促使心力衰竭的发生和发展。

三、机体的代谢变化及临床病理联系

（一）心输出量减少

1. 心脏泵血功能降低　心力衰竭最根本的血流动力学变化是心输出量绝对或相对减少。心脏储备能力降低是心力衰竭时最早出现的改变，进而心输出量明显降低。反映心脏泵血功能降低的指标有心输出量减少、心脏指数降低、射血分数降低等。

2. 器官血流量重新分配　心输出量减少引起的神经-体液调节系统的激活，可导致器官血流量重新分配。心脏功能障碍早期，皮肤、骨骼肌、肾脏及腹腔内脏血流量显著减少，而心、脑血流量可维持在正常水平。心功能障碍的严重阶段，心、脑血流量亦可减少。

心输出量减少时，病人会出现一系列外周血液灌注不足的症状与体征，如皮肤血流量减少而致皮肤苍白、皮温降低，合并缺氧时可出现发绀；脑血流量减少而致头晕、晕厥，严重时发生嗜睡，甚至昏迷；肌肉血液供应减少而致疲乏无力；肾血液灌流减少导致尿量减少，严重时发生氮质血症。急性严重心力衰竭时，心输出量急剧减少，机体来不及发挥代偿功能，可出现心源性休克。

(二) 静脉淤血

1. 体循环淤血 见于右心衰竭和全心衰竭。

(1) 静脉淤血和静脉压升高：右心衰竭时，上下腔静脉回流受阻，可出现静脉淤血、静脉压升高，临床表现为颈静脉怒张、肝颈静脉回流征阳性等。

(2) 水肿：是右心衰竭以及全心衰竭主要临床表现之一。钠、水潴留及毛细血管内压升高可导致全身水肿，也称心性水肿。临床主要表现为皮下水肿、腹水及胸水等。

(3) 肝大、压痛及肝功能异常：因静脉回流障碍使肝静脉压升高，引起肝淤血、肝水肿、肝大、肝区部压痛。长期肝淤血、水肿及肝细胞变性、坏死，会出现淤血性肝硬化和肝功能异常。

(4) 胃肠道功能改变：由于胃肠道淤血明显，病人可出现消化不良、食欲缺乏、恶心、呕吐和腹泻等消化系统功能障碍的表现。

2. 肺循环淤血 见于左心衰竭。肺淤血严重时，可出现肺水肿。肺淤血、肺水肿的共同临床表现是呼吸困难。

(1) 劳力性呼吸困难：病人在体力活动时发生呼吸困难，休息后减轻或消失，为左心衰竭最早的表现。发生机制是：①体力活动时机体需氧量增加，但衰竭的左心不能提供与之相适应的心输出量，机体缺氧加剧，刺激呼吸中枢使呼吸加深加快。②体力活动时心率加快，舒张期缩短，一方面冠状动脉灌注不足，加剧心肌缺氧；另一方面左心室充盈减少，加重肺淤血。③体力活动时，回心血量增多，肺淤血加重，病人感到呼吸困难。

(2) 端坐呼吸：病人在静息时已出现呼吸困难，平卧时加重，故被迫采取坐位或半卧位以减轻呼吸困难的程度。发生机制是：①端坐时下肢血液回流减少，可减轻肺淤血；②端坐时膈肌下移，增加胸腔容积和胸腔负压，可改善肺通气；③端坐时减少下肢水肿液吸收，可缓解肺淤血。

(3) 夜间阵发性呼吸困难：患者在熟睡后因突感胸闷、憋气而惊醒，在坐起咳嗽和喘气后有所缓解，是左心衰竭造成严重肺淤血的典型表现。发生机制是：①病人平卧后胸腔容积减小，下肢回心血液增多，加重肺淤血；②入睡后迷走神经枢对兴奋，使支气管收缩，气道阻力增大；③睡眠时中枢神经系统敏感性相对降低，当缺氧严重时才刺激呼吸中枢，使病人突感呼吸困难而惊醒。若病人在气促、咳嗽时伴有哮鸣音，则称为心源性哮喘。

(4) 急性肺水肿：急性重度左心衰竭时，病人出现发绀、气促、端坐呼吸、咳嗽、咳粉红色泡沫痰等症状和体征。发病机制是：肺淤血使肺毛细血管内压升高、毛细血管壁通透性增加，液体渗出到肺泡和肺间质，引起急性肺水肿。

(吴　灏)

🏥 直通护考(心血管系统疾病(二))

【A₁型题】

1. 对人体造成最严重后果的风湿病变发生在(　　　)。

　A. 关节　　　　　　　　　　B. 血管　　　　　　　　　　C. 皮肤

　D. 心脏　　　　　　　　　　E. 脑

2. 下列对风湿病的有关描述中，错误的提法是(　　　)。

　A. 属于变态反应性疾病　　　　　　　　　B. 发病与溶血性链球菌感染有关

C. 以心脏病变的后果最为严重　　　　D. 风湿性关节炎常可导致关节畸形

E. 皮下结节和环形红斑有助于临床诊断

3. 对风湿性心脏病最具有诊断意义的病变是（　　　）。

A. 心肌变性、坏死　　　　B. 纤维蛋白性心外膜炎　　　　C. 心瓣膜赘生物

D. 风湿小体　　　　E. 心肌间质炎细胞浸润

4. 下列哪项能增加心脏前负荷？（　　　）

A. 主动脉狭窄　　　　B. 肺动脉狭窄　　　　C. 高血压

D. 二尖瓣关闭不全　　　　E. 以上均可

5. 临床上能最实用、最有效估计左心室后负荷的指标是（　　　）。

A. 心率　　　　B. 动脉血压　　　　C. 肺小动脉锲压

D. 左心室舒张压　　　　E. 中心静脉压

6. 下列不能引起高输出型心力衰竭的是（　　　）。

A. 甲状腺功能亢进　　　　B. 贫血　　　　C. 维生素 B_1 缺乏

D. 动静脉瘘　　　　E. 二尖瓣狭窄

7. 下列不是心力衰竭原因的是（　　　）。

A. 心脏负荷增加　　　　B. 弥漫性心肌病变　　　　C. 感染

D. 心肌缺血缺氧　　　　E. 严重心律失常

【A_2 型题】

8. 病人，男，74 岁，高血压、冠心病 9 年，发生心力衰竭，出现下述哪种情况表示进入体循环淤血状态？（　　　）

A. 心率 120 次/分以上　　　　B. 肺水肿　　　　C. 腹水

D. 尿少　　　　E. 血压降低

9. 病人，男，56 岁。体检发现心尖部舒张期隆隆样杂音，胸片提示左心房、右心室增大，诊断为风湿性心脏病二尖瓣狭窄。该病人处于（　　　）。

A. 左心房代偿期　　　　B. 左心房失代偿期　　　　C. 左心室代偿期

D. 肺动脉高压期　　　　E. 右心受累期

10. 病人，女，50 岁，有风湿性心脏病二尖瓣狭窄，与此病发病有密切关系的细菌是（　　　）。

A. 乙型溶血性链球菌　　　　B. 金黄色葡萄球菌　　　　C. 表皮葡萄球菌

D. 革兰阴性杆菌　　　　E. 大肠杆菌

【A_3 型题】

病人，女，35 岁，因活动后有呼吸困难，近半年有进行性加重，并伴有咳嗽、声音嘶哑。病人既往有风湿热 10 年，常有扁桃体炎发生，经医生诊断为慢性风湿性心瓣膜病。

11. 该病最常受累的瓣膜是（　　　）。

A. 二尖瓣　　　　B. 三尖瓣　　　　C. 肺动脉瓣

D. 主动脉瓣　　　　E. 静脉瓣

12. 二尖瓣狭窄最早出现的症状是（　　　）。

A. 水肿　　　　B. 咯血　　　　C. 劳力性呼吸困难

D. 咳嗽　　　　E. 端坐呼吸

13. 风湿性心脏病二尖瓣狭窄最常见的心律失常是（　　　）。

  A．心房颤动　　　　　　B．室性期前收缩　　　　　C．窦房传导阻滞

  D．阵发性室上性心动过速　E．房室传导阻滞

【A₄型题】

  病人，男，68岁。风湿性心脏瓣膜病、二尖瓣狭窄10余年。3天前受凉后出现咳嗽，咳黄色黏痰，伴发热，体温最高为38.3 ℃，伴胸闷、心悸、气短，上5层楼梯需中间休息5 min，自服感冒药后未见改善，急诊以"风湿性心脏瓣膜病、心力衰竭、肺部感染"收入院。

  14．该病人发生心力衰竭的基本病因是（　　）。

  A．原发性心肌损害　　　　B．继发性心肌代谢障碍　　C．心室后负荷过重

  D．心室舒张充盈受限　　　E．心室前负荷过重

  15．心力衰竭的主要诱因是（　　）。

  A．肺部感染　　　　　　　B．心律失常　　　　　　　C．过度劳累

  D．气候变化　　　　　　　E．用药不当

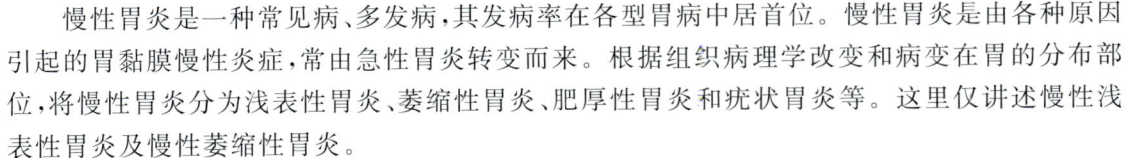

第九节　慢性胃炎

  慢性胃炎是一种常见病、多发病，其发病率在各型胃病中居首位。慢性胃炎是由各种原因引起的胃黏膜慢性炎症，常由急性胃炎转变而来。根据组织病理学改变和病变在胃的分布部位，将慢性胃炎分为浅表性胃炎、萎缩性胃炎、肥厚性胃炎和疣状胃炎等。这里仅讲述慢性浅表性胃炎及慢性萎缩性胃炎。

一、病因及发病机制

  慢性胃炎的病因可能与幽门螺杆菌（Hp）感染、自身免疫性损伤、长期饮食不规律、长时间服用水杨酸类药物或胆汁反流等因素有关。上述病因作用于胃黏膜造成胃黏膜直接损伤、胃黏膜保护屏障破坏及血液循环障碍而导致慢性胃炎发生。

二、常见类型和病理变化

（一）慢性浅表性胃炎

  慢性浅表性胃炎在临床上最常见。病变最常发生于胃窦部，因仅限于黏膜浅层（黏膜层上1/3）而得名，又叫慢性单纯性胃炎。胃镜检查：病变为多灶性或弥漫性，胃黏膜充血、水肿，呈淡红色，可伴点状出血或糜烂。表面有灰白色或灰黄色黏液性渗出物。镜下观察：病变局限在黏膜层表面，主要有淋巴细胞和浆细胞浸润，黏膜浅层水肿，有小出血点或表浅上皮坏死脱落。慢性浅表性胃炎病人常因病变较轻而无明显症状，有时也可出现消化不良、上腹部不适或隐痛。本型胃炎多数可治愈，少数可转化为慢性萎缩性胃炎。

（二）慢性萎缩性胃炎

  慢性萎缩性胃炎炎症不明显，主要特征为胃黏膜萎缩变薄，腺体减少或消失并伴有肠上皮

化生。本型胃炎分为 A、B、C 三型。A 型:又称自身免疫性胃炎,病变好发于胃体和胃底,多呈弥漫性分布,并常伴有恶性贫血。B 型:病变好发于胃窦部,与幽门螺杆菌感染关系密切,多呈灶性分布,同时也是我国最常见的类型。C 型:又称反流性胃炎,与肠液化学刺激相关。

慢性萎缩性胃炎各型病变基本类似。胃镜下可见(图 9-21):黏膜变薄,颜色变浅呈灰色或灰黄色,皱襞变平甚至消失,表面呈细颗粒状,伴出血、糜烂,黏膜下血管清晰可见。镜下观察(图 9-22):黏膜腺体萎缩变小、数量减少,黏膜全层有淋巴细胞、浆细胞浸润,常出现肠上皮化生。

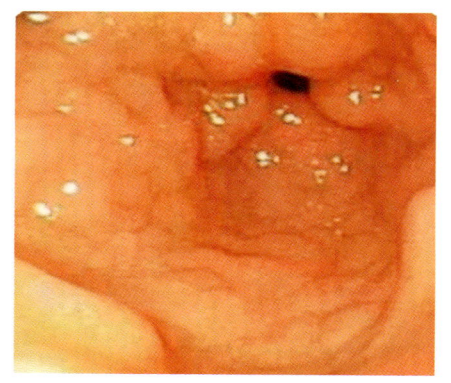

图 9-21　慢性萎缩性胃炎(大体观)

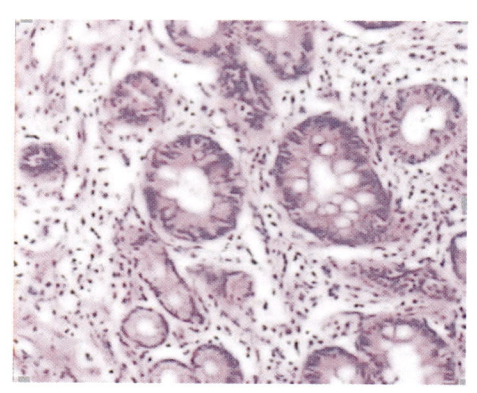

图 9-22　慢性萎缩性胃炎(镜下观)

三、临床病理联系

慢性胃炎缺乏特异性症状,症状的轻重与胃黏膜的病变程度并非一致。大多数病人可无明显症状或有程度不同的消化不良症状,如上腹隐痛、食欲减退、餐后饱胀、反酸等。个别病人伴黏膜糜烂者上腹痛较明显,并可有出血,如呕血、黑便等。症状常常反复发作,无规律性腹痛,疼痛经常出现于进食过程中或餐后,多数位于上腹部、脐周,部分病人部位不固定,轻者为间歇性隐痛或钝痛,严重者为剧烈绞痛。其中慢性萎缩性胃炎病人可出现食欲减退、消化不良、上腹部不适或疼痛等症状,主要是由胃腺萎缩、壁细胞和主细胞减少或消失、胃液分泌减少引起。

另外,慢性萎缩性胃炎中 A 型病人常伴的恶性贫血症状是由内因子缺乏、维生素 B_{12} 吸收障碍所致。慢性萎缩性胃炎较易治愈,但其中有肠上皮化生和异型性增生的慢性萎缩性胃炎可发生癌变,应加以警惕。

课堂讨论

病人,男,43 岁,工人。近半年来出现不明原因的上腹部反复疼痛,以进餐后为甚。有时出现反酸、厌食、恶心、呕吐,呕吐物为胃内容物,自己口服"吗丁啉"等药物,症状一直未缓解。体格检查:T 36.5 ℃,P 78 次/分,R 19 次/分,BP 120/78 mmHg;腹部平坦,无膨隆及凹陷,腹软,上腹部有轻度压痛,无反跳痛,未扣及包块。胃镜检查示:慢性浅表性胃炎(中度)。初步诊断:慢性胃炎。

请讨论:1. 该病人的临床诊断依据有哪些?
　　　　2. 该病人的病理变化有哪些?

第十节 消化性溃疡

 **情景导学**

病人,男,52岁。胃部不适多年,伴反酸、嗳气,近日出现半夜胃部疼痛,向腰背部放射,进食后症状缓解。

请思考:病人可能患有何种病痛,临床诊断依据有哪些?

消化性溃疡是指以胃或十二指肠黏膜破坏性病变为主的以慢性溃疡为特征的一种常见疾病。该病的发生与胃液的自我消化作用有关,常反复发作,又称溃疡病。临床上多见于成年人,男性多于女性。其中以十二指肠溃疡多见,约占消化性溃疡的 70%,胃溃疡约占 25%,胃溃疡和十二指肠溃疡并存的复合性溃疡约占 5%。临床症状以上腹部周期性疼痛、反酸、嗳气等多见。

一、病因与发病机制

消化性溃疡的病因目前尚未完全明了,一般认为主要与下列因素有关。

(一)胃液消化作用增强

经研究证实,消化性溃疡的发生与胃酸、胃蛋白酶增多有关。如大多数十二指肠溃疡病人伴有胃酸分泌增加的现象,而胃酸分泌增加又促进胃蛋白酶原的分泌,并使其转变为胃蛋白酶,从而增强了胃液的消化作用。胃溃疡病人则常在餐后出现胃酸分泌增加,过多的胃酸在黏膜抗消化能力下降的情况下,可将黏膜自我消化形成溃疡。

(二)幽门螺杆菌的感染

研究表明,在消化性溃疡的发病机制中幽门螺杆菌的感染起了重要的作用。幽门螺杆菌在生长代谢过程中可释放细菌型血小板激活因子、蛋白酶、磷酸酯酶和尿素酶,可引起黏膜表面毛细血管内血栓形成,导致黏膜缺血,破坏黏膜防御屏障,利于胃酸的接触;也可破坏黏膜上皮细胞诱发溃疡。

知识链接

幽门螺杆菌

早期人们都认为没有细菌能在极酸的胃液中生存。一直以来,都认为胃炎、胃溃疡是因为压力或者辛辣食物引起。1875 年,德国的解剖学家发现了胃黏膜中有螺旋样细菌存在,他们试图分离、培养这种细菌,可惜没能体外培养成功。直到 1983 年,人类首次从慢性活动性胃炎病人的胃黏膜活检组织中将幽门螺杆菌成功分离。幽门螺杆菌也是目前所知唯一能够在人胃中生存的微生物。幽门螺杆菌是一种螺旋形、微厌氧、对生长条件要求十分苛刻的革兰阴性杆菌，主要分布在胃黏膜组织中。幽门螺杆菌感染可引起胃炎、消化性溃疡、淋巴增生性胃淋巴瘤等，其中67%～80%的胃溃疡和95%的十二指肠溃疡是由幽门螺杆菌引起。幽门螺杆菌在世界不同种族、不同地区的人群中均有感染，男性略高于女性。

（三）黏膜抗消化能力降低

正常胃和十二指肠黏膜具有抗消化能力，主要以胃黏膜分泌的黏液屏障和黏膜上皮细胞的脂蛋白形成的黏膜屏障为主，以保护黏膜不被胃酸和胃蛋白酶消化。某些因素长期作用下，会导致胃黏膜防御屏障破坏，引发溃疡。如吸烟、长期服药（如水杨酸类）、饮酒、受寒、胆汁反流及慢性胃炎等，易引发溃疡。

（四）神经内分泌功能失调

当精神过度紧张或忧虑时，可增加本病的发病。研究表明，长期的精神因素刺激，可以引起自主神经功能紊乱或失调。十二指肠溃疡病人，迷走神经功能亢进，可刺激胃酸分泌增多，胃液消化作用增强；胃溃疡病人，迷走神经兴奋性降低，减弱了胃蠕动，潴留在胃内的食物刺激胃窦部，使促胃液素分泌增加，而出现餐后胃酸分泌增加。由于交感神经兴奋性增高，胃十二指肠平滑肌和血管痉挛，黏膜缺血，可使抗消化能力降低。此外下丘脑-腺垂体-肾上腺皮质活动增强，释放肾上腺皮质激素增多，可使胃酸分泌增加，黏液分泌减少，黏膜被消化而形成溃疡。

（五）遗传因素

本病的发病率在一些家族中很高，迷走神经兴奋型人群、O型血的人群也易患此病，提示其发生可能与遗传有关。

二、病理变化

胃溃疡和十二指肠溃疡病理改变大致相同。

肉眼观察：①发生部位：胃溃疡多发生于胃小弯近幽门处，尤以胃窦部多见；十二指肠溃疡多发生于球部，以前壁和后壁多见。②溃疡形状：多为圆形或卵圆形，直径多在2 cm以内。③溃疡周围：黏膜皱襞呈放射状向溃疡处集中（图9-23）。④溃疡边缘和底部：边缘整齐，底部平坦。⑤溃疡深度：胃溃疡可穿越黏膜下层深达肌层甚至浆膜层，十二指肠溃疡浅且较易愈合。

镜下观察：溃疡底部由表面至深层分四层。①渗出层：由不等量的中性粒细胞和纤维素等炎性渗出物构成。②坏死组织层：由红染无结构的坏死组织构成。③肉芽组织层。④瘢痕组织层。瘢痕组织层内的小动脉因受炎症刺激常发生增生性动脉内膜炎，引起动脉增生、管壁增厚、管腔狭窄，甚至有血栓形成，造成局部缺血而妨碍修复，是造成溃疡长期不易愈合的因素。溃疡底部神经节细胞和神经纤维可变性断裂，神经纤维的断端可呈小球状增生，与疼痛的产生有关。

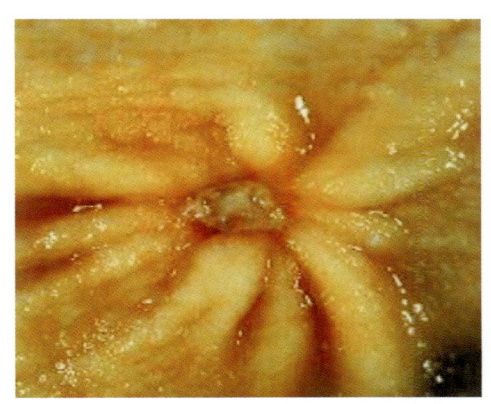

图 9-23　胃溃疡

注:边缘整齐,周围黏膜水肿,黏膜皱襞向周围呈敢射状排列。

三、临床病理联系

(一)上腹部周期性和节律性疼痛

本病的主要临床特征是上腹部周期性和节律性疼痛,与胃酸刺激溃疡局部的神经末梢以及胃壁平滑肌痉挛有关。疼痛的性质常为隐痛、灼痛、胀痛、饥饿痛或剧痛,以阵发性中等程度钝痛为主,亦有持续性隐痛。

胃溃疡的疼痛部位常位于剑突下或偏左,多发生于餐后 0.5～2 h,于下一餐前消失,称为"餐后痛"或"饱痛"。这是由于进食后,大量分泌的胃酸刺激溃疡面和局部神经末梢引起胃壁平滑肌收缩和痉挛所致;十二指肠溃疡的疼痛部位多在剑突下偏右,后壁穿透性溃疡疼痛可放射至背部第 7～12 胸椎区,常于饭后 2～4 h 发作,持续至下次进食后才缓解,进食后疼痛可减轻或缓解,故称"空腹痛"或"饥饿痛",有的也可在夜间出现疼痛,常在夜间痛醒,又叫"夜间痛"。这是午夜或饥饿时迷走神经功能亢进,胃酸分泌增多刺激病灶的结果。进食后胃酸被中和或稀释,疼痛减轻或缓解。胃溃疡和十二指肠溃疡疼痛特点比较见表 9-3。

表 9-3　胃溃疡和十二指肠溃疡疼痛特点比较

鉴别点	胃溃疡	十二指肠溃疡
疼痛时间	餐后 1/2～2 h 出现,至下次餐前自行消失,较少发生于夜晚	餐后 2～4 h 出现,至下次进餐后缓解,常有夜间痛
疼痛部位	剑突下正中或偏左	上腹正中或稍偏右
疼痛性质	烧灼、痉挛感	饥饿感、烧灼感
一般规律	进餐—疼痛—缓解	疼痛—进餐—缓解

(二)反酸、嗳气、上腹饱胀感

反酸是胃酸刺激引起胃幽门括约肌痉挛和胃逆蠕动,使酸性内容物向上反流至食管和口腔所致;嗳气和上腹饱胀感是由于胃幽门括约肌痉挛,胃内容物排空受阻,滞留于胃内的食物发酵所致。

四、结局及并发症

（一）结局（愈合）

如果溃疡不再发生，渗出物及坏死组织逐渐被吸收排出，可由肉芽组织和上皮再生修复而完成。

（二）并发症

1. 出血　出血是消化性溃疡的最常见并发症，原因是溃疡底部肉芽组织内毛细血管被累及所致。多见于胃溃疡，出血量的多少与被溃疡侵蚀血管的大小有关。

2. 穿孔　溃疡病灶向深部发展穿透浆膜层则并发穿孔。十二指肠溃疡穿孔较常见，若为急性穿孔，穿孔后胃或十二指肠内容物溢入腹腔，可导致急性弥漫性腹膜炎，可刺激腹膜而引起腹肌痉挛、腹壁常有明显紧张，甚至强直、硬如木板，俗称板状腹。

3. 幽门梗阻　消化性溃疡所致的幽门梗阻中，80%以上由十二指肠溃疡引起，多见于胃幽门部及十二指肠球部。其发生除由瘢痕组织收缩所致外，也可因溃疡周围黏膜炎症、水肿，以及幽门括约肌痉挛而引起。

4. 癌变　癌变的发生率约为1%，经久不愈的胃溃疡易发生癌变，而十二指肠溃疡癌变极少发生。胃溃疡癌变发生于溃疡边缘。有长期慢性胃溃疡病史、年龄在45岁以上、溃疡顽固不愈者应提高警惕。

课 堂 讨 论

病人，男，52岁，上腹部隐痛不适6年余。近2个月腹痛加剧，进食后明显，伴饱胀感，食欲逐渐下降，无明显恶心、呕吐及呕血，当地医院按"胃炎"进行治疗，稍好转。近半个月自觉乏力，体重较2个月前下降3 kg。近日大便色黑，遂来我院门诊就诊，查2次大便潜血（＋），Hb 96 g/L，为进一步诊治收入院。既往史、家族史：吸烟20年，10支/天，其兄死于"消化道肿瘤"。体格检查：一般状况尚可，浅表淋巴结未及肿大，皮肤无黄染，结膜、甲床苍白，心肺未见异常，腹平坦，未见胃肠型及蠕动波，腹软，肝脾未及，腹部未及包块，剑突下区域深压痛，无肌紧张，移动性浊音（—），肠鸣音正常，直肠指检未及异常。辅助检查：上消化道造影示胃窦小弯侧见约3 cm大小龛影，位于胃轮廓内，周围黏膜僵硬粗糙；腹部B超检查未见异常。

初步诊断：胃癌。

鉴别诊断：①胃溃疡；②胃炎。

进一步检查：①胃镜检查，及活体组织病理检查。

②CT：了解肝、腹腔淋巴结情况。

③胸片。

请讨论：1. 该病人的初步诊断依据有哪些？

2. 胃癌的病因有哪些？

第十一节　胃　癌

胃癌是消化系统的一种常见肿瘤,其死亡率一直高居所有肿瘤的前三位。好发年龄在50岁以上,男女发病率之比约为2∶1。

一、病因

胃癌的发生与饮食(长期食用霉变粮食、熏烤、腌制食品)、幽门螺杆菌感染、遗传、吸烟和精神抑郁等因素有关。霉变粮食中的黄曲霉素、腌制食品中的亚硝酸盐、幽门螺杆菌的长期刺激等可诱发细胞癌变。

二、病理变化及临床病理联系

胃癌多发生于胃窦部、胃小弯及前后壁,可分为早期胃癌和进展期胃癌。

(一) 早期胃癌

癌组织局限于胃黏膜层和黏膜下层的胃癌,均称为早期胃癌,而不管其有无发生淋巴结转移。70%以上的早期胃癌毫无症状,有症状者一般不典型,上腹轻度不适是最常见的初发症状,与消化不良或胃炎相似。早期胃癌又分为隆起型、隆起浅表型、浅表型和凹陷型(图9-24)。

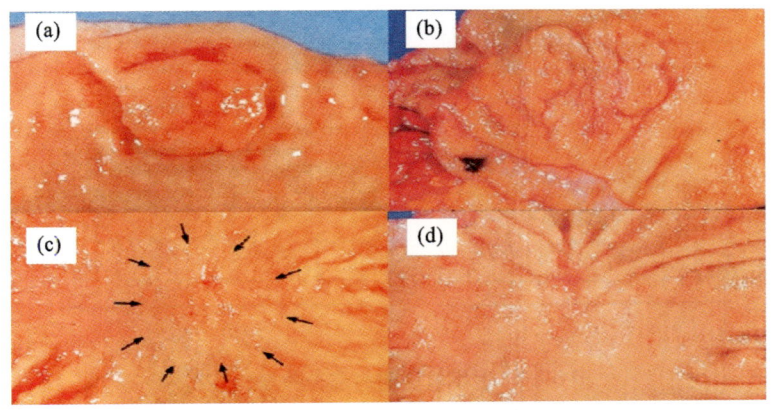

图 9-24　早期胃癌的常见类型

注:(a) 隆起型;(b) 隆起浅表型;(c) 浅表型;(d) 凹陷型。

1. 隆起型(息肉型)　癌肿处的胃黏膜为5 mm以上,呈息肉样隆起。

2. 浅表型　也称平坦型或胃炎型,癌肿没有明显的凹陷或隆起。

3. 凹陷型(溃疡型)　癌组织局限在黏膜层,但溃疡却深达黏膜下层以下者称凹陷型胃癌,包括溃疡癌变与其他型早期胃癌发展而来的胃癌。

（二）进展期胃癌

肿瘤组织已浸润到肌层或浆膜层则称进展期胃癌或中晚期胃癌。进展期胃癌常有转移，可分为以下三类（图9-25）。

1. 蕈伞型（隆起型）　癌组织向腔内生长，呈结节状、息肉状，表面粗糙如菜花，中央有糜烂、溃疡，亦称结节蕈伞型。

2. 溃疡型　癌组织坏死脱落形成溃疡，溃疡一般较大，底部凹凸不平，边缘隆起呈堤状或火山口状。临床需与良性胃溃疡区别（表9-4）。

表 9-4　良性及恶性胃溃疡的肉眼形态区别

区别点	良性胃溃疡	恶性胃溃疡（溃疡型胃癌）
外形	圆形或椭圆形	不整形、器皿或火山口状
大小	直径一般小于 2 cm	直径一般大于 2 cm
深度	较深	较浅
边缘	整齐、不隆起	不整齐、隆起
底部	较平坦	凹凸不平，有坏死出血
周围黏膜	皱襞向溃疡集中	黏膜皱襞中断，呈结节状肥大

3. 浸润型　癌组织向胃壁内呈局限性或弥漫性浸润，与正常组织分界不清。浸润的胃壁增厚变硬，皱襞消失，胃腔变小，状如皮革，又称革囊胃。

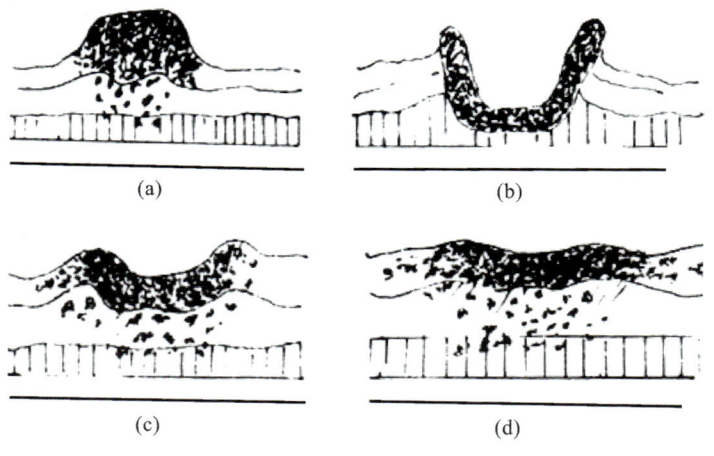

图 9-25　进展期胃癌的部分类型示意图

注：（a）隆起型；（b）溃疡型；（c）浸润溃疡型；（d）弥漫浸润型。

疼痛与体重减轻是进展期胃癌最常见的临床症状。进展期胃癌病人，临床上一般表现在既往无胃病史，但近期出现原因不明的上腹不适或疼痛；或既往有胃溃疡病史，近期上腹痛频率加快、程度加重。上腹部饱胀感常为老年人进展期胃癌的最早症状，有时伴有嗳气、反酸、呕吐。根据肿瘤的部位不同，病人常有较为明确的上消化道症状。贲门胃底癌可有胸骨后疼痛和进行性吞咽困难；若癌灶位于幽门，出现梗阻时，病人可呕吐出腐败的隔夜食物；肿瘤破坏血管后可有呕血、黑便等消化道出血症状。腹部持续疼痛常提示肿瘤扩展超出胃壁，有锁骨上淋巴结肿大、腹水、黄疸、腹部包块、直肠前凹肿块等。晚期胃癌病人常可出现贫血、消瘦、营养不良甚至恶病质等表现。

三、扩散与转移

胃癌的扩散和转移有 4 条途径,通常以直接蔓延和淋巴道转移为主,在晚期也可经血道转移。此外,癌细胞可以直接种植于腹腔内。

(一)直接蔓延

癌组织生长侵入胃壁后,向纵深方向发展,突破浆膜层,可直接侵犯相邻器官和组织,以大网膜、肝、胰、横结肠为常见,其次为空肠、膈肌、腹壁。

(二)淋巴道转移

淋巴道转移为胃癌的主要转移途径,且发生较早。首先转移到局部淋巴结,如幽门下胃小弯局部淋巴结,后转移至腹腔动脉旁等淋巴等。终末期胃癌可经胸导管向左锁骨上淋巴结转移,或经肝圆韧带转移至脐部。

(三)血道转移

血道转移多发生在晚期,癌细胞进入门静脉或体循环向身体其他部位播散,形成转移灶。常见转移的器官有肝、肺、胰、骨骼等处,以肝转移为多。

(四)种植性转移

种植性转移较少见,当胃癌组织浸润至浆膜外后,肿瘤细胞脱落并种植在其他器官和腹膜上,可发生种植性转移。

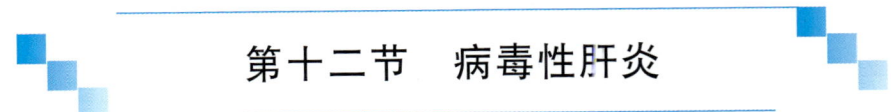

第十二节　病毒性肝炎

病毒性肝炎是由一组肝炎病毒引起的,以肝实质细胞变性、坏死为主要病变的一种常见传染病。临床上主要表现为不同程度的食欲不振、厌油腻、乏力、肝大、肝区痛和肝功能障碍等。

一、病因与发病机制

目前已证实引起病毒性肝炎的病毒有甲型肝炎病毒(HAV)、乙型肝炎病毒(HBV)、丙型肝炎病毒(HCV)、丁型肝炎病毒(HDV)、戊型肝炎病毒(HEV)及庚型肝炎病毒(HGV)六种。各型肝炎病毒的特点及其传播途径见表 9-5。

表 9-5　各型肝炎病毒的特点及其传播途径

病毒名称	病毒性质	潜伏期/周	传播途径
HAV	单链 RNA	2～6	肠道
HBV	双链 DNA	4～26	密切接触、输血、注射、母婴传播
HCV	单链 RNA	2～26	同上

续表

病毒名称	病毒性质	潜伏期/周	传播途径
HDV	缺陷 RNA	4～7	同上
HEV	单链 RNA	2～8	肠道
HGV	单链 RNA	不详	血、血制品、透析

病毒性肝炎的发病机制比较复杂,至今尚未完全阐明。一般认为,甲型、丁型病毒性肝炎是病毒在肝内繁殖直接损伤肝细胞的结果,乙型病毒性肝炎的发生与人体对病毒的细胞毒性免疫反应有关。HBV 在肝细胞内繁殖后把抗原整合到肝细胞膜上,使肝细胞表面的抗原性发生改变。HBV 刺激机体免疫系统产生的致敏 T 淋巴细胞和特异性抗体在杀灭 HBV 的同时造成对肝细胞的损伤。

知识链接

"大三阳""小三阳"

　　"大三阳"和"小三阳"是指进行乙型肝炎病毒抗原抗体系统(简称乙型肝炎两对半)检验时的两种不同结果。所谓"乙型肝炎两对半",是指 5 项临床检测指标,它们分别是:①乙肝表面抗原(HBsAg);②乙肝表面抗体(抗-HBs);③乙肝 e 抗原(HBeAg);④乙肝 e 抗体(抗-HBe);⑤乙肝核心抗体(抗-HBc)。通常把①③⑤项呈阳性称为"大三阳",①④⑤项呈阳性称为"小三阳"。

　　一般认为,"大三阳"表示病毒复制活跃,若同时伴有 HBV DNA 阳性,说明具有较强的传染性,同时演变成慢性乙型肝炎的可能性也比较大。"小三阳"表示病毒已基本停止复制,传染性比"大三阳"小,若 HBV DNA 阴性,则基本不再具有传染性。

　　"大三阳""小三阳"都是反映体内 HBV 数量和活跃程度的一个数据,只是反映人体内携带病毒的状况,都不能反映肝脏功能的正常与否,也不能说明肝细胞损伤状况,因而不能用来判断病情的轻重。

　　"大三阳""小三阳"伴有血清转氨酶升高和其他肝功能异常才诊断为乙型病毒性肝炎。

二、基本病理变化

病毒性肝炎属于变质为主的炎症,各型病变基本相同,都是以肝细胞的变性、坏死为主,同时伴有不同程度的炎细胞浸润、肝细胞再生及间质反应性再生。

(一)肝细胞变性与坏死

1. 肝细胞变性

(1)细胞水肿:是病毒性肝炎最常见的病变。光镜下,肝细胞明显肿大,胞质疏松呈网状、半透明,称为胞质疏松化。进一步发展,肝细胞体积更加肿大,呈球形,胞质几乎完全透明,称为气球样变性。

(2)嗜酸变性:一般仅累及单个或多个肝细胞,散在于肝小叶内。光镜下,病变肝细胞因胞质水分脱失浓缩而出现肝细胞体积缩小,胞质嗜酸性增强,红染。

2．肝细胞坏死

（1）嗜酸性坏死：由嗜酸性变发展而来，肝细胞胞质进一步浓缩，体积变小，核也浓缩消失，最后整个细胞成为深红色均一浓染的圆形小体，称为嗜酸性小体。

（2）溶解性坏死：由严重的细胞水肿（气球样变性）的肝细胞发展而来。根据肝细胞坏死的程度、分布特点及坏死灶的形态可将肝细胞坏死分为以下四种。

①点状坏死：为肝小叶内散在的单个至数个相邻肝细胞的坏死，坏死处伴有炎细胞浸润，多见于急性普通型肝炎。

②碎片状坏死：为肝小叶周边界板处肝细胞的灶性坏死和崩解，常见于慢性肝炎。

③桥接坏死：为两个中央静脉之间、中央静脉与汇管区之间或两个汇管区之间出现的相互连接的肝细胞坏死带，常见于中度与重度慢性肝炎（图 9-26）。

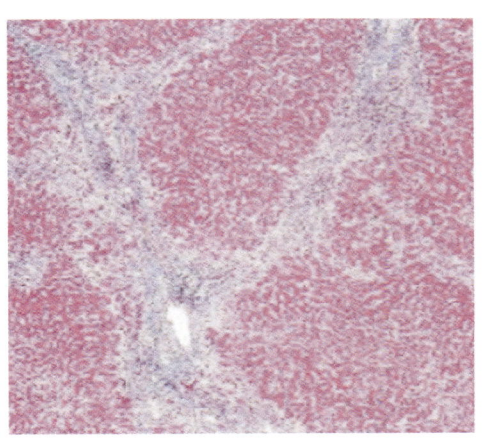

图 9-26　桥接坏死

④大片坏死：坏死范围大，几乎累及整个肝小叶的大范围肝细胞坏死，常见于重型肝炎。

（二）炎细胞浸润

病毒性肝炎时，在肝小叶内的坏死区和汇管区有数量不等的炎细胞浸润，主要为淋巴细胞和单核细胞，有时也见少量浆细胞及中性粒细胞。

（三）肝细胞再生及间质反应性增生

1．肝细胞再生　在坏死肝细胞周围常出现肝细胞再生。再生的肝细胞体积较大，胞质丰富，核大，深染，有时可见双核。如肝细胞坏死严重，原肝小叶内的网状支架塌陷，则再生的肝细胞因失去支架不能呈条索状，而呈团块状，称为结节状再生。

2．间质反应性增生　①库普弗（Kupffer）细胞增生：库普弗细胞为肝内游走的吞噬细胞，吞噬坏死组织碎片或色素颗粒等，参与炎细胞浸润。②肝间质内的间叶细胞增生：分化为组织细胞，参与炎症反应。后期成纤维细胞发生增生并参与修复。另外反复发生严重坏死的病例，由于大量纤维组织增生，破坏肝小叶原有结构，可发展成肝纤维化及肝硬化。慢性病人，在汇管区或大片坏死灶内，可见小胆管的增生。

三、临床病理类型

病毒性肝炎除按病原学进行分类外，根据病程、病变程度和临床表现的不同分类如下（图9-27）。

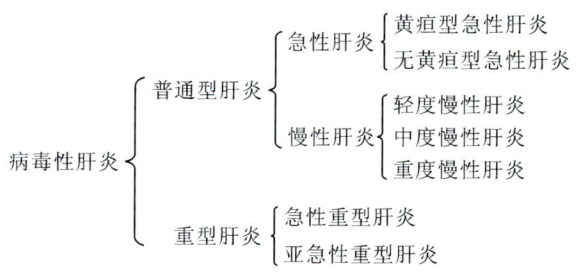

图 9-27　病毒性肝炎的临床病理类型

（一）急性（普通型）肝炎

急性（普通型）肝炎是病毒性肝炎中最常见的类型，又根据病人是否出现黄疸，分为黄疸型和无黄疸型急性肝炎。我国以无黄疸型急性肝炎居多，并多属于乙型病毒性肝炎。黄疸型急性肝炎的病变略重，病程较短，多见于甲型、丁型和戊型病毒性肝炎。

1. 病理变化　肉眼观：肝脏体积增大，被膜紧张，质地软，表面光滑。镜下观：肝细胞广泛变性，以胞质疏松样变和气球样变性为主，坏死轻，嗜酸性小体并不常见（9-28）。汇管区和肝小叶内可见散在的点状坏死，伴炎细胞浸润。黄疸型急性肝炎病人坏死灶稍多、稍重，毛细胆管腔内有淤胆和胆栓形成时，则可引起黄疸。

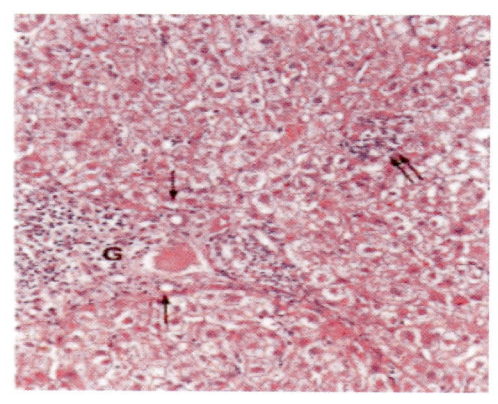

图 9-28　急性（普通型）肝炎

注：单个或数个肝细胞坏死伴炎细胞浸润。

2. 临床病理联系

（1）肝区叩击痛或压痛：因肝细胞弥漫性水肿、炎细胞浸润造成肝体积增大、被膜紧张引起。

（2）肝细胞的坏死造成细胞内酶释放入血，引起血清谷丙转氨酶等升高及其他功能异常，坏死严重时影响胆红素代谢，可出现黄疸。

（3）食欲下降、厌油、呕吐等症状是由肝细胞损伤、胆汁分泌受阻引起。

3. 结局　多数病人半年内可治愈，甲型病毒性肝炎预后最好，99％可以痊愈。但乙型和丙型病毒性肝炎恢复慢，其中 5％～10％的乙型病毒性肝炎、70％的丙型病毒性肝炎可转为慢性。

（二）慢性（普通型）肝炎

如果肝炎病程持续在半年以上，即为慢性肝炎，其中乙型病毒性肝炎占 80％。少数开始即为慢性肝炎,而大多数则是由急性肝炎转变而来。

1. 病理变化　根据慢性肝炎的炎症、坏死和纤维化程度,将慢性肝炎分为以下三型。

(1) 轻度慢性肝炎　以点状坏死病变为主,偶见轻度碎片状坏死,肝小叶结构完整,汇管区周围少量纤维组织增生,炎细胞浸润。

(2) 中度慢性肝炎　肝细胞变性、坏死明显,有中度碎片状坏死和特征性的桥接坏死,肝小叶内有纤维间隔形成,但肝小叶结构大部分完整。

(3) 重度慢性肝炎　重度碎片状坏死,大范围桥接坏死。坏死区见不规则肝细胞再生,纤维间隔分割肝小叶结构形成假小叶。

2. 临床病理联系　慢性病毒性肝炎除有肝大和疼痛等临床表现外,还可伴脾大。实验室检查:胆红素、谷丙转氨酶和丙种球蛋白浓度可有不同程度提高,清蛋白浓度降低或 A/G 值异常等。

3. 结局　轻度的慢性肝炎病变可以痊愈或相对静止,若病变持续发展,晚期会转变成肝硬化。如在慢性肝炎的基础上出现坏死面积的扩大,即转变为重型肝炎。

(三) 重型肝炎

重型肝炎较少见,肝实质损害严重,临床上多凶险,死亡率高,是最严重的类型。根据发病缓急及病变程度不同,分为急性重型和亚急性重型肝炎两种。

1. 急性重型肝炎　少见,起病急,病变发展迅猛、剧烈,病情重,病程持续 10 天左右,病死率高。临床上又称为暴发型、电击型或恶性肝炎。

(1) 病理变化　肉眼观:由于大量肝细胞坏死,肝体积显著缩小,以左叶为甚,重量可减轻至 600~800 g(正常成人为 1300~1500 g),被膜皱缩,切面呈黄色(淤胆)或红褐色(出血),故又称急性黄色肝萎缩或急性红色肝萎缩。镜下观:肝细胞呈大片坏死,超过肝实质的 2/3。坏死区域多从肝小叶中央开始,向四周迅速发展,很快发展成大片坏死,仅小叶周边残存少数变性的肝细胞,坏死区域仅残留网状支架,肝窦明显扩张充血,甚至出血。小叶坏死处和汇管区有大量淋巴细胞和中性粒细胞浸润。急性重型肝炎时,肝细胞再生不明显。

(2) 临床病理联系　肝细胞大量且迅速出现溶解性坏死,可以导致:①肝细胞性黄疸:因为胆红素大量入血引起。②出血倾向:由凝血因子合成障碍所致,如皮肤黏膜淤点、淤斑等。③由于肝功能衰竭,对各种代谢产物的解毒功能障碍会引起肝性脑病。④严重病例由于胆红素代谢障碍和血液循环障碍而发生肾功能衰竭(肝肾综合征),可出现少尿、氮质血症和尿毒症等表现。

(3) 结局　本型肝炎预后极差,大多数病人在短期内死亡,死亡原因主要为肝功能衰竭(肝性脑病),其次为消化道大出血、急性肾功能衰竭及 DIC 等。少部分病例迁延演变为亚急性重型肝炎。

2. 亚急性重型肝炎　少见,起病缓慢,病程较长,多数由急性重型肝炎迁延而来,少数病例由急性(普通型)肝炎恶化所致。

(1) 病理变化　肉眼观:肝不同程度缩小,被膜皱缩不平,质地软硬程度不一。切面呈红褐色或土黄色,如因胆汁淤积可呈黄绿色(亚急性黄色肝萎缩)。病程长者可见大小不等的结节,质地略硬。镜下观:既有较大范围的肝细胞坏死,又有肝细胞结节状再生,并有淋巴细胞和单核细胞浸润。小叶周边细小胆管增生,并有淤胆和胆栓形成。

(2) 临床病理联系　因肝细胞出现较大范围的坏死,在临床上表现为较重的肝功能不全,出现多项实验室检查异常。

（3）结局　如治疗得当且及时,此型肝炎有停止进展和治愈的可能。病程迁延较久（如1年）者,则逐渐过渡为坏死后肝硬化,病情进展者可发生肝功能不全。

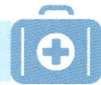

课 堂 讨 论

病人,男,22岁,学生。因发热、恶心、食欲减退3周,皮肤黄染2周入院。既往史:3周前无明显诱因发热达37.8 ℃,2周前皮肤发黄。体格检查:皮肤略黄,巩膜黄染,肝区轻度压痛、叩击痛。实验室检查:谷草转氨酶和谷丙转氨酶升高,尿胆红素（＋）。乙型肝炎表面抗原抗体检测:HBsAg（－）,抗-HBs（＋）,HBeAg（－）,抗-HBe（－）,抗-HBc（－）。初步诊断:急性黄疸型肝炎。

请讨论:请结合临床症状和体征说出该病的诊断依据和临床病理联系。

第十三节　门脉性肝硬化

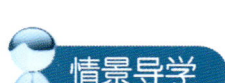

病人,女,55岁。患乙型病毒性肝炎多年,晚餐后出现恶心,呕出鲜红色血液约200 mL,无血凝块,伴头晕、心悸、口干。

请思考:该病人可能患了什么病,诊断依据是什么?

肝硬化是由于肝细胞广泛变性和坏死、纤维组织弥漫性增生及肝细胞结节再生反复交替进行,导致肝脏变形、变硬的一种常见的慢性肝脏疾病。

肝硬化有多种类型,国际形态分类将肝硬化分为小结节型、大结节型、大小结节混合型及不完全分隔型四种。我国结合病变及临床表现的综合分类方法,将肝硬化分为门脉性肝硬化、坏死后肝硬化、胆汁性肝硬化等,其中门脉性肝硬化是最常见的类型,相当于小结节型肝硬化。本节以门脉性肝硬化为例进行重点阐述。

一、病因和发病机制

1. 病毒性肝炎　慢性肝炎是我国肝硬化最常见的病因,其中以乙型和丙型病毒性肝炎为主。

2. 慢性酒精中毒　多见于长期酗酒者,是欧美国家肝硬化的主要原因。主要是乙醇在体内代谢产生的乙醛对肝细胞的毒害作用,使肝细胞发生脂肪变性而逐渐发展为肝硬化。

3. 营养障碍　食物中长期缺乏蛋氨酸或胆碱类物质时,肝脏合成磷脂发生障碍,导致肝细胞脂肪变性和坏死而发展为肝硬化。

4. 毒物或药物中毒 某些毒物(含砷杀虫剂、氯仿)或药物(异烟肼、辛可芬)可损伤肝细胞,长期或反复地接触可损伤肝脏,导致肝硬化。

上述各种因素反复引起肝细胞变性、坏死,肝细胞结节增生,坏死区发生胶原纤维增生,增生的纤维组织越来越多,小叶中央和汇管区等处的纤维间隔相互连接,最终使肝小叶的结构和血液循环被改建而形成假小叶,肝脏变形、变硬,形成肝硬化。

二、病理变化

肉眼观,早期肝脏改变不明显,体积可以正常或稍大,质地稍硬。晚期肝脏体积明显缩小,重量减轻,硬度增加,表面呈颗粒状或小结节状,大小相仿。切面见圆形或卵圆形小结节,周围被灰白色纤维组织条索包绕,结节呈黄褐色(脂变)或黄绿色(淤胆),弥漫分布于全肝(图9-29)。

镜下见正常肝小叶结构被破坏,广泛增生的纤维组织将残余肝细胞或肝细胞再生结节分割包绕形成大小不等、圆形或椭圆形的肝细胞团,即假小叶。假小叶外周包绕的纤维间隔宽窄比较一致,有慢性炎细胞浸润,可见小胆管受压淤胆及新生的细小胆管和假胆管(图9-30)。

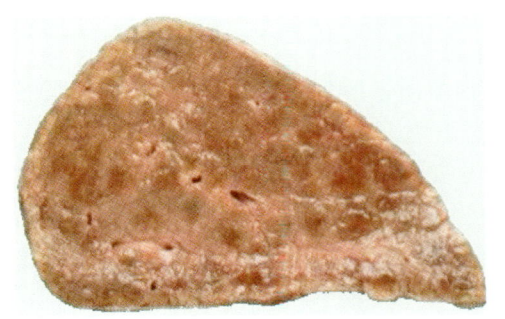

图 9-29 门脉性肝硬化(大体)

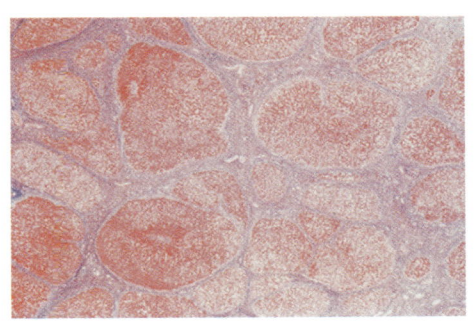

图 9-30 门脉性肝硬化(镜下)

三、临床病理联系

1. 门脉高压症 肝硬化时,导致门静脉高压的原因有:肝内结缔组织增生,肝血窦闭塞或窦周纤维化,使门静脉循环受阻;假小叶压迫小叶下静脉,使窦内血流受阻,进而影响门静脉血流入肝血窦;肝内肝动脉小分支与门静脉小分支在汇入肝窦前形成异常吻合支,压力高的动脉血流入压力低的门静脉内。门静脉压力升高后,病人常出现一系列症状和体征,称为门脉高压症。主要表现如下。

(1)脾肿大 因门静脉压力升高使脾脏淤血、肿大,常伴有脾功能亢进。

(2)腹水 为淡黄色液体,是肝硬化最突出的临床表现。腹水形成的原因如下:①门静脉高压使门静脉毛细血管流体静压升高,导致组织液回吸收减少,液体漏入腹腔。②肝功能障碍导致蛋白合成减少,形成低蛋白血症,使血浆胶体渗透压降低,导致腹水形成。③肝功能障碍使醛固酮、抗利尿激素灭活减少,血中醛固酮、抗利尿激素浓度升高,引起水、钠潴留。

(3)侧支循环形成 门静脉高压时,部分肝门静脉血液经门体静脉吻合支绕过肝直接汇入上、下腔静脉,形成侧支循环(图9-31)。主要的侧支循环有三条:①门静脉血流经胃冠状静脉、食管静脉丛、奇静脉入上腔静脉,可引起胃底和食管下段静脉丛曲张。粗糙食物所致机械损伤或恶心、呕吐、剧烈咳嗽等使腹内压突然升高,可引起曲张的静脉破裂而引起上消化道大

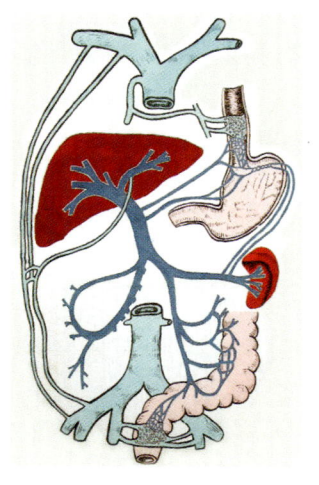

图 9-31 门静脉高压侧支循环模式图

出血,是肝硬化病人常见的死亡原因。②门静脉血经肠系膜下静脉、直肠静脉丛、髂内静脉入下腔静脉,引起直肠静脉丛曲张,形成痔核。痔核破裂时引起便血。③门静脉血经脐静脉注入腹壁上、下静脉,再进入腹腔上、下腔静脉,引起脐周和腹壁浅静脉曲张,形成"海蛇头"。

（4）胃肠淤血　门静脉高压使胃肠静脉回流受阻,引起胃肠壁淤血、水肿,影响胃肠的消化和吸收功能,病人会出现食欲不振、消化不良、腹胀等症状。

2. 肝功能障碍

（1）蛋白质合成障碍　肝细胞受损后,合成蛋白的功能降低,使血浆蛋白减少。肠道吸收的一些抗原性物质不经肝脏处理,直接经侧支循环而进入体循环,刺激免疫系统合成球蛋白增多,导致白蛋白/球蛋白（A/G）值下降或倒置,出现低蛋白血症。

（2）出血倾向　肝脏合成凝血因子减少,加之脾功能亢进,血小板破坏增多,病人可出现牙龈、鼻黏膜及皮下出血。

（3）激素灭活减弱　肝细胞对雌激素灭活减弱,体内雌激素增多,引起皮肤小动脉扩张而出现蜘蛛痣、肝掌,男性乳腺发育症、睾丸萎缩,女性月经不调、不孕。

（4）胆色素代谢障碍　晚期由于肝细胞坏死及肝内胆管不同程度阻塞,引起胆红素代谢障碍,病人出现巩膜、皮肤黄染的现象,为肝细胞性黄疸。

（5）肝性脑病　肝性脑病是严重肝脏疾病发生肝功能衰竭时,出现的一系列精神、神经综合征,也是肝硬化病人死亡的主要原因。

四、结局

肝硬化早期,如能及时治疗,可使病变在相当长的时间内处于相对稳定状态。晚期,可出现肝功能衰竭、食管静脉丛破裂大出血、肝性脑病及合并肝癌等,预后不良。

 课 堂 讨 论

病人,男,48 岁,工人。上腹饱胀不适、纳差乏力 1 个月余入院。病人 2 年前发现有乙型病毒性肝炎,近 1 个月前感到上腹饱胀不适,食欲减退,有时恶心,服"胃药"多次未见好转,乏力明显,体重较前明显减轻,近 1 周来牙龈时有出血。2 年前发现乙肝"大三阳"（HBsAg 阳性、HBeAg 阳性、抗-HBc 阳性）,肝功能异常,A/G 值下降。

入院体检:腹水征阳性,肝肋下 7 cm,质硬,表面呈结节状,边缘不规则,脾肋下 3 cm,质中,双下肢凹陷性水肿。B 超显示肝右叶内见 10 cm×12 cm 强回声光团。

请讨论:1. 该病人可能患了什么病,诊断依据是什么?

2. 本例病人所患疾病按肉眼分型可能属何型?

第十四节　原发性肝癌

原发性肝癌是指肝细胞或肝内胆管细胞发生的癌，为我国常见恶性肿瘤之一，其死亡率在消化系统恶性肿瘤中列第三位，仅次于胃癌和食管癌。本病可发生于任何年龄，以 40～49 岁为最多，男性多于女性。

一、病因

1. 病毒性肝炎　在我国，慢性病毒性肝炎是原发性肝癌的主要病因。原发性肝癌病人中约 1/3 有慢性乙型病毒性肝炎病史。

2. 肝硬化　肝硬化与肝癌关系密切，在我国尤为明显。大多数肝癌合并有肝硬化，病检发现肝癌合并肝硬化多为病毒性肝炎后的大结节性肝硬化。据统计，一般经 7 年左右肝硬化可发展为肝癌。

3. 黄曲霉毒素　黄曲霉毒素与肝细胞性肝癌的发生密切有关。

二、病理变化

（一）根据大体形态分型

肝脏体积增大，重量增加，根据大体形态分为块状型、结节型、弥散型三型。

1. 块状型　块状型最多见。癌块直径在 5 cm 以上。癌块直径大于 10 cm 者称巨块型，可呈单个、多个或融合成块，多为圆形、质硬，呈膨胀性生长。肿块边缘可有小的卫星灶。此类癌组织易发生液化、坏死和出血，引起肝破裂、腹腔内出血等并发症。

2. 结节型　为大小和数目不等的癌结节，一般直径不超过 5 cm。结节多数在肝右叶，与四周组织的分界不如块状型清楚，常伴有肝硬化。

小肝癌，指单个结节直径小于 3 cm 或两个癌结节直径之和小于 3 cm 的原发性肝癌。多呈球形，边界清楚，常有明显的包膜，质较软，灰白色，切面均匀一致，无出血坏死。

3. 弥散型　此型最少见。有米粒至黄豆大小的癌结节散布全肝，肉眼不易与肝硬化区别，肝大不明显，甚至反可缩小。病人往往因肝功能衰竭死亡。

（二）根据细胞分型

根据肝癌细胞来源可将原发性肝癌分为肝细胞型、胆管细胞型、混合型三类。

1. 肝细胞型　由肝细胞发展而来，此型约占肝癌的 90%。癌细胞呈多角形或圆形，排列成巢或索间有丰富的血窦而无间质成分。

2. 胆管细胞型　由胆管细胞发展而来，此型少见。癌细胞呈立方形或柱状。排列成腺体，纤维组织较多，血窦较少。

3. 混合型　癌组织中同时具有肝细胞癌及胆管细胞癌两种成分，最少见。

三、扩散与转移

1. 肝内转移 肝内血道转移发生最早,也最常见,很容易侵犯门静脉分支形成癌栓。

2. 肝外转移

(1) 血道转移 转移至肺的达半数,其次为肾上腺、骨、肾、脑。

(2) 淋巴道转移 转移至肝门淋巴结的最多,也可至胰、脾、主动脉旁淋巴结、锁骨上淋巴结。

(3) 种植性转移 少见,从肝脱落的癌细胞可种植在腹膜、膈、胸腔等处引起血性腹水、胸水。如种植在盆腔,可在卵巢形成较大的肿块。

(金　静)

直通护考(消化系统疾病)

【A₁型题】

1. 在我国,对于大多数慢性胃炎,主要病因为( )。

A. 药物 　　　　B. 食物 　　　　C. 胆汁反流

D. 幽门螺杆菌感染 　　E. 物理因素

2. 胃溃疡的好发部位是( )。

A. 胃大弯 　　　　B. 胃小弯近贲门 　　C. 胃窦部

D. 贲门 　　　　E. 胃底部

3. 胃溃疡的最常见并发症是( )。

A. 粘连 　　　　B. 穿孔 　　　　C. 幽门梗阻

D. 癌变 　　　　E. 出血

4. 下列哪一项不是十二指肠溃疡的表现?( )

A. 好发于十二指肠球部 　B. 大小多为1 cm左右 　C. 肠壁较薄易出血

D. 肠壁较薄易穿孔 　　E. 容易发生癌变

5. 关于急性(普通型)肝炎的病变下列描述错误的是( )。

A. 气球样变性 　　　B. 嗜酸性变 　　　C. 点状坏死

D. 溶解性坏死 　　　E. 结缔组织增生

6. 病人,男,34岁。肝脏穿刺病理检查提示:肝细胞广泛疏松化,有点状坏死及嗜酸性小体,气球样变性。可诊断为( )。

A. 急性(普通型)肝炎 　B. 急性重型肝炎 　　C. 轻度慢性肝炎

D. 亚急性重型肝炎 　　E. 中度慢性肝炎

7. 我国门脉性肝硬化的常见原因是( )。

A. 慢性酒精中毒 　　B. 营养缺乏 　　　C. 毒物中毒

D. 病毒性肝炎 　　　E. 药物中毒

8. 下列哪项不属于门脉高压症?( )

A. 脾大 　　　　B. 胃肠道淤血 　　　C. 蜘蛛痣

D. 腹水 　　　　E. 侧支循环形成

9. 下列病变中癌变可能性较大的是(　　　)。

　　A. 十二指肠溃疡　　　　　　　　B. 慢性萎缩性胃炎　　　　　　C. 浅表性胃炎

　　D. 肥厚性胃炎　　　　　　　　　B. 疣状胃炎

10. 肝硬化侧支循环形成可造成严重上消化道出血的是(　　　)。

　　A. 脐周静脉丛曲张　　　　　　　　　　　　B. 痔静脉丛曲张

　　C. 食管上段静脉丛曲张　　　　　　　　　　D. 食管下段静脉丛曲张

　　E. 以上均可

11. 肝硬化时蜘蛛痣发生的主要原因是(　　　)。

　　A. 门静脉压增高,侧支循环形成　　　　　　B. 肝功能不全,凝血机制障碍

　　C. 低蛋白血症　　　　　　　　　　　　　　D. 脾大

　　E. 雌激素增多

12. 目前认为与肝癌发生关系较为密切的原因有(　　　)。

　　A. 乙型病毒性肝炎　　　　　B. 肝硬化　　　　　　　　　　C. 黄曲霉毒素

　　D. 亚硝胺　　　　　　　　　E. 以上都是

【A₂型题】

13. 病人,女,47 岁,上腹间断性疼痛 2 年,疼痛发作与情绪、饮食有关。查体:上腹部轻压痛。胃镜:胃窦皱襞平坦,黏膜粗糙无光泽,黏膜下血管透见。此病例考虑诊断为(　　　)。

　　A. 消化性溃疡　　　　　　　B. 急性胃炎　　　　　　　　　C. 慢性浅表性胃炎

　　D. 胃癌　　　　　　　　　　E. 慢性萎缩性胃炎

14. 病人,男,27 岁。出现上腹部疼痛 1 周,有空腹痛及夜间痛,进食后好转。黑便 2 天。查体:上腹平坦,有压痛,无反跳痛,未扪及肿块。该病人最可能诊断为(　　　)。

　　A. 十二指肠溃疡　　　　　　B. 胃癌　　　　　　　　　　　C. 病毒性肝炎

　　D. 肝硬化　　　　　　　　　E. 急性胃炎

15. 病人,男,57 岁。有乙型病毒性肝炎病史,近 2 年出现腹胀、腹腔积液伴下肢水肿,皮下有淤点和淤斑,此病人可诊断为(　　　)。

　　A. 肝癌　　　　　　　　　　B. 急性(普通型)肝炎　　　　C. 轻度慢性肝炎

　　D. 亚急性重型肝炎　　　　　E. 中度慢性肝炎

【A₃型题】

病人,女,42 岁,患胃病约 14 年。今日中午饱餐后突然出现上腹部剧痛 2 h,伴恶心、呕吐来院就诊。初步体格检查:神志清楚,全腹有明显压痛,腹部呈板状,肠鸣音消失。

16. 作为一名分诊护士,首先判断该病人最可能是(　　　)。

　　A. 胃穿孔　　　　　　　　　B. 急性胰腺炎　　　　　　　　C. 急性阑尾炎

　　D. 急性肠胃炎　　　　　　　E. 急性胆囊炎

17. 此时最恰当的处理是(　　　)。

　　A. 优先普通外科急诊　　　　B. 慢诊观察　　　　　　　　　C. 继续观察

　　D. 进一步询问病史　　　　　E. 回家观察

【A₄型题】

病人,男,57 岁。10 年前诊断为慢性萎缩性胃炎伴肠上皮化生,未给予系统治疗。近半年来出现上腹痛,食欲减退,体重下降明显,上腹部扪及包块。

18. 该病人初步诊断为(　　　)。

A. 胃溃疡　　　　　　　B. 重度慢性萎缩性胃炎　　　　C. 十二指肠溃疡

D. 急性肝炎　　　　　　E. 胃癌

19. 为进一步明确诊断,可做下列哪项检查?(　　　)

A. 血常规　　　　　　　B. 尿常规　　　　　　C. B超

D. 钡餐造影　　　　　　E. 胃镜

20. 胃癌的常见转移途径不包括(　　　)。

A. 淋巴道转移　　　　　B. 血道转移　　　　　C. 种植性转移

D. 骨转移　　　　　　　E. 直接蔓延

第十五节　肾小球肾炎

　　小王,25岁,扁桃体肿痛1周后突然出现晨起眼睑水肿、血尿。

　　请思考:小王最可能患的是哪种疾病?是如何发病的?

　　肾小球肾炎是一类以肾小球病变为主要特征的变态反应性炎症,简称肾炎。肾炎可大体分为两类:一类是原发性肾炎(原发于肾脏的独立性疾病),另一类是继发性肾炎(继发于其他疾病或者作为全身性疾病的一部分)。一般所说的肾小球肾炎通常指原发性肾炎。本节仅介绍原发性肾小球肾炎。

　　肾炎是泌尿系统常见病、多发病,临床表现为血尿、蛋白尿、管型尿、尿量改变(少尿或多尿)、水肿及高血压等,严重者可致肾功能衰竭。

一、病因和发病机制

　　肾炎的病因和发病机制目前尚未完全明了,但有研究表明大多数肾炎是由免疫因素引起,主要发病机制为抗原抗体反应引起的变态反应。引起肾炎的抗原很多,一般分为外源性和内源性两类。①外源性抗原,包括细菌、病毒、药物、寄生虫、异种血清等。②内源性抗原,包括肾小球性抗原(如肾小球基膜抗原)和非肾小球性抗原(如核抗原、免疫球蛋白等)。这些抗原与抗体结合后形成抗原抗体复合物沉积在肾脏滤过膜上,通过补体、中性粒细胞、单核细胞、凝血系统成分、前列腺素等介质共同参与引起肾小球的损伤。

二、基本病理变化

　　1. 肾小球细胞增多　肾小球内皮细胞、系膜细胞和上皮细胞(尤其是壁层上皮细胞)均可增生,单核细胞、中性粒细胞及淋巴细胞浸润,使肾小球内细胞数量明显增多,肾小球体积增大。

2. 基膜增厚　基膜改变可以是基膜本身增厚,也可以是由内皮下、上皮下或基膜本身的蛋白性物质沉积而引起。

3. 炎性渗出和坏死　急性炎症时,肾小球内可以出现中性粒细胞等炎细胞浸润和纤维素渗出,血管壁可以发生纤维素样坏死,并可伴有血栓形成。

4. 玻璃样变和硬化　肾小球玻璃样变是指镜下肾小球内出现均匀一致的嗜酸性物质堆积。严重时可致毛细血管襻塌陷,管腔闭塞,发生硬化,是各种肾小球改变的最终结局。

三、临床综合征

肾炎可引起不同的症状和体征,包括尿量改变、尿液性状改变、水肿、高血压等。临床上肾炎多表现为具有结构和功能联系的症状组合,称为综合征。常见的肾炎的临床综合征主要有以下几种。

1. 急性肾炎综合征　表现为血尿、蛋白尿、少尿、高血压等,主要病理类型为急性弥漫性增生性肾小球肾炎。

2. 快速进行性肾炎综合征　起病急,早期症状与急性肾炎综合征极为相似,但进展迅速、症状严重,数周或数月内可发展为肾功能衰竭及尿毒症,预后极差。病理类型为新月体性肾小球肾炎。

3. 肾病综合征　起病缓慢,主要表现有:①大量蛋白尿:每日尿液中蛋白含量达到或者超过 3.5 g。②低蛋白血症:血清中清蛋白含量可低于 30 g/L。③高脂血症和脂尿。④高度水肿。即所谓的"三高一低"。

4. 慢性肾炎综合征　主要特征为病人出现氮质血症、高血压、少尿、无尿或多尿,可发展为急性肾功能衰竭和慢性肾功能衰竭,后者常可出现进行性贫血。慢性肾功能衰竭的病理类型主要为慢性硬化性肾炎。

四、分类

原发性肾炎病理分类很多,本节重点介绍最常见的三种。

(一) 急性弥漫性增生性肾小球肾炎

本病简称为急性肾小球肾炎,为临床最常见的类型,发病较急,多见于儿童,成人也可发病,且病变往往比儿童严重。病变特征为弥漫性分布的毛细血管内皮细胞、系膜细胞增生,伴有中性粒细胞浸润。

急性肾小球肾炎多在 A 族乙型溶血性链球菌感染(如咽喉炎、猩红热等)后的 1～3 周发病,为链球菌感染所引起的变态反应性疾病,称为链球菌感染后肾炎。病人血中查不到病菌,但血清中抗链球菌溶血素"O"抗体升高,补体水平下降。急性肾小球肾炎是由抗原抗体复合物沉积引起,目前认为在抗原及抗体量大致相当时,或抗原稍过剩时可形成大小适宜的可溶性抗原抗体复合物,沉积于肾小球内,引起炎症反应。

1. 病理变化　肉眼观,两侧肾脏体积增大,包膜紧张,表面光滑,颜色较红,故称"大红肾"(图 9-32)。若肾小球毛细血管有破裂出血,肾脏表面及切面可见散在分布的小出血点,如蚤咬状,故称"蚤咬肾"。肾脏切面可见皮质增宽,条纹模糊,与髓质分界明显。镜下观,病变呈弥漫性分布,病变肾小球体积增大,细胞数目明显增多,主要表现为毛细血管内皮细胞及系膜细胞增生,伴有大量中性粒细胞浸润,可致毛细血管管腔狭窄或闭塞(图 9-33)。

2. 临床病理联系　本型肾炎在临床上多表现为急性肾炎综合征,包括尿液的变化(少尿、

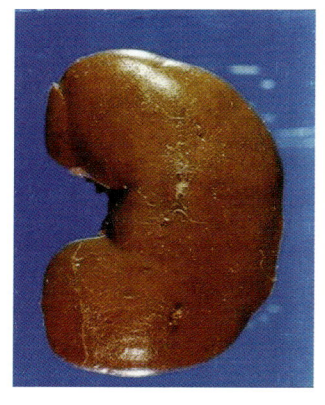

图 9-32 大红肾

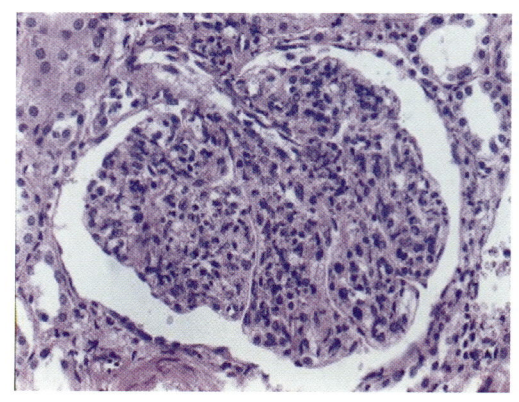

图 9-33 急性弥漫性增生性肾小球肾炎

蛋白尿、管型尿、血尿)、水肿及高血压。

(1)尿液变化:肾小球毛细血管可因内皮细胞增生肿胀而堵塞或系膜细胞增生外压升高导致管腔狭窄,肾血流受阻,肾小球滤过率降低,而肾小管重吸收功能并无明显障碍,故可引起少尿。若肾小球毛细血管受到损害,毛细血管壁通透性增加,便可引起血尿、蛋白尿、管型尿(渗出物在肾小管内凝集形成管型)。

(2)水肿:病人常有轻至中度的水肿,水肿往往先出现在组织疏松的部位,如眼睑、颜面等部位。水肿原因主要是由于肾小球的滤过减少,而肾小管的重吸收功能相对正常,从而引起钠、水潴留。

(3)高血压:病人常有轻至中度的高血压。主要原因是钠、水潴留引起的血容量增加。

3. 转归　急性肾小球肾炎多数预后较好,95%以上的患儿后期病变逐渐减退,症状逐渐消失;有极少数患儿可转变为新月体性肾小球肾炎或慢性肾小球肾炎。成年病人预后较差,转变为慢性肾小球肾炎的比例较儿童高。

(二)新月体性肾小球肾炎

本病又称快速进行性肾小球肾炎,是一种病情发展急速的肾小球肾炎,临床上多由蛋白尿、血尿等症状迅速发展为少尿、无尿、高血压及氮质血症。病情严重,进展较快,如不采取有效措施,往往在数周至数月内发展为肾功能衰竭。多见于青壮年,病变特征为肾小球球囊壁层上皮细胞发生增生,形成新月体。

1. 病理变化　肉眼观,双侧肾脏体积增大,颜色苍白,肾脏皮质表面常伴有点状出血。镜下观,大部分(50%以上)的肾小球内出现新月体。增生的肾小球囊壁层上皮细胞、渗出的单核-巨噬细胞和少量的中性粒细胞、淋巴细胞等附着于肾小球囊壁层,在毛细血管球的外侧形成新月状或环状体,在新月体内的细胞成分间有较多的纤维素。早期新月体多以细胞成分为主,称为细胞性新月体;以后纤维成分逐渐增多形成细胞-纤维性新月体;最后新月体发生纤维化,成为纤维性新月体。新月体形成后可压迫毛细血管丛,使肾小管的上皮细胞因缺血而出现肿胀和脂肪变性(图 9-34)。

2. 临床病理联系　此型肾小球肾炎病变进展较快,新月体形成可压迫肾小球毛细血管引起肾小球毛细血管坏死、基膜缺损,促使大量红细胞漏出,导致血尿明显,同时血浆蛋白渗出可引起蛋白尿和管型尿。大量新月体形成可造成肾小球囊腔阻塞,血浆不易滤过,导致少尿、无尿。代谢产物不能顺利排出,在体内潴留引起氮质血症,最终发展为肾功能衰竭。

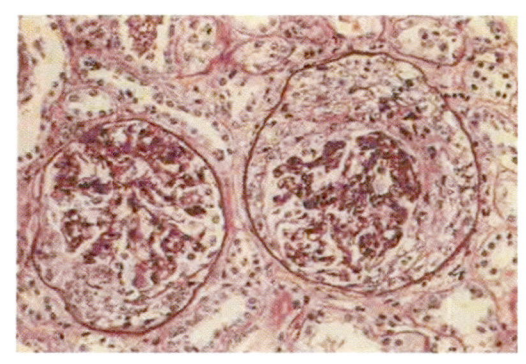

图 9-34　新月体性肾小球肾炎

3. 转归　本病病变广泛,发展迅速,预后极差,如不及时采取有效措施,病人多于数周至数月内死于尿毒症。本病预后一般与病变的广泛程度及新月体形成的数量有关。若肾内80%以上的肾小球内均有新月体形成者往往不能恢复;新月体形成数量少于肾小球总数的80%者,且病变程度较轻、进展较慢者,存留的肾小球可维持较长的病程。

(三) 慢性肾小球肾炎

本病又称为弥漫性硬化性肾小球肾炎,该病不是独立的肾炎类型,而是各型肾小球肾炎发展到最后阶段的共同结果。大多数病人有肾炎病史,也有部分病人起病隐匿,并无自觉症状,发现时病变或已进入晚期。多见于成年人,病程可维持几年、十几年甚至更长。此型肾炎的病理特征是大量肾小球发生纤维化及玻璃样变。

1. 病理变化　肉眼观,两侧肾脏对称性萎缩、变小,重量减轻,颜色苍白,质地变硬,肾脏表面出现均匀的细颗粒状,故又称为颗粒性固缩肾。切面可见肾实质明显变薄,皮、髓质交界不清,纹理模糊,肾内小动脉管壁增厚而呈多开状。肾盂周围脂肪组织可增多。

镜下观,大量肾小球发生纤维化及玻璃样变,所属肾小管出现萎缩、纤维化;纤维化可使病变肾小球相互靠近,部分肾小球可消失于纤维组织中。残存肾小球代偿性肥大,所属肾小管扩张,管腔内含有各种管型,肾间质纤维组织大量增生,有大量淋巴细胞、浆细胞浸润;肾内的细动脉和小动脉均可发生硬化致管腔狭窄(图9-35)。

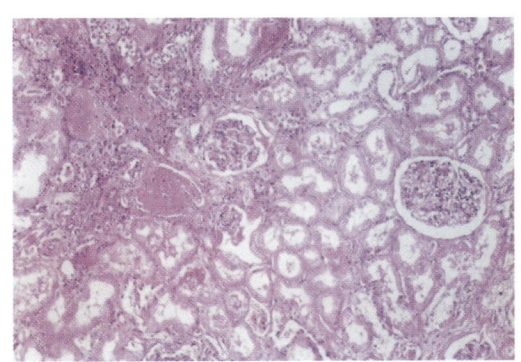

图 9-35　慢性肾小球肾炎

2. 临床病理联系

(1)尿液的变化:多数肾单位遭到破坏,大量血液快速通过残存的肾小球,可致肾小球滤过速度加快,通过肾小管的速度也相应加快;而肾小管的重吸收功能有限,导致大量水分不能被重吸收,从而出现多尿、低比重尿。由于机体夜间处于休息状态,回心血液和流经肾脏的血液均增多,故病人夜间尿量增多。

(2)肾性高血压:大量肾单位被破坏和肾内动脉发生硬化,致肾组织严重缺血,肾素分泌增加,最终导致血压增高,且维持在较高水平。长期高血压可加重左心室负荷,使左心室代偿性肥大,严重者可发展为心力衰竭。

(3)贫血:大量肾单位被破坏,导致红细胞生成素的生成减少,再加上大量毒性代谢产物蓄积在体内,可抑制骨髓造血,促进溶血,使病人出现贫血。

(4)肾功能衰竭:随着病变的发展,残存的肾单位逐渐减少,病人体内的代谢产物大量蓄积,水、电解质以及酸碱平衡的调节均发生障碍,最终导致氮质血症和肾功能衰竭。

3. 转归 慢性肾小球肾炎的病程,长短不一,有部分病变发展缓慢,病程迁延数年乃至数十年,积极合理的治疗可有效控制病变进展。若病变发展至晚期,则预后极差,病人多由于尿毒症而死亡,或死于心力衰竭、脑出血,或因机体抵抗力降低而引起的继发感染而死亡。目前有效的治疗方法是长期的血液透析和异体肾移植。

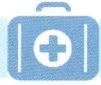 **课 堂 讨 论**

　　患儿,男,9岁,因少尿、眼睑水肿4天入院。患儿曾于2周前发生上呼吸道感染,出现咽喉疼痛,4天前晨起发现两眼睑水肿,伴尿量减少,尿色加深。体格检查:体温37.8 ℃,脉搏100次/分,呼吸35次/分,血压17.3/12 kPa,眼睑水肿,咽喉发红,下肢水肿。实验室检查:RBC(++),尿蛋白(++),24 h尿量400 mL。B超检查:双侧肾脏对称性肿大。
　　请讨论:1. 此患儿最可能的诊断是什么?
　　　　　　2. 患儿是否有急性肾炎综合征的临床表现?

(冯丽霞)

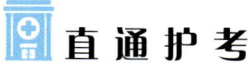 **直通护考**

【A₁型题】

1. 急性肾小球肾炎的病变性质属于(　　)。

A. 变质性炎　　　　　　　B. 增生性炎　　　　　　　C. 纤维素性炎

D. 渗出性炎　　　　　　　E. 化脓性炎

2. 肾性水肿一般先发生的部位是(　　)。

A. 双下肢　　　B. 胸腔　　　C. 腹腔　　　D. 心包　　　E. 眼睑及面部

3. 快速进行性肾小球肾炎的病变特点是(　　)。

A. 肾间质水肿　　　　　　B. 系膜细胞增生　　　　　　C. 血管内皮细胞增生

D. 大量新月体形成　　　　E. 肾小球囊脏层上皮细胞增生

4. 肾病综合征的"三高一低"特征不包括(　　)。

A. 高血压　　　　　　　　B. 高度水肿　　　　　　　C. 高脂血症

D. 大量蛋白尿　　　　　　E. 低蛋白血症

5. 慢性肾小球肾炎晚期最严重的问题是（　　）。

A. 贫血　　　　　　　　　B. 大量蛋白尿　　　　　　C. 中度以上高血压

D. 肾功能衰竭　　　　　　E. 高度水肿

6. 急性肾小球肾炎的临床表现中，下列哪项最常见和必不可少？（　　）

A. 肉眼血尿　　　　　　　B. 水肿　　　　　　　　　C. 尿蛋白

D. 高血压　　　　　　　　E. 肾功能损害

7. 确定急性肾小球肾炎最主要的手段是（　　）。

A. 肾活检　　　　　　　　B. 尿液检查　　　　　　　C. 型超声检查

D. 肾小球滤过功能检查　　E. 血常规

8. 下列哪项不是急性肾炎综合征的表现？（　　）

A. 贫血　　　　　　　　　B. 蛋白尿　　　　　　　　C. 水肿

D. 高血压　　　　　　　　E. 血尿

9. 肉眼观双侧肾脏体积缩小，质地变硬，表面呈细颗粒状，该病变最可能是（　　）。

A. 慢性硬化性肾小球肾炎　　　　　　　　B. 慢性肾盂肾炎

C. 膜性增生性肾小球肾炎　　　　　　　　D. 弥漫性增生性肾小球肾炎

E. 新月体性肾小球肾炎

10. 急性弥漫性增生性肾小球肾炎增生的细胞是（　　）。

A. 肾小球囊脏层上皮细胞　　　　　　　　B. 系膜细胞和毛细血管内皮细胞

C. 血管内皮细胞增生　　　　　　　　　　D. 肾小球囊腔壁层上皮细胞

E. 肾小球囊周围成纤维细胞

【A₂型题】

11. 病人，男，28岁，近日出现少尿、血尿入院，入院后很快出现无尿、氮质血症、高血压，1周后发生尿毒症。最有可能是哪种肾炎？（　　）

A. 慢性肾盂肾炎　　　　　B. 慢性硬化性肾小球肾炎　　C. 膜性肾小球肾炎

D. 新月体性肾小球肾炎　　E. 毛细血管内增生性肾小球肾炎

12. 某病人上呼吸道感染后2周出现肉眼血尿、颜面水肿、低补体血症，肾正常。该病人最有可能是（　　）。

A. 慢性肾小球肾炎　　　　B. 链球菌感染后急性肾炎　　C. 急进性肾小球肾炎

D. 急性肾功能衰竭　　　　E. 慢性肾功能衰竭

【A₃型题】

病人，男，28岁，高血压、蛋白尿、水肿多年。1年前曾查血 Cr 220 μmol/L，B 超示双肾缩小。近2周恶心、呕吐加重，测血压 25/14 kPa(190/105 mmHg)。

13. 导致该病人肾功能损害最可能的原因是（　　）。

A. 急性肾炎　　　　　　　B. 慢性肾炎　　　　　　　C. 急进性肾炎

D. 多囊肾　　　　　　　　E. 慢性肾间质肾炎

14. 其临床表现不包括（　　）。

A. 水肿　　　　　　　　　B. 高血压　　　　　　　　C. 蛋白尿、血尿

D. 膀胱刺激症状　　　　　E. 肾功能减退

【A₄型题】

病人,男,11岁,咽痛、咳嗽、乏力,食欲减退2周后出现混浊红棕色尿,无尿路刺激征,眼睑、颜面部水肿,血压 150/90 mmHg。

15. 混浊红棕色尿是(   )。

A. 肌红蛋白尿 　　　　　B. 血红蛋白尿 　　　　　C. 肉眼血尿

D. 卟啉尿 　　　　　　　E. 乳糜尿

16. 最可能的诊断是(   )。

A. 尿路感染 　　　　　　B. 急性肾盂肾炎 　　　　C. 急性肾小球肾炎

D. 肾病综合征 　　　　　E. 慢性肾炎

第十六节　糖　尿　病

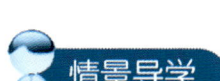

病人,女,40岁,于2011年8月无明显诱因出现多尿、口干、多饮、多食伴消瘦。

请思考:该病人最可能患的是哪种病?

糖尿病是一种因体内胰岛素相对或绝对不足或靶细胞对胰岛素的敏感性降低,或胰岛素自身存在结构上的缺陷而引起的碳水化合物、脂肪和蛋白质等代谢紊乱的一种慢性疾病。主要特点是高血糖、尿糖。临床上表现为多饮、多食、多尿、体重减轻(即"三多一少"),可使一些组织或器官发生形态结构的改变和功能障碍,并发酮症酸中毒、多发性神经炎、肢体坏疽、失明和肾功能衰竭等。本病发病率日趋增高,已成为世界性的常见病、多发病。

一、分类、病因及发病机制

糖尿病一般分为原发性糖尿病和继发性糖尿病两种。原发性糖尿病又分为胰岛素依赖型糖尿病和非胰岛素依赖型糖尿病。

(一)原发性糖尿病

1. 胰岛素依赖型糖尿病　又称1型糖尿病或幼年型糖尿病,占糖尿病总数的10%左右。主要特点是青少年易发病,起病急骤,病情严重,发展较快,胰岛B细胞严重受损,细胞数目明显减少,胰岛素分泌量绝对不足,血中胰岛素降低,从而引起糖尿病;易出现酮症,治疗需依赖胰岛素。目前认为本型糖尿病是在遗传易感性的基础上由病毒感染等因素诱发的针对B细胞的一种自身免疫性疾病。

2. 非胰岛素依赖型糖尿病　又称2型糖尿病或成年型糖尿病,约占糖尿病总数的90%。主要特点是成年后发病,起病缓慢,病情较轻,发展较慢,胰岛细胞数目正常或轻度减少,血中胰岛素分泌量可正常、增多或降低,肥胖者多见,不容易出现酮症,一般可不依赖胰岛素治疗。

本型糖尿病病因、发病机制尚不清楚,目前认为可能是与肥胖有关的胰岛素相对不足或组织对胰岛素不敏感所致。

(二)继发性糖尿病

继发性糖尿病是指肿瘤、炎症、手术或其他损伤和某些内分泌性疾病造成的胰岛内分泌功能不足所致的糖尿病。

二、病理变化及临床病理联系

1. 胰岛病变 1型糖尿病早期表现为非特异性胰岛炎,继而胰岛B细胞出现颗粒脱失、空泡变性、坏死、消失,最终导致胰岛变小、数目减少,纤维组织增生、玻璃样变;2型糖尿病早期病变不明显,后期出现B细胞减少,且常见胰岛淀粉样变性。

2. 血管病变 糖尿病病人常伴血管病变,可累及全身各级血管。表现为毛细血管和细、小动脉内皮细胞增生,基底膜明显增厚,血管壁玻璃样变、变硬,管腔狭窄导致血压增高,称为微血管病;大、中动脉可有动脉粥样硬化或中层钙化,粥样硬化病变程度较重。临床表现为主动脉、冠状动脉、脑动脉、下肢动脉和其他脏器动脉粥样硬化,易引起冠心病、心肌梗死、脑萎缩、肢体坏疽等病变。

3. 肾脏病变 ①肾脏体积增大:糖尿病早期肾脏血流量增加,肾小球滤过率增高,肾脏体积增大。②结节性肾小球硬化:肾小球系膜内出现结节状玻璃样物质沉积,结节增大可致毛细血管腔阻塞。③弥漫性肾小球硬化:约见于75%的病人,同样在肾小球内出现玻璃样物质沉积,弥漫分布,主要损害肾小球毛细血管壁和系膜,肾小球基底膜普遍增厚,毛细血管管腔变窄甚至完全闭塞,最终导致肾小球缺血和玻璃样变。④肾小管-肾间质损害:肾小管上皮细胞出现颗粒样变性和空泡样变性(属退行性变),晚期肾小管发生萎缩。肾间质病变包括间质纤维化、水肿和淋巴细胞、浆细胞及中性粒细胞浸润。⑤血管损害:糖尿病累及所有的肾脏血管,多数损害的是肾动脉,引起肾动脉硬化,特别是入球小动脉和出球小动脉硬化。至于肾动脉及主要分支的动脉粥样硬化,糖尿病病人要比同龄的非糖尿病病人出现得更早且更常见。⑥肾乳头坏死:常见于糖尿病病人患急性肾盂肾炎时,肾乳头缺血并感染导致坏死。

4. 视网膜病变 视网膜因微血管病变而出现渗出、水肿、微血栓形成和出血甚至导致视网膜脱落,病变可造成失明或白内障。

5. 神经系统病变 周围神经可因血管病变而引起缺血性的损伤,如肢体疼痛、感觉丧失、麻木、肌肉麻痹等。脑细胞也可发生广泛的变性。

课堂讨论

病人,男,53岁,干部,有多年高血压病史,近3个月有乏力现象。7天前因多饮、多食、多尿、消瘦入院治疗。入院检查:空腹血糖12 mmol/L,血压140/110 mmHg。

请讨论:1. 病人可能诊断为何病?

2. 该病人可能会发生哪些并发症?

(冯丽霞)

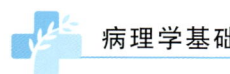

直通护考

【A₁型题】

1. 儿童糖尿病最常见的类型是（　　）。

A. 先天性糖尿病　　　　　　　　　　B. 胰岛素依赖型糖尿病

C. 非胰岛素依赖型糖尿病　　　　　　D. 原发性糖尿病

E. 继发性糖尿病

2. 糖尿病代谢紊乱的主要原因是（　　）。

A. 胰岛素分泌减少　　　　　　　　　B. 长期大量摄糖

C. 长期使用肾上腺皮质激素　　　　　D. 胰岛素抵抗

E. 胰岛素生物活性或效应绝对或相对不足

3. 糖尿病最常见的神经系统合并症是（　　）。

A. 周围神经病变　　　　B. 中枢神经损害　　　　C. 自主神经损害

D. 神经根炎　　　　　　E. 运动神经炎

4. 诊断糖尿病的主要依据是（　　）。

A. 尿糖测定　　　　　　B. 血胰岛素测定　　　　C. 血糖测定

D. 血 C 肽测定　　　　　E. 糖化血红蛋白测定

5. 糖尿病是一组病因不明的内分泌代谢病，其共同主要标志是（　　）。

A. 多饮、多尿、多食　　　B. 乏力　　　　　　　　C. 消瘦

D. 高血糖　　　　　　　　E. 尿糖阳性

6. 血糖中直接调节胰岛素分泌且经常起调节作用的重要因素是（　　）。

A. 游离脂肪酸　　　　　　B. 血糖浓度　　　　　　C. 肾上腺素

D. 胃肠道激素　　　　　　E. 血酮体浓度

7. 导致糖尿病病人死亡的最主要原因是（　　）。

A. 视网膜病变　　　　　　B. 大血管并发症　　　　C. 微血管并发症

D. 糖尿病肾病　　　　　　E. 以上均不是

【A₂型题】

8. 病人，男，26 岁。糖尿病病程 10 年，应用胰岛素治疗，血糖未监测。近 3 个月眼睑及下肢水肿，尿糖（＋＋），尿蛋白（＋＋＋），颗粒管型少许。诊断考虑（　　）。

A. 胰岛素性水肿　　　　　B. 肾动脉硬化　　　　　C. 肾盂肾炎

D. 急性肾炎　　　　　　　E. 糖尿病肾病

9. 病人，中年男性，肥胖，近来体重略有减轻，无明显"三多"症状，空腹血糖 7.8 mmol/L。诊断考虑（　　）。

A. 单纯性肥胖　　　　　　B. Cushing 综合征　　　　C. 慢性肝病

D. 糖尿病　　　　　　　　E. 下丘脑综合征

【A₃型题】

病人，女，26 岁。妊娠 5 个月时尿糖（＋＋＋）、空腹血糖 7.7 mmol/L、随机血糖 16.7 mmol/L。

10. 诊断考虑（　　）。

A. 糖耐量减低 　　　　　B. 1型糖尿病 　　　　　C. 应激性高血糖

D. 反应性高血糖 　　　　E. 妊娠期糖尿病

11. 药物治疗选用（　　）。

A. 磺脲类降糖药 　　　　B. 双胍类降糖药 　　　　C. 葡萄糖苷酶抑制剂

D. 噻唑烷二酮 　　　　　E. 胰岛素

【A₄型题】

病人，女，50岁，患糖尿病多年，长期胰岛素治疗。某日清晨突感饥饿难忍、全身无力、心慌、出虚汗，继而神志恍惚。

12. 该病人首先应考虑（　　）。

A. 胰岛素过敏 　　　　　B. 低血糖反应 　　　　　C. 低血容量性休克

D. 酮症酸中毒早期 　　　E. 高渗性昏迷先兆

13. 应及时采取的措施是（　　）。

A. 通知家属 　　　　　　B. 监控血压 　　　　　　C. 建立静脉通道

D. 补充血糖 　　　　　　E. 专人护理

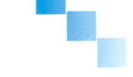

第十七节　结　核　病

结核病是有结核分枝杆菌引起的累及全身各组织、器官的一种慢性传染病，以肺结核最常见。临床上主要表现为午后低热、夜间盗汗、疲乏无力、食欲不振以及进行性消瘦等。

一、病因及发病机制

结核病的病原菌是结核分枝杆菌，主要包括人型和牛型。人型结核杆菌感染的发病率最高，临床上所指的结核病多由上述两型引起。结核病主要经呼吸道传染，也可经消化道感染，少数经皮肤伤口感染。呼吸道传播是最常见和最重要的途径。

结核病的发生和发展取决于很多因素，其中最重要的是感染的菌量及其毒力的大小和机体的反应性。目前一般认为，结核病的免疫反应以细胞免疫为主，即T细胞起主要作用。结核病时发生的变态反应属于Ⅳ型（迟发性）变态反应。结核菌素试验就是这种反应的表现。结核病免疫反应和变态反应常同时发生并相伴出现，从而决定结核病的转归。

二、基本病理变化

（一）以渗出为主的病变

见于病变早期或机体免疫力低下，细菌量多、毒力强或变态反应较强时。好发于肺、浆膜、滑膜及脑膜等处，表现为浆液性炎或浆液纤维素性炎。当机体抵抗力增强时，可完全吸收不留痕迹，或转变为以增生为主的病变；反之，渗出性病变可迅速坏死，转变为以变质为主的病变。

（二）以增生为主的病变

见于机体抵抗力较强，细菌数量较少、毒力较低时。由于机体对结核分枝杆菌已有一定免疫力，病变常以增生为主，形成具有一定形态特征的结核结节。结核结节是在细胞免疫反应的基础上形成的。由上皮样细胞、朗汉斯巨细胞，以及外围聚集的淋巴细胞和成纤维细胞构成的结核性肉芽肿，称结核结节（图 9-36）。这是结核病的特征性病变，当变态反应较强时，结节中央常出现干酪样坏死。

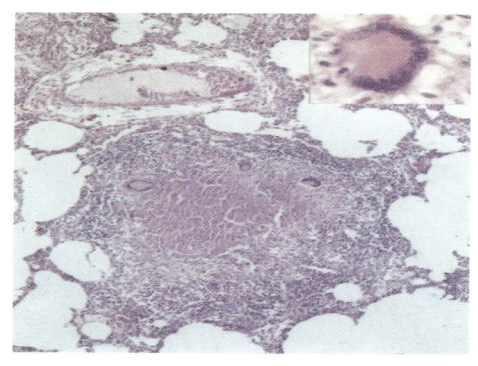

图 9-36　结核结节

（三）以变质为主的病变（干酪样坏死）

常发生在渗出或增生性病变的基础上。若机体抵抗力降低、菌量过多、变态反应强烈，渗出性病变中结核分枝杆菌战胜巨噬细胞后不断繁殖，使细胞混浊、肿胀后，发生脂肪变性，溶解碎裂，直至细胞坏死。因含大量脂质使病灶在肉眼观察下呈黄灰色，质松而脆，状似干酪，故名干酪样坏死。镜检可见一片凝固的、染成伊红色的、无结核的坏死组织。

结核病的渗出、增生和变质三种病变常同时存在，但以某一种病变为主，而且可随各种情况的变化而互相转化。

三、转归

结核病的转归取决于机体抵抗力和结核分枝杆菌致病力之间的斗争。当机体抵抗力增强时，病变可转向愈合；反之，则转向恶化。

1. 转向愈合的转归　有吸收、消散，临床上称为吸收好转期；或纤维化、纤维包裹、钙化，临床上称为硬结钙化期。

2. 转向恶化的转归　有病灶扩大，临床上称为浸润进展期；或溶解播散，临床上称溶解播散期。

四、肺结核

由于结核病主要经呼吸道感染，故最常见的是肺结核。肺结核根据初次感染和再次感染时机体反应性的不同，可分为原发性肺结核和继发性肺结核两大类。

（一）原发性肺结核

机体第一次感染结核分枝杆菌所致的肺结核称原发性肺结核，多见于儿童。由于初次感染，机体尚未形成对结核分枝杆菌的免疫力，病变有向全身各部位播散的趋势。

结核分枝杆菌经支气管到达肺组织,最先引起的病灶称原发病灶。由于是初次感染,机体对结核分枝杆菌缺乏免疫力,局部巨噬细胞虽能吞噬结核分枝杆菌,但不能杀灭,结核分枝杆菌可在巨噬细胞内生存并侵入淋巴管,循淋巴液到达肺门淋巴结,引起结核性淋巴管炎和肺门淋巴结结核。肺部原发病灶、结核性淋巴管炎和肺门淋巴结结核,三者合称为原发综合征。X线可见肺内原发病灶和肺门淋巴结干酪样坏死灶阴影,两者间由淋巴管沿条索状阴影相连,形成哑铃状阴影(图9-37)。

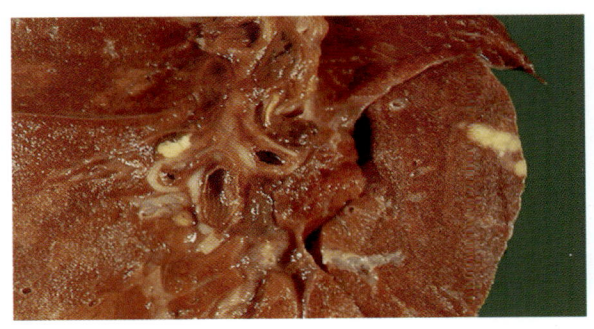

图 9-37　原发性肺结核

绝大多数(98%)原发性肺结核病人由于机体免疫力逐渐增强而自然痊愈。少数因营养不良或同时患有其他传染病,病情恶化,发生淋巴道、血行或支气管播散。

(二)继发性肺结核

继发性肺结核是机体再次感染结核分枝杆菌后所发生的肺结核,多见于成年人,故又称成人型肺结核。根据其病变特点和临床经过可分为以下几种主要类型。

1. 局灶型肺结核 病变多位于肺尖下 2~4 cm 处,右肺较多。病灶可为一个或数个,一般为 0.5~1 cm 大小,多数以增生性病变为主,也可为渗出性病变,中央发生干酪样坏死。如病人免疫力较强,病灶常发生纤维化、钙化而痊愈;如病人免疫力降低时,可发展成为浸润型肺结核。

2. 浸润型肺结核 浸润型肺结核是临床上最常见的一种类型,属于活动性肺结核。多由局灶型肺结核发展而来,病变中央常有较小的干酪样坏死区,周围有炎症包绕。镜下,肺泡内充满浆液、单核细胞、淋巴细胞和少数中性粒细胞,病灶中央常发生干酪样坏死。坏死物液化后经支气管排出,局部形成急性空洞。如能早期适当治疗,一般多在半年左右可完全吸收或部分吸收,部分变为增生性病变,最后,可通过纤维化、包裹和钙化而痊愈。若经久不愈,可发展为慢性纤维空洞型肺结核。

3. 慢性纤维空洞型肺结核 病变特点是在肺内有一个或多个厚壁空洞形成。同时在同侧肺组织,有时也可在对侧肺组织,特别是肺下叶可见由支气管播散引起的很多新旧不一、大小不等、病变类型不同的病灶,部位愈下病变愈新鲜。空洞多位于肺上叶,大小不一,呈不规则形,洞壁厚,有时可达 1 cm 以上。洞内常见残存的梁柱状组织,多为有血栓形成并已机化闭塞的血管。空洞附近肺组织有显著纤维组织增生和肺膜增厚(图9-38)。镜下,洞壁分层:内层为干酪样坏死物质,其中有大量结核分枝杆菌;中层为结核性肉芽组织;外层为增生的纤维组织。

4. 干酪样肺炎 肉眼观,肺叶肿大变实,切面呈黄色干酪样,坏死物质液化排出后可见有急性空洞形成(图9-39)。镜下,肺泡腔内有大量浆液纤维素性渗出物,其内主要为巨噬细胞的

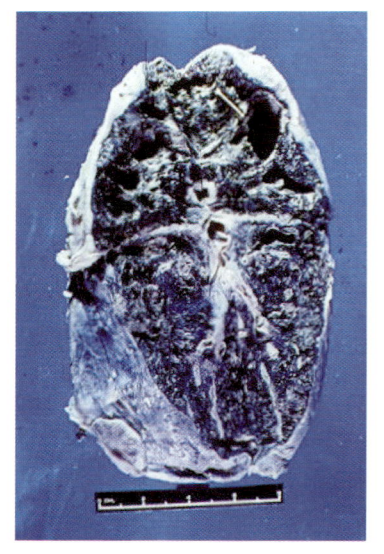

图 9-38　慢性纤维空洞型肺结核

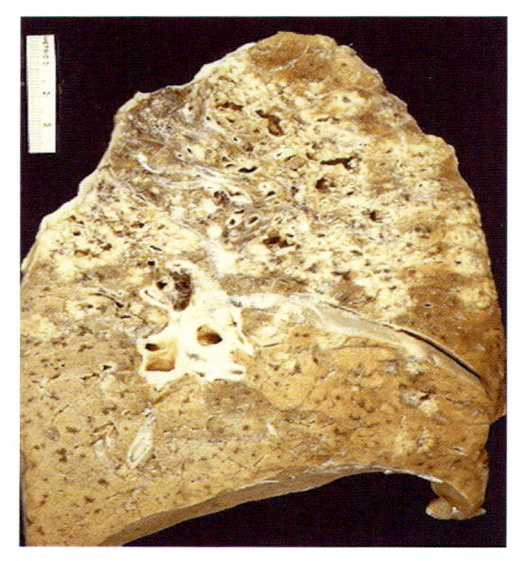

图 9-39　干酪样肺炎

炎性细胞,且见广泛的干酪样坏死。

5. 结核球　结核球又称结核瘤,是孤立的、有纤维包裹、境界分明的球形干酪样坏死灶,直径为 2～5 cm(图 9-40)。多为一个,有时多个,常位于肺上叶,临床上多采取手术切除。

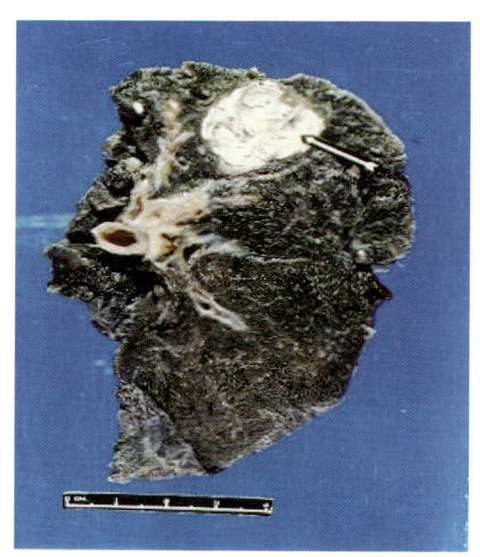

图 9-40　结核球

6. 结核性胸膜炎　在原发性和继发性肺结核的各个时期均可发生,按病变性质可分为渗出性和增生性两种。

(1)渗出性胸膜炎:较常见,大多发生于原发性肺结核的过程中,且大多发生于原发综合征同侧胸膜。

(2)增生性胸膜炎:是肺膜下结核病灶直接蔓延至胸膜所致,常发生于肺尖,多为局限性。病变以增生性变化为主,很少有胸腔积液。一般可通过纤维化而痊愈,并常使局部胸膜增厚、粘连。

课 堂 讨 论

　　病人，男，30岁，技师，因低热伴咳嗽1个月来诊。病人于1个月前受凉后出现低热，下午明显，体温最高不超过38℃，咳嗽，咳少量白色黏痰，无咯血和胸痛。自认为患感冒，服用各种抗感冒药和止咳药，无明显好转。因工作忙未去医院检查，但逐渐感觉乏力，工作力不从心，有时伴夜间盗汗。病后进食和睡眠稍差，体重稍有下降（具体未测量），二便正常。查体：T 37.8℃，P 86次/分，R 20次/分，BP 120/80 mmHg。右上肺叩诊稍浊，触觉语颤稍增强，可闻及支气管肺泡呼吸音和少量湿啰音，心、腹检查未见异常。

　　　　请讨论：1. 该病人的初步诊断是什么？
　　　　　　　　2. 该病有哪些症状与体征？
　　　　　　　　3. 该病的病因与基本病变是什么？

五、肺外器官结核病

（一）肠结核

　　肠结核多发生在回肠及回盲部，病变处以发生干酪样坏死、形成溃疡为特点。溃疡呈环状分布，其长径与肠长轴垂直，不整齐，底部有干酪样坏死物。有时可并发结核性腹膜炎。少数病变以增生为主，可致肠壁增厚，肠腔狭窄。

（二）骨结核

　　骨结核主要由原发综合征经血行播散引起，多以出现大量干酪样坏死和死骨为特点。如侵及软组织或穿破皮肤，可引起寒性脓肿或结核性窦道。以脊椎结核最常见，可造成脊柱后凸畸形（驼背），甚至压迫脊髓，引起截瘫。关节结核常继发于骨结核。

（三）肾结核

　　肾结核病变起始于皮髓质交界区或肾乳头，常形成结核性空洞而使肾组织大部或全部被干酪样坏死物取代而仅留一空壳。液化干酪样坏死物随尿液下行，可累及输尿管和膀胱。

第十八节　细菌性痢疾

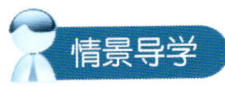 **情景导学**

　　病人，男，中午天热在瓜田食入一香瓜（未洗），下午突发寒战，体温39℃左右，腹泻十余

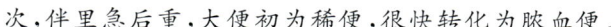

次,伴里急后重,大便初为稀便,很快转化为脓血便。

　　试分析:1. 初步怀疑该病人患什么疾病?
　　　　　2. 该病的临床病理联系有哪些?

　　细菌性痢疾(简称菌痢)是痢疾杆菌引起的一种常见肠道传染病。全年均可发生,但以夏秋季为多见。儿童发病率一般较高,其次是20～39岁青壮年,老年病人较少。

一、病因和发病机制

　　痢疾杆菌是革兰染色阴性的短杆菌,可分为福氏菌、宋内氏菌、鲍氏菌和志贺氏菌四群。我国菌痢的病原菌为福氏菌、宋内氏菌。

　　菌痢病人和带菌者是本病的传染源,痢疾杆菌从粪便中排出后,可污染食物、饮水、食具、日常生活用具和手等,再经口传染给健康人。痢疾杆菌侵入肠黏膜上皮细胞后,先在上皮细胞内繁殖,然后通过基底膜侵入黏膜固有层,并在该处进一步繁殖,在其产生的毒素作用下,迅速引起炎性反应。菌体内毒素吸收入血,引起全身毒血症。

二、病理变化和临床病理联系

　　菌痢的病理变化主要发生于大肠,尤以乙状结肠和直肠为重。根据肠道炎症特征、全身变化和临床经过的不同,菌痢可分为以下三种。

1. 急性细菌性痢疾

　　(1)病理变化　病变初期呈急性卡他性炎,表现为黏液分泌亢进,水肿、点状出血,中性粒细胞及巨噬细胞浸润。病变进一步发展成为本病特征性的假膜性炎,表现为黏膜表层坏死,大量纤维素渗出,与坏死组织、中性粒细胞、红细胞和细菌一起形成假膜(图9-41)。大约在发病后1周,假膜脱落形成大小不等、形状不一的溃疡。溃疡多数位置浅表,甚少穿破黏膜肌层,但亦偶有深达肌层引起穿孔导致腹膜炎者。当病变趋向恢复时,肠黏膜的渗出物和坏死物逐渐被吸收、排出,组织的缺损经再生而修复。浅小的溃疡愈合后无明显瘢痕形成,深而较大的溃疡愈合后可形成浅表瘢痕,很少引起肠腔狭窄。

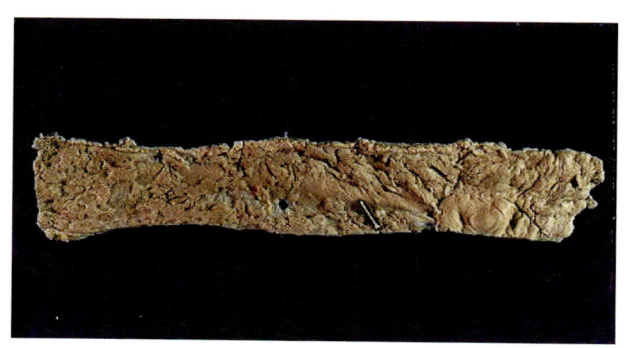

图9-41　细菌性痢疾

注:假膜呈糠皮状,脱落后形成大小不等、形态不规则的地图状溃疡。

　　(2)临床病理联系　临床上,本病由于毒血症,可出现发热、头痛、乏力、食欲减退等全身症状和白细胞增多;由于病变肠管蠕动亢进并有痉挛,引起阵发性腹痛、腹泻等症状。由于炎症刺激直肠壁内的神经末梢及肛门括约肌,导致里急后重和排便次数频繁。排便每天10～20

次或更多,严重病例,大便次数频繁乃至失禁,并常伴有呕吐,可引起明显脱水、酸中毒和电解质紊乱、血压下降,甚至发生休克。

2. 慢性细菌性痢疾

(1)病理变化　慢性菌痢的病程可长达数月或数年,病变特点原有溃疡尚未愈合,又发生新的溃疡,边缘黏膜常过度增生而形成息肉。溃疡多深达肌层,底部高低不平,有肉芽组织和瘢痕形成。由于肠壁反复受损的结果,纤维组织大量增生,使肠壁增厚,严重者可造成肠腔狭窄。

(2)临床病理联系　临床上可出现不同程度的肠道症状,如腹痛、腹胀、腹泻或便秘与腹泻交替出现,经常带有黏液或少量脓血。在急性发作肠道炎症加剧时,可出现急性菌痢的症状。有少数慢性菌痢病人可无明显症状和体征,但大便培养持续阳性,成为慢性带菌者,常为传播菌痢的传染源。

3. 中毒型细菌性痢疾　本型的特征为起病急骤,肠病变和症状常不明显,但有严重的全身中毒症状。临床上常无明显的腹痛、腹泻及脓血便。

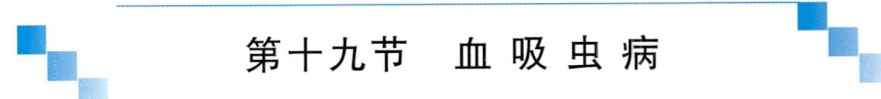

第十九节　血　吸　虫　病

江苏男子王某乘船到湖北某湿地游玩时,由于天气炎热跳到湖中游泳,而后全身皮肤出现小米粒状的红色丘疹,发痒伴高热,被送往镇卫生院就诊。

请思考:1. 该病人应确诊什么病?

2. 该病的病因及发病机制是什么?

血吸虫病是由血吸虫寄生于人体引起的一种寄生虫病。寄生于人体的血吸虫主要有三种:埃及血吸虫、曼氏血吸虫和日本血吸虫。在我国只有日本血吸虫病流行,故通常将日本血吸虫病简称为血吸虫病。

一、病因和发病机制

血吸虫的生活史可分为虫卵、毛蚴、胞蚴、尾蚴、童虫及成虫等阶段。血吸虫虫卵随同病人或病畜的粪便排入水中,卵内的毛蚴成熟孵化,破壳而出,钻入钉螺体内,经过母胞蚴及子胞蚴阶段后,大量尾蚴发育成熟,并游动于水中,称为疫水。人畜与疫水接触时,尾蚴钻入皮肤或黏膜发育为童虫。童虫经小静脉进入血液循环散布全身。只有进入肠系膜静脉的童虫,才能继续发育为成虫。虫卵在组织内的寿命约为21天。雌雄合抱的成虫在人体内的寿命一般为3～4年。

二、病理变化和发病机制

（一）尾蚴、童虫及成虫引起的病变

尾蚴侵入皮肤引起尾蚴性皮炎，表现为红色小丘疹，奇痒，经数天后可自然消退。镜下见真皮充血、出血及水肿，起初有中性及嗜酸性粒细胞浸润，以后主要为密集的单核细胞浸润。童虫在体内穿行，可造成机械性损伤和血管炎及血管周围炎。成虫的代谢产物可使机体发生贫血、嗜酸性粒细胞增多、脾大、静脉内膜炎及静脉周围炎等。

（二）虫卵引起的病变

虫卵沉着所引起的损害是最主要的病变，虫卵除主要沉着于乙状结肠和直肠壁以及肝外，也常见于回肠末段、阑尾及升结肠等处。虫卵沉着于机体后形成：①急性虫卵结节：肉眼观呈灰黄色、绿豆大小的结节。镜下，结节中央为1至数个成熟虫卵，周围大量嗜酸性粒细胞聚集，似脓肿，又称嗜酸性脓肿（图9-42）。②慢性虫卵结节：急性虫卵结节内虫卵死亡，坏死物被清除、吸收、钙化，类上皮样细胞和少量异物巨细胞环绕，外周淋巴细胞浸润和肉芽组织增生，形成结核结节样肉芽肿，又称假结核结节（图9-43）。

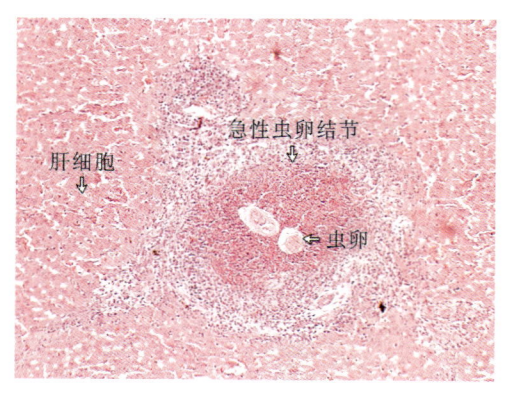

图 9-42　急性虫卵结节

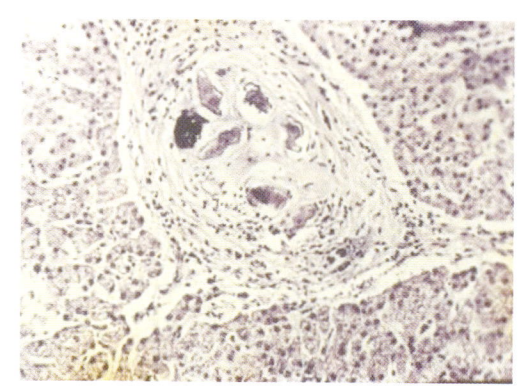

图 9-43　慢性虫卵结节

三、主要器官的病变和病理临床联系

（一）结肠的病变

虫卵沉着于结肠形成急性虫卵结节。早期肉眼观，肠黏膜红肿，隐约可见褐色或灰黄色细颗粒状扁平隆起的病灶，直径为 $0.5\sim1$ cm。病灶中央可发生坏死脱落形成浅表溃疡，其边缘常有充血。晚期，虫卵反复沉着，肠壁纤维化增厚变硬，甚至发生息肉状增生，引起肠腔狭窄与梗阻。

（二）肝脏的病变

虫卵沉着于肝内门静脉末梢分支内形成急性虫卵结节，肉眼观，肝表面及切面可见多个不等的灰白或灰黄色小结。镜下，急性虫卵结节主要分布在汇管区附近，肝细胞可因而受压萎缩，可有变性及小灶性坏死。Kupffer细胞内可见黑褐色血吸虫色素沉着。晚期，特别是重度感染的病例，汇管区大量纤维组织增生，使汇管区不断扩大，但不破坏小叶结构。增生的纤维组织沿门静脉分支呈树枝样分布，使肝脏硬化，又称干线型肝硬化（图9-44）。

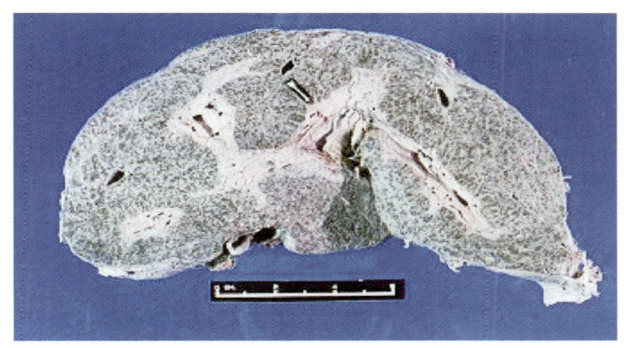

图 9-44　血吸虫性肝硬化

（孙彦龙）

直通护考（传染病与地方病）

【A₁型题】

1. 诊断结核病的特征性病变是（　　）。

A. 浆液渗出　　　　　　　　B. 纤维蛋白渗出　　　　　　C. 结核结节

D. 坏死　　　　　　　　　　E. 慢性炎细胞浸润

2. 结核病坏死的类型是（　　）。

A. 凝固性坏死　　　　　　　B. 干酪样坏死　　　　　　　C. 液化性坏死

D. 脂肪坏死　　　　　　　　E. 溶解坏死

3. 结核球指（　　）。

A. 孤立的球形包裹的干酪样坏死灶　　　　　B. 坏死灶呈瘤样

C. 渗出物形成球形灶　　　　　　　　　　　D 增生性病变

E. 液化性坏死灶

4. 最常见的继发性肺结核是（　　）。

A. 局灶型肺结核　　　　　　B. 浸润型肺结核　　　　　　C. 结核性胸膜炎

D. 结核球　　　　　　　　　E. 干酪样肺炎

5. 细菌性痢疾的传播途径是（　　）。

A. 呼吸道　　　　　　　　　B. 消化道　　　　　　　　　C. 虫媒传播

D. 血液　　　　　　　　　　E. 接触传播

6. 细菌性痢疾的病变部位主要是（　　）。

A. 乙状结肠、直肠　　　　　B. 空肠　　　　　　　　　　C. 回肠

D. 十二指肠　　　　　　　　E. 以上都不是

7. 中毒型细菌性痢疾的发病原理可能是（　　）。

A. 细菌侵入量多

B. 细菌毒力强

C. 特异性体质对细菌的强烈过敏反应

D. 特异性体质对细菌毒素呈强烈过敏反应

E. 细菌侵入数量多且毒力强

8. 人感染血吸虫后,由虫卵引起的病变以哪个部位最为严重?(　　)

A. 脾　　　　　　　　　B. 小肠肠壁　　　　　　　　C. 肝脏和结肠肠壁

D. 门静脉　　　　　　　E. 肠系膜静脉

9. 防治血吸虫病的重点措施是(　　)。

A. 灭螺　　　　　　　　B. 普治病人　　　　　　　　C. 灭螺和普治

D. 粪便和水源管理　　　E. 保护易感人群

【A_2 型题】

10. 病人,男,30 岁,咳嗽 3 个月,偶有咳痰带血,乏力,体重下降,无发热。查体:双侧颈淋巴结蚕豆大,稍硬无触痛,右上肺少许湿啰音,最可能的诊断是(　　)。

A. 肺癌　　　　　　　　B. 肺结核　　　　　　　　　C. 肺脓肿

D. 肺炎　　　　　　　　E. 支气管扩张

11. 病人,女,30 岁,咳嗽 2 周,结核菌素试验 1:2000 阳性,你认为(　　)。

A. 可排除结核分枝杆菌感染　　　　　B. 曾有结核分枝杆菌感染

C. 现正患活动性结核病　　　　　　　D. 需用抗结核药物治疗

E. 需做胸部 CT

12. 病人,女,19 岁,低热,咳嗽一个月。查体:消瘦,右颈部可触及绿豆大小淋巴结,稍硬、活动、无压痛,右肺呼吸音稍弱,胸片见右上肺钙化灶,右肺门淋巴结肿大。诊断首先考虑的是(　　)。

A. 原发性肺结核　　　　　　　　　　B. 浸润型肺结核

C. 结核性渗出性胸膜炎　　　　　　　D. 慢性纤维空洞型肺结核

E. 血行播散型肺结核

13. 某男生吃水果后出现腹痛腹泻,伴里急后重,体温 38.5 ℃,化验血常规:白细胞 $10×10^9$/L,S 90%,L 10%。大便常规:脓液(＋＋),红细胞 6 个/HP,白细胞 10 个/HP。最可能的诊断是(　　)。

A. 细菌性痢疾　　　　　B. 病毒性肠炎　　　　　　　C. 肠伤寒

D. 霍乱　　　　　　　　E. 食物中毒

【A_3 型题】

病人,男,30 岁,因突发咯血就诊,胸部 X 片显示右上肺薄壁空洞及周围少许渗出病灶,给予利福平＋异烟肼＋乙胺丁醇治疗。

14. 该病人属哪类肺结核?(　　)

A. Ⅰ型　　　　　　　　B. Ⅱ型　　　　　　　　　　C. Ⅲ型

D. Ⅳ型　　　　　　　　E. Ⅴ型

15. 为确定该病人是否为开放性肺结核,应做哪项检查?(　　)

A. 血沉　　　　　　　　B. 痰结核分枝杆菌培养　　　C. OT 试验

D. 胸部 CT　　　　　　E. 胸部磁共振

扫码看答案

[1] 黄唯清. 病理学基础[M]. 北京:北京出版社,2017.

[2] 林玲. 病理学基础[M]. 北京:人民卫生出版社,2017.

[3] 仇容,黄绪山,方义湖. 病理学[M]. 天津:天津科学技术出版社,2016.

[4] 张军荣,杨怀宝. 病理学基础[M]. 北京:人民卫生出版社,2015.

[5] 许煜和,黄光明. 病理学基础[M]. 北京:科学出版社,2015.

[6] 鲜于丽,周春明. 病理学与病理生理学[M]. 北京:人民卫生出版社,2014.

[7] 王志敏. 病理学基础[M]. 2版. 人民卫生出版社,2013.

[8] 肖建英,杨晓云,刘峰. 传染病护理技术[M]. 武汉:华中科技大学出版社,2013.

[9] 杜斌. 病理学基础[M]. 武汉:华中科技大学出版社,2011.

[10] 贺平泽,靳晓丽. 病理学基础(案例版)[M]. 北京:科学出版社,2010.

[11] 石银珍. 异常人体结构与功能[M]. 武汉:湖北科学技术出版社,2008.

[12] 王建中,贺平泽. 病理学基础[M]. 2版. 北京:科学出版社,2007.

[13] 张艺文. 病理学[M]. 北京:科学出版社,2003.

[14] 杨光华. 病理学[M]. 5版. 北京:人民卫生出版社,2001.

本书写作过程中使用了部分图片,在此向这些图片的版权所有人表示诚挚的谢意! 由于客观原因,我们无法联系到您。请相关版权所有人与出版社联系,出版社将按照国家相关规定和行业标准支付稿酬。